JN314613

うつ病の力動的精神療法

フレドリック・N・ブッシュ／マリー・ラデン／セオドア・シャピロ 著
牛島定信／平島奈津子 監訳

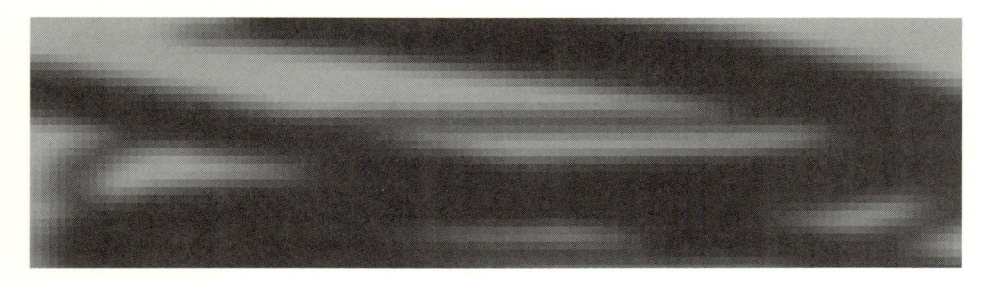

金剛出版

Psychodynamic Treatment of Depression
by
Fredric N. Busch, M.D., Marie Rudden, M.D., Theodore Shapiro, M.D.

First Published in the United States by
American Psychiatric Publishing, Inc. Washington D.C. and London, UK
Copyright©2004, All rights reserved.
Japanese translation published by arrangement with
American Psychiatric Publishing, Inc. c/o John Scott & Co.
through The English Agency (Japan) Ltd.

まえがき

　何故に，今，「うつ病の力動的精神療法」なのか。実をいうと，これまでのうつ病に対する精神分析的精神療法は失敗に帰したとまではいわないが，必ずしも決定的役割を果たしたとはいえないのである。そうした歴史的経緯の中で，あえて，本訳書を上梓したのは，（内因性）うつ病の様変わりの中で混迷を深めている臨床実践における思想と技法の発展に資するところが大きいと考えたからに他ならない。

　最近，うつ病の概念も様態もすっかり変わったということは，長年，臨床現場で過してきた人たちには共通の印象であろうと思う。その第一の要因は，やはり，1980年に出たDSM-Ⅲにあることは論じるまでもない。このDSMのもつ思想体系がドイツ精神医学の強い影響下にあったわが国の精神医学に想像を超えた衝撃を与えたことは周知の通りである。うつ病に限っていえば，従来の臨床では内因性うつ病ないしは躁うつ病は病前性格が確認されることが必須の要件であったが，DSM精神医学の導入はそれを等閑視させる結果を招いてしまった。そして最初のうちは，大うつ病は内因性うつ病に，ディスティミアは神経症性うつ病に該当するといわれたが，この二つの病態もいつの間にか，反復性か持続性かの違いだけとなり，その内容は同質であるかの観を呈するに至っている。加えて，後述するように病態の変化は従来の内因性うつ病概念をさらに壊してしまったかの感があるが，DSM精神医学を基に育った人たちには，これを受けてか，内因性うつ病と神経症性うつ病の区別が判らなくなったというより，区別の必要がなくなったかの印象である。

　それとともに忘れてならないのが病態の変化が急速に進んでいることである。例えば，1961年にH・テレンバッハのメランコリー型性格が登場して固まったかにみえていた内因性うつ病なる概念も，すでに1980年代後半にはその「神経症化」が話題になり，今世紀に入ると躁的要素の併存が注目され，概念の揺るぎが生じている。単極性うつ病の状態といえども，病歴を詳しく探って躁病的なエピソードがなかったかどうかを確かめる必要性を説く指導書が急速に増えている。さらに，怠慢その他の行動障害のかたちをとった躁症状をも含められて躁病を読み込む傾向も出てきて，双極性障害なる概念が

非常に拡大されてきた。そのよい例が双極Ⅱ型障害である。こうした潮流を受けて，E・クレペリンはすでにうつ病の背景に躁病的要素を見出していたというHS・アキスカルの指摘もあって，あたかも20世紀後半の精神医学が単極性うつ病に偏り過ぎたといわんばかりの論調となっている。

　私は別の機会，こうしたうつ病概念ないしは病態の変化は時代的変化を受けてのことであるとの見解を示した。そこでは，神経症化あるいはその背後の攻撃的要素や躁的要素が臨床症状として目につきやすくなったのは従来のうつ病臨床で前提となっていたメランコリー型性格の表層を構成していた几帳面，勤勉，律儀といった社会的人格の部分が弱体化して，うつ病の発症とともに後退しやすくなり，その内奥で胎動していた躁的要素と攻撃的要素とが表面化しやすくなったせいである，と述べている。最近のうつ病の経過中に職場で上司に叱責された，いじわるされたという体験を想起し，その処理を求められる場面が多くなっているのであるが，うつ病においては，ここで生じた攻撃的欲動は，フロイトが自己愛的同一化といい，アーブラハムが一体化といった防衛機制によって自己が対象を体内に呑み込んで合体したかの自己組織を形成しているがゆえに，対象に向けた攻撃の解放は終局的には自己への攻撃となる構造となっている。そして，これをめぐって躁的防衛も盛んに活性化されて，初診時のみならず，治療経過中も，これまでには見られない複雑な臨床像を呈するに至っていると考えるのである。つまり，最近のうつ病は，従来のうつ病のように，うつ症状の回復とともに，メランコリー型性格の社会的人格部分である几帳面，勤勉等が回復してきて，職場に向けた自我組織が再稼働するといったことが難しくなり，患者に攻撃性が発動されると，うつ病患者では自己評価の低下，自責の念，神経症的こだわりといった心理の部分が臨床場面で問題となり，その部分の処理をしないことには，メランコリー型性格の社会的人格の再稼働は難しくなっているのである。それだけに，回復には時間がかかるし，紆余曲折が不可避のこととなった。

　ところが，この躁的要素と攻撃的要素の心理的対応となると，これまでのうつ病臨床では，まずもって議論されたことがないだけに，手も足も出ないと言い出す人がでてきてもおかしくないだろう。

　本書の意義はここにあると考える。本書は，攻撃的要素に伴う自己評価の低下に焦点を合わせて，それにどう対応するかを，こと細やかにいろいろな

臨床的側面を挙げながら，懇切丁寧に説明し，うつ病に対する心理的対応の指針を示してくれているのである．ただ，精神分析的臨床となると，周知のように，その用語の特異さ，基礎訓練の必要性から，普通の臨床家には近づき難いところがあって，ともすれば敬遠されがちであるが，本書は，自己評価の低下した心理にどのように接近するかという一点に絞って，生活史上の体験と関連させながら，丁寧に説明しているだけに，うつ病臨床が身についた臨床家であれば，ここで示された理解と技法をご自身の臨床に活かすことは容易であると考えている．

とくに，精神分析に馴染みの薄い臨床家には，最初のうつ病に関する理論的解説を飛ばして，第3章ないしは第4章辺りから読み始められることをお勧めする．きっと，最近の新しい病態のうつ状態に対する対応のあり方の指針となってくれるはずである．

なお，本書の訳出者は，数年前に，監訳者の一人である平島奈津子氏らが組織した「力動精神医学を学ぶ学習グループ」に参加した人たちから成っている．この勉強会は非常な盛り上がりがあって，知的活動だけではなく，個人的な生活でさえ変化をもたらしたとされるグループで，担当した各章にはそれぞれにこのときの知的興奮の影が宿っているような感じがしている．それだけに，精神分析的な匂いがずっと少なくなっている．

本書が，ただ単に精神分析を志向する方々だけではなしに，一般の臨床家の手で開かれんことを願っている．

2010年4月
牛島定信

目　次

まえがき　3

第Ⅰ部　イントロダクションと展望

第1章　イントロダクション …………………………… 13
基礎的なトレーニング　16／初期評価，力動的精神療法の適応を決めること　16／治療期間　20／うつ病に力動的精神療法を勧めること，またその場合の薬の併用について　20／本書の流れ　21

第2章　うつ病の力動的モデルの発展 ………………… 23
うつ病の力動的モデル　26／うつ病に関する初期の精神分析モデル：失望，喪失，怒り　26・後期のうつ病モデル：セルフエスティームの調整と攻撃性の問題　30・愛着理論　33／うつ病の防衛機制　34／うつ病患者からみた親　35／うつ病の中心的な力動：まとめ　36／うつ病の中心的な力動を定式化する　38

第3章　うつ病の力動的精神療法の展望 ……………… 41
第1期：治療同盟と治療の枠組みの構築　41／第2期：うつ病に対する脆弱性の治療　43／第3期：終結　45

第Ⅱ部　うつ病の力動的精神療法の技法

第4章　うつ病の力動的精神療法を
　　　　　始めるにあたって ……………… 49
治療的枠組みを構築する　50／自由連想法と転移の概念を提示する　51・探索過程を提示する　53／治療同盟を構築する　56／うつ病患者の治療的取り組みに対する障壁　58／過度な羞恥心と暴露される恐怖　58・圧倒的な意識された罪悪感とそれが悪化する恐怖　60・うつ病についての思い込みの解決　64／うつ病の中心的な力動を明らかにする　67／治療初期における心理教育の役割　69

第5章　治療中期……71
中心的なテーマに取り組む　71／治療中期で用いられる技法　72／明確化　72・直面化　73・解釈　75・転移解釈　76／逆転移感情に取り組む　87／夢の取り扱い　90／治療中期の目標　92

第6章　自己愛的な傷つきやすさに取り組む……94
自己愛的な傷つきやすさの領域を認識する　96／自己像の歪みと他者に対する認知の歪みを理解する　101／自己愛的な傷つきやすさに対する逆効果の反応を理解する　106

第7章　自己愛的な傷つきに対する反応性の怒りに取り組む……112
怒りの自覚の欠如に取り組む　112／怒りを伴う特有の幻想を明らかにする　116／怒りに対する罪悪感を明らかにする　118／処罰に対する予期を明らかにする　120／競争と攻撃性との関連を探索する　121／自己主張することがもっと心地よくなる　122／自己へ向けられた怒りを理解する　124

第8章　過酷な超自我と罪悪感……131
患者が罪悪感と自己処罰について認識するのを援助する　133／罪悪感に関する幻想を探索する　140／性格に根ざした怒り，罪悪感，自己処罰を明らかにする　146

第9章　理想化と脱価値化……151
自己の理想化と脱価値化を明らかにする　153／他者に対する理想化と脱価値化を明らかにする　158／転移における理想化と脱価値化を探索する　165

第10章　うつ病患者の防衛機制……170
否認　170／投影　173／受身的攻撃性　175／攻撃者との同一化　177／反動形成　179

第11章　終結期……181
終結することを決める　181／終結の過程　182／時期尚早の終結の申し出を扱う　185／終結期にみられる逆転移反応　186

第Ⅲ部　重要な論題

第12章　治療の行き詰まりと陰性治療反応に対処する ……………… 195

基本的信頼の障害　196／より重篤な自己愛の過敏性をもつ患者　198／重篤な心的外傷をもつ患者　200／陰性治療反応　201／増加する行動化を伴う治療状況に耐えることの困難　203

第13章　自殺に対する力動的アプローチ ……………… 206

復讐としての自殺　208／病的な喪と再結合願望としての自殺　210／他者を迫害者として体験した反応としての自殺　212／自己処罰のための自殺あるいは他者を攻撃性から護るための自殺　216／現実検討能力と自我統合機能の障害による自殺　217／自殺患者に対する逆転移　218

第14章　力動的精神療法と他の治療法の併用 ………… 222

力動的精神療法と薬物療法　223／力動的精神療法に薬物療法を併用するかどうかを決定する　223・精神療法や薬物療法の介入を恥じる患者　225・精神療法の補助としての薬物療法　228・薬物療法の補助としての精神療法　230・スプリット治療（役割分担）：精神療法家と薬物療法医の治療をコーディネートすること　231／力動的精神療法と他の精神療法の併用　232／力動的精神療法に認知行動療法を併用する　232・力動的精神療法に夫婦療法を併用する　234

文献　238
あとがき　246
索引　248
訳者略歴・監訳者略歴　256

第 I 部

イントロダクションと展望

第1章

イントロダクション

　効果的な薬物療法や標的のはっきりした精神療法が数多く登場して，うつ病治療はめざましい進歩を遂げた。認知療法，対人関係療法，薬物療法，これらはいずれも大うつ病に有効な治療法であることがプラセボ対照研究によっても示されている（Gelder et al. [2000] の臨床研究の総説等を参照）。

　しかしながら，臨床家たちはいまだにうつ病治療が簡単にはいかないとも感じている。というのも，上記の治療に十分には反応しない患者は多いし，社会的・職業的な障害を残す患者もいる（Gelder et al. 2000）。病相が遷延したり，病相間に症状が残ったりする慢性うつ病もよくみられる（Judd et al. 1997; Keller et al. 1996; Kocsis and Klein 1995）。診断基準を満たさない症状，すなわち"小"うつ病の症状であっても，それが持続すれば機能障害や慢性的苦痛の原因になる場合もある（Rapaport et al. 2002）。したがって，臨床研究において通常有効性の基準とされる治療反応性（症状が50％以上減少すること）よりも，寛解（以前の機能レベルに戻ること）の方が重要視されてきている（Keller 2003; Thase 1999）。これからは，うつ病の遷延や再発を招いている脆弱性の神経生理学的側面と心理学的側面の双方に働きかける治療法や治療の組み合わせを開発することが求められる。近年，Gabbardら（2002）は，力動的精神療法がこうした脆弱性を減少させるアプローチであり，さらなる研究が必要であると論じている。

　臨床家は複数のアプローチを組み合わせて使い，患者ごとに最も効果的な組み合わせを決定するよう努める。実際，Kellerら（2000）は，薬と精神療法を併用した方が各々の単独治療よりも有効性が高いことを示した。しかし，抗うつ薬には常に厄介な副作用があるため，他の抗うつ薬や精神療法を探し求めることになりやすい。薬への反応が患者によって違うように，特定の技

法を有する精神療法に対する反応も患者ごとに異なる。力動的精神療法は，認知行動療法，対人関係療法，薬物療法では通常扱われない内的葛藤や無意識の問題を探索するものである。

　力動的精神療法の有効性を示したプラセボ対照試験はない。この治療法でうつ病がうまく治ったという症例報告は多数あるが（Abraham 1911; Arieti and Bemporad 1978; Asch 1966; Jacobson 1971; Stone 1986），診断基準や症状の改善について十分には記載されていない。とはいうものの，近年，いくつかの研究でうつ病の力動的精神療法の効果を系統的に評価する試みが行われている（Gabbard 2000）。たとえばGallagher-ThompsonとSteffenら（1994）は，高齢者の介護をしている家族の抑うつ症状について，力動的精神療法は認知行動療法と同等に軽減することを示した。Shapiroら（1994, 1995）は，うつ病に対する認知行動療法と力動的対人関係療法を比較する無作為化対照試験を行い，両者の有効性が同等であることを見出した。さらに近年では，Burnandら（2002）が，大うつ病患者の無作為化対照試験を行い，力動的精神療法とクロミプラミンの併用療法とクロミプラミン単独療法を比較したところ，併用療法の方が費用対効果が高く，治療不成功（treatment failure）が少なく，機能改善も大きかったという。Hilsenrothら（2003）は，力動的精神療法によって抑うつ症状が有意に減少し，症状の軽減と力動的治療技法の使用に相関があることを見出した。

　臨床の場で力動的精神療法が広く用いられているのに対して，この治療に関する系統的研究は非常に少なく，そこには大きなギャップがある。大うつ病性障害の治療ガイドライン（米国精神医学会 2000b）は，力動的治療技法を用いたうつ病治療の系統的対照試験を行うよう推奨している。

　本書は力動的精神療法のマニュアルではないが，うつ病に焦点を当てた力動的アプローチのマニュアル化に向けた最初の一歩になればと思う。本書で紹介する力動的アプローチは，抑うつ症状や抑うつ症候群をひき起こす特徴的な力動を扱うために書かれたものである。この治療法は，感情障害の原因になっていて，うつ病の生物学的原因と相補的な関係にある精神的苦悩に適用することができる。したがって，うつ病に焦点を当てた力動的精神療法（focused psychodynamic psychotherapy）は，再発のもとになる脆弱性に対する治療も含め，うつ病治療の重要な補助療法となるし，単独で行っても効

果的な場合があると考えられる。

　うつ病の精神力動とは，自己愛的な傷つきやすさ，自己に向かう憤怒，恥の感覚，罪悪感に関わるものであり，患者と共にこれを探索し注意深く描き出していくことで，幅広いうつ病，さらに診断基準を満たさない（subclinical）抑うつ症候群にも効果的な治療となるだろう。しかし，系統的研究がないために，こうした力動の特異性や治療の有効性について今のところ何ひとつ決定的なことを述べることができない。臨床経験に基づいて，私たちはこのアプローチを主に軽症ないし中等症の大うつ病および気分変調性障害の患者に推奨する。双極性障害やより重症の大うつ病患者であっても，薬物療法によって適切に症状がコントロールされていれば有用であると考えている。うつ病の情動や思考の内容はこの治療に反応する可能性が非常に高い。場合によっては自律神経症状が改善することもある。力動的精神療法と薬物療法，あるいは他の補助療法の組み合わせに関しては後述するほか，第14章（「力動的精神療法と他の治療法の併用」）でも述べる。

　本書は，うつ病患者にみられるさまざまな力動に対して精神療法的にどうアプローチするかを示して，臨床家がスキルアップできることを目指している。多くの臨床例を提示しながら，うつ病に焦点を当てた力動的精神療法の中でよくみられる力動的パターンとその介入技法を示すだろう。症例は治療のエッセンスをとらえることが目的なので，セッションの逐語的な記録は提示していない。しかし全例とも私たちが臨床もしくはスーパービジョンで経験したうつ病患者から得た題材を基にしている。提示する症例は効果的な治療介入が生じた部分だけを取り上げているが，実際には多くの症例で，治療が思うように進まず，無意味なことをやっているように感じて，治療者が袋小路から抜け出そうともがいていた時期があったことを付け加えておきたい。より複雑で厄介なうつ病の症例をどう扱うかについては第12章（「治療の行き詰まりと陰性治療反応への対処」）で述べる。症例提示は守秘の目的で細部に変更を加えてあるが，問題となる力動については臨床データに忠実にしてある。

基礎的なトレーニング

　本書は，精神療法とうつ病および関連する性格障害（character disorders）の診断についてトレーニングを受けた臨床家が用いることを意図して書かれている。精神力動的技法のトレーニングを受けていない臨床家の場合は，精神分析家もしくは力動的なトレーニングを受けた治療者からスーパービジョンを受けるようお勧めしたい。ここで述べる精神力動を認識するには一定の経験が必要である。またうつ病患者に頻繁にみられる転移・逆転移の概念を把握して扱えるためにも，やはり一定の経験が必要である。詳細については本書第5章（「治療中期」）で述べる。

初期評価，力動的精神療法の適応を決めること

　うつ病患者の初期評価は，抑うつ症状のアセスメントと同時に，その患者が力動的精神療法から利益を得る能力があるかどうかについても見きわめなければならない。治療者は，患者の発達歴，対人関係，ストレス要因，葛藤などをもれなく確認する。また，半構造化面接を用いて，患者の抑うつ気分や防衛的な構えをひき起こすテーマについて追求を続けなければならない。そして，患者の語りの中に印象に残るような関連づけ，言葉遣い，反復や省略がないかについて終始気を配るべきである。初期評価で調査すべき重要な項目については表1－1にまとめてある。

　うつ病患者を評価する際，治療に力動的精神療法が使えるか，また使うべきかについて評価しなければならない。この決定を下すための絶対的なガイドラインはないが，いくつかの要因を考慮すべきである。力動的精神療法の適応には以下のように，この治療が向いていそうな患者の特性がある。

1）症状の源泉を理解したいという動機がある
2）心理学的な考え方ができる
3）他者と意味のある複雑な人間関係を築き，それについて考える能力がある
4）衝動をコントロールする能力がある
5）比喩を理解する能力がある

表1-1　うつ病患者の初期評価で探索すべき重要な項目

うつ病のアセスメント
- 抑うつ症状は DSM-IV-TR（米国精神医学会 2000a）に列挙されている通り
- うつ病の発症に先立つストレス要因，状況，感情
- 過去のうつ病エピソードとその時の状況．具体的には，引き金となった出来事やストレス源について本人が抱いている感情や幻想を明らかにすることに焦点を当てる

発達歴・家族歴
- 幼少期や思春期に，悲しみ，抑うつ，恥，怒り，不安などの情緒に家族はどう対処していたのか．特に喪失，病気，離別という観点から
- 小児期の抑うつ症状
- 親の考え方やふる舞いをどうみているか
- 成人してからの人間関係：対人関係の特徴や性質，葛藤－情緒的テーマ，重要な他者の共感性をどうみているかなど
- うつ病の家族歴，その事実を家族はどうとらえているか

探索的な力動的精神療法を効果的に行えるだけの能力があるかどうかのアセスメント
- 感情，空（幻）想，対人関係を言葉で表現する能力
- 症状の感情的な原因を知りたいと思っていること
- 内省，好奇心，新しい連想などを用いた治療者の関連づけや解釈に応えられる能力

6）自分の感情の状態を受け入れる能力がある，

7）良好な現実検討力がある，

などである．最初の数回の面接では，症状の意味について質問したり症状の源泉について予備的に解釈してみたりして患者がそれを理解し反応できるかどうか，治療者は観察しなければならない．治療の禁忌には以下のような場合がある．

1）自己を観察すること，あるいは他者の気持ちについて考えることが極めて難しい，

2）フラストレーションに耐える能力が決定的に欠けている

3）広汎な対人関係の障害がある

4）治療者と同盟を築くことが極めて困難である

5）知能が低い

6）うつ病が重篤なため精神療法が効果的に行えない

などである．

力動的精神療法には上記のような患者の特徴が重要とされているが，治療の必要性についても検討すべきである．パニック障害の治療に力動的精神療

法を試行したところ，上記の特徴を満たさない患者でも治療に反応することがわかった（Busch et al. 1999）。特定の症状に焦点を当てた，より構造化された力動的精神療法であれば，もっと幅広い患者を効果的に治療できる可能性がある。さらに付け加えるならば，内発的動機に気づけるようにしたり，症状には無意識の原因があるかもしれないと考えさせたりする力動的アプローチは，多くの患者に広めうるものである。

これから2つの症例を提示するが，1例目は精神療法適性（psychological mindedness）はあるのにそれが阻害されていたケースであり，2例目は心理学的に考える能力が限られているために力動的精神療法が効果的に行えなかったケースである。

【症例1】

40代の優秀な弁護士であるAさんは，うつ病が何カ月にもわたって徐々に悪化していたにもかかわらず治療を受けることを非常に嫌がっていた。彼は少しでも弱さを認めたら恥だと思っているようで，初めは力動的精神療法を受けることが難しかった。初回面接で，彼には過酷な仕事を引き受けては容赦なく自分自身を追い込む傾向があることを治療者は少しずつ理解していった。どうやらこれは彼の両親が離婚して，当時思春期だった彼が家庭内の問題に多くの責任を引き受けるようになってから始まったようであった。たいていの場合は難しい課題を実に上手にこなして周りから尊敬されていたが，最近引き受けたある仕事をどうにも達成できないでいた。そこには力動的に探索しなければ解明できない原因があったが，彼はこの失敗のせいで恥と罪悪感に打ちのめされ，自分の症状の原因を素直に探っていけないでいた。

治療者が，まず大まかにこのように彼のことを理解していると伝えると，Aさんはすすり泣き始めた。「先生みたいに私の話を聞いてくれる人は誰ひとりいません」と彼はつぶやいた。「たぶん私がそうさせているのでしょう。きっとダメというサインを出しているのです。親友が死んで以来，これほど丁寧に話を聞いてもらったことはありません」。

長年かなわなかった"わかってほしい"というAさんの願望は治療の強力な推進力となった。他者にわかってもらいたいという欲求のために，自分自身をちゃんと理解したいという望みが隠れてしまっていたことも徐々に明らかになった。これは後の治療の重要なテーマのひとつになった。弱さに対して恥や

恐怖心を抱いていることが言語化されたのを皮切りに，Aさんは自分自身を内省したり自分が他者に与える影響について内省したりする能力を発揮するようになった。「たぶん私がそうさせているのでしょう……」という発言は，自分と他者との関係に目を向けて，自分自身の言動が他者の反応に影響をおよぼしていると考えられることを示す重要な指標である。

【症例2】

　Bさんは，治療者にわかってもらいたいという欲求が最初から強く，非常に具体的な援助を求めているようであった。30代の大学教授であるBさんは，女性治療者に懇願して頻回の電話にも応じてほしいと頼み，これまでの治療で経験したストレスについて彼女に痛烈な不満を語った。残念なことに彼自身この手の援助を必要としている自分のことを軽蔑しているようであったが，それでも治療関係で得られる愛着（アタッチメント）やつながりという利益，また親や同僚から被った"不当な仕打ち"の証人になってくれる人を得られるという利益の方が上回っているようだった。彼はうつ病の原因を自分なりに具体的に分析しており，他の考え方で自分を見つめ直すことには関心がないようにみえた。治療者は初めのうち幾度となく自分が周りに与えている影響について考えるように促したが，それは彼には極端に困難なことのようであった。たとえば，なぜ同僚は彼に腹を立てたのだろうかという実に穏当な質問（治療者からみれば口論の様子を少し聞いただけで原因が明らかなこと）に対しても，彼は被害的に解釈して，治療者のことを共感性がない，自分に味方してくれないのはおかしいと主張した。

　とりわけBさんを支配していたのは，自分がいかに他者に苦しめられているのかを話したいという欲求であり，そうした苦痛を魔法のように取り除いてくれるものをみつけ出したいという欲求であった。確かに一部のうつ病患者ではこれも治療動機のひとつになりうるかもしれないが，相手が自分を傷つけるような行動をとるのは，もしかしたら自分が無意識に誘発しているからかもしれないと考えて相手を理解してみようとしない限り，意味のある探索的治療にはならない。1年におよぶ治療は治療者にとっても患者にとってもつらいことが多かったが，結果としてBさんは自分自身のことについて多くを学んだとどうにか認めるようになった。しかしある時，もっと実用的な治療を受けたいと希望した。治療者は自分たちの努力に成果があったことを認め，特に共感する力

がついたこと，被害的になるとなかなか修正しにくいところが和らいだこと，自己嫌悪の傾向がいくぶんか弱まったことを挙げた。その上で，彼に行動療法を紹介することに賛同した。というのは，Bさんが自分自身の抑うつ傾向についてこれ以上探索するのを嫌がったからである。

このように，患者によっては内省する力が限られているために洞察志向性の精神療法を行うことが非常に難しいことがあるので，代わりになる治療法がないか柔軟に考える必要があることを臨床家は認識しておかなければならない。

治療期間

うつ病の力動的精神療法は，抑うつ症状の緩和を目指した短期精神療法（約3～6カ月）としても，うつ病の再発を招く性格や精神内界の脆弱性を軽減することを目的とした長期の治療（約6カ月～2年）としても用いることができる。反復性うつ病，気分変調性障害，根深い性格病理（例：境界性パーソナリティ障害）などの場合は，2年以上の治療が必要になることもある。短期療法でも抑うつ症状をひき起こしている葛藤をある程度は理解できるようにはなるが，患者を抑うつに陥りやすくさせているパーソナリティの問題，内的葛藤，問題のある人間関係などを十分に理解するにはもっと長い期間がかかる場合があることは，治療者も患者も少なからず経験するところである。加えて，葛藤は意識されていない場合も多いため，治療期間が長い方が患者の無意識的な要因を明らかにする機会を増やすことができる。こうした要因を理解することができるようになると，精神療法の助けを借りて患者はそれを変えていくことができるのである。

うつ病に力動的精神療法を勧めること，またその場合の薬の併用について

臨床家が患者に力動的精神療法を勧める場合，うつ病の各種介入法のリスクとベネフィットについて患者に説明する義務がある。そうすることで意思

決定プロセスに参加してもらうのである。なかでも力動的精神療法に薬物療法を併用するかどうかは重要な検討事項である。考慮すべきポイントとしては，抑うつ症状の重症度，集中力や意欲の障害の程度などが挙げられる。この問題の詳細については第14章を参照されたい。

なぜ複数の治療を組み合わせるとよいのか，なかなか理解できない患者も多い。精神療法と薬というまったく別々の治療を併用することがなぜ効果的なのか知りたいという場合もあるし，よくわからないので併用したくないという場合もある。生理学的には正しくないが，補助的な治療法の意義を喩え話を用いて説明すると理解してもらいやすいことがある。

一例として，うつ病を高血圧に喩えるモデルがある。ストレス，不規則な食事，肥満，体質はすべて高血圧に影響する。最初の3つの因子であるストレス，不規則な食事，肥満が改善できれば，薬物療法は必要なくなるかもしれない。しかし，人によってはそれでもうまくいかないことがある。異常な高血圧で緊急性のある場合も，他の因子を変化させるまでの間は薬を投与すべきであろう。

この喩え話では，うつ病の精神療法は高血圧でのストレス軽減と食生活の変更に相当する。高血圧と同じく，こうした治療に反応するうつ病患者もいる一方で，薬が必要になる患者もいるのである。時には，うつ病による機能の破綻が著しく，危険な状態にまで至っているために，直ちに薬が必要な場合もある。

本書の流れ

次章から2章にわたって，文献を歴史的に総括し，私たちが現在構築中のうつ病の力動的定式化に至るまでを辿ってみたい。併せて治療の概略も紹介する。

第II部では，うつ病患者の治療に力動的精神療法を適用する際の技法に焦点を当てる。各章では，抑うつ体験の中核を成す力動に陥りやすいことを患者が理解できるようにする技法に注目し，患者が自分の脆弱性をうまくコントロールできるようになるにはどのように技法を用いればよいかを説明する。

第III部では，うつ病の精神療法において特別な配慮が必要なトピックスを

取り上げる。第12章（「治療の行き詰まりと陰性治療反応に対処する」）では，複雑なケースや治療が行き詰まった時のアプローチについて述べる。第13章（「自殺に対する力動的アプローチ」）では，自殺念慮や自殺衝動への理解や対処を深める力動的視点を紹介する。最後に他の治療を併用する際の注意点については第14章で述べる。

第2章

うつ病の力動的モデルの発展

　理論家たちはさまざまなモデルを発展させ，なぜうつ病にかかる人がいるのかを説明し，治療計画の開発に貢献してきた。生化学モデル，対人関係モデル，認知行動モデルなど，うつ病に対する脆弱性は多様な観点から説明されている。別の理論家たちは，力動的モデルを用いて複雑な感情や行動の組み合わせがうつ病をもたらすと説明している。本書は，うつ病を理解し治療するための包括的手段であり，他のモデルやアプローチを補完するものとして，力動的アプローチに焦点を当てる。この章では，うつ病の精神分析理論を簡潔にまとめ，心理学が寄与した研究成果について述べた後に，治療を進めていく際に有用な力動的定式化を紹介する。

　精神分析家たちは先人の影響を受けながら，抑うつ症候群の要因と持続性を説明するモデルをつぎつぎに発展させてきた。それらのモデルによって着目されたのは，個人の生物学的かつ気質的な脆弱性であったり，最早期の愛着関係の質であったり，フラストレーション，恥，喪失，絶望，孤独，罪悪感などを伴う幼少期の重大な体験であった。自己や他者に対する認識が形成される発達段階に，こうした体験や感情を経験すると，後にさまざまな抑うつ症候群にかかりやすくなる力動が生み出されると考えられている。かかりやすくなるパターンには，自己愛的な傷つきやすさ，葛藤的な怒り，自己および他者への過剰な期待，不適応的な防衛機制などが挙げられる。

　うつ病のさまざまな力動的モデルをわかりやすく紹介するために，各モデルがどのように適用できるか具体的な症例を通して述べてみよう。

【症例】
　　Cさん。45歳女性，会計士，肥満，離婚歴あり。数年来の気分変調症状と

複数回の大うつ病エピソードの既往があり，治療を求めて受診した。うつ病エピソードの症状としては，活力と気力の著しい低下，集中力の障害，体重増加を伴う食欲亢進，中途覚醒，早朝覚醒を認めた。Cさんは自分に価値がなく，人から注目されるに値しない人間だと考えていたが，それでいて注目されないと腹を立てた。彼女は状況が変わらないことにしばしば絶望し，何度も過量服薬をして自殺しようと考えた。彼女には自責感があり，自分が「いつもすべて台無しにしてしまう」と感じていた。これから述べる治療経過の中で，Cさんは一連の薬物療法を受け，抑うつ症状に対してある程度の効果をみた。

　Cさんは，周りの人が気にかけてくれないとか，わざと意地悪をしたなど，周りから拒絶されている感覚を繰り返し体験する傾向があると述べた。Cさんはしばしば自分が不当に扱われたと感じると激怒した。特に年上や上司のような自分が頼りにしている人に対してそう感じるようだった。この感覚は，自分が太っていて性格もきつく，人に好かれないという感覚と交互に現れた。

　初期の数回の面接で，Cさんの問題は一定のパターンを辿ることが明らかになった。彼女は初めのうちは従順で人の力になりたいと思っており，自分にはあまり価値がないので力強く面倒見のいい誰かに認めてもらいたいと考える。しかし，やがて自分は認められず酷使ばかりされて見過ごされていると感じ始めるのだった。相手が自分の期待するようには大事にしてくれないと，不満や失望を募らせていくのだが，軽視され見放されていると感じていながら怖くて失望を口にできなかった。それを口にして相手にさらに見捨てられ，自分が価値のないだめな人間だという危惧が現実のものとなってしまうことが不安だったからである。

　このような文脈の中で，Cさんの行動は受身的－攻撃的（passive-aggressive）になる傾向があった。たとえば，職場の会議にはいつも遅刻をして，付き合いも悪く，ふて腐れていた。彼女は，自分の行動の背後にある敵意や，自分のふて腐れた態度が間接的に周りに与える影響には，気づいていないことが多かった。この非友好的な行動に反応して，彼女が失望した相手の方も彼女から離れていったが，Cさんはそれを馬鹿にされたと感じていた。Cさんは不当に扱われた自分を誰かが救い出し，不正を糾してくれるという願望を抱いた。やがて，待ち望んだ不正の糾弾は起こらないとわかると，彼女は徐々に抑うつ的となり自己非難を強めるようになった。彼女の憤怒は次第に自分に向かうようになっていた。

具体例としてCさんの教会での出来事を取り上げてみよう。彼女はその教会の非常に活発なメンバーで，ボランティアの仕事の中でも難しい役目を数多く引き受けていた。Cさんは教会の指導者を愛情深く面倒見がよい人たちだと理想化し，彼らの肯定的なまなざしによって長きにわたる低いセルフエスティームが慰められると思っていた。しかし，徐々に彼女は，のちに離婚することになる夫との問題に指導者たちが共感してくれないと感じ始めた。問題というのは，夫の言葉による暴力や非難である。一度，夫婦で教会指導者たちと会ったのだが，彼らは夫の味方で自分の悩みは無視されたと感じた。彼女は腹を立てたが，教会指導者たちへの不満を口には出さなかった。それでも彼女はみるからに憤慨している様子だったし，教会の仕事を放棄するようになったので，教会指導者たちもだんだんと彼女のふる舞いに苛立ち始め，ついに教区を去るように彼女に促した。Cさんは最後になって自分の考えを言葉にしたが，ひどい言い方をしたため，指導者たちを一層遠ざけてしまうという結果に終わった。

Cさんは，より上位の教会指導者のもとにこの問題を訴えに行った。彼なら自分の訴えを何とかしてくれるであろうと確信していたからである。しかし，そうならないことがわかると彼女は極端に落ち込み，急激に抑うつ状態に陥った。彼女はこの問題について自分を責め，自分に価値がなく不適格な人間だから教会に見放されたのだと感じた。

似たような出来事は職場でも起こった。Cさんは，職場での評価が低かったことにショックを受けたが，それは例の挑戦的でふて腐れた態度に経営者が不満をもっていたからであった。初めは上司が自分の専門分野をわかっていないから低い評価になったのだと考えていたが，徐々に元気がなくなっていき，上司への憤怒と自分がだめな人間なのだという自己非難との間を揺れ動くようになった。

Cさんの話では，彼女の育った家庭環境にはネグレクトがあり，両親は自分に関心がなく，いつも他の用事で忙しそうだったという。彼女の母親は怒りっぽく，攻撃的であった。Cさんが失敗をしたり，ちょっとミスをしただけでも，金切り声を上げて叱ったという。そればかりか，同じ町内の人たちにも常時言葉の暴力を浴びせていた。その結果，母親の人間関係はいつも破綻し，家族からも孤立した存在であった。父親は母親よりは優しかったもののおよそ当てにはならず，患者が母親とどう付き合ったらいいか手助けしようなどということには無関心か，あるいは怖れているようであった。Cさんは，母親と対決する

ことを怖れていた。なぜなら，過去に一度そうした時に母親が何日も彼女に話しかけず，彼女はなす術もなく困り果てるまで放っておかれたからだった。

　Cさんは，母親のように行動しないことが自分にとって重要で，そのためにあらゆる努力をしたと打ち明けた。このことは，初対面の人に対して，はにかみながらも過剰に親切にしようとする動機のひとつのようだった。自己主張することには，どんな形であっても非常に批判的であった。それは母親が周りを攻撃していたことを連想してしまうからであった。Cさんは自分の怒りに罪悪感を感じていた。なぜなら，母親がしていたように他の人の心を切り裂いてしまうのではないかと怖れていたからだった。彼女はもっぱら受動的な形でしか敵意を表現しなかったが，それでも他者に怒りを覚えると，自分は母親のようであると最終的に自らを非難した。

うつ病の力動的モデル

　Cさんのうつ病は，精神分析理論の研究者たちが提唱したさまざまな力動的モデルによって説明できる（表2－1）。これからそれぞれのモデルをCさんのケースに当てはめていき，これらの理論を通じてうつ病の理解と治療に最も重要な力動的因子を抽出していきたい。

うつ病に関する初期の精神分析モデル：失望，喪失，怒り

　うつ病が自己愛的な傷つきやすさや発達途上での心的外傷や葛藤的な怒りなどから起こるという概念を生み出した最初の精神分析家たちは，Abraham (1911, 1924)，Freud (1917)，Rado (1928) らである。

　Abraham (1911, 1924) は，うつ病を理解する初めての分析的枠組みを示し，この症候群がそれまで他者に向かっていた敵意が自らに向かうようになって起こると論じた。彼のみていたうつ病患者たちは，気質や幼少期の体験を基盤に，他者に対して恨みや不信を感じやすい傾向を示した（Abraham 1911）。彼らは，自分に関わりのある人々を愛することができず，怒りを抱く自分に恐怖や罪の意識を感じ，その敵意を抑圧し，外に投影する。そうすると自分が嫌われていると感じるようになり，さまざまな心理的・身体的欠点に原因があると考え，「自分が嫌われるのはこの欠点のせいだ」と考えるようになる。

表2-1 うつ病の力動的モデル

Abraham
- 準備因子　早期の外傷体験；後に他者に向かう気質的な攻撃傾向
- 力　動　怒りが他者に投影され，患者は他者が敵対的だと感じる。患者は自分が不適格な人間として軽蔑と敵意を向けられる対象なのだと結論づける

Freud
- 準備因子　強いアンビバレントな感情を抱く人物を喪失したと感じていること
- 力　動　失われた相手への同一化；相手に向かう怒りが自己に向かうようになる

Rado
- 準備因子　自己愛的な傷つきやすさ：セルフエスティームを保つために他者を必要としていること
- 力　動　他者の"よい"面は超自我に内在化し，自我に内在化した"悪い"面を攻撃する

Bibring
- 準備因子　子どもの依存欲求が満たされていないこと
- 力　動　自我理想（こうありたいという自分）と自己像とのギャップ

Jacobson
- 準備因子　親からの受容と情緒的理解が欠如していること；他者へのアンビバレンス
- 力　動　両親への失望から発した攻撃性は，愛する者をその攻撃性から護るために自己へと向かう；親の否定的な態度が内在化されると，自己と他者は代償的に理想化され，繰り返し失望する結果を招く

Stone
- 準備因子　幼少期の母親との関係の障害
- 力　動　無力感とフラストレーションが反動的に強い敵意を生み，過酷な超自我を発達させる

Sandler と Joffe
- 準備因子　愛する対象との理想化された関係
- 力　動　愛する対象との理想化された関係を喪失したと感じたり，実際に喪失した場合，愛されているという理想の状態を渇望するようになり，自己の涸渇（depletion）体験がうつ病をもたらす

Brenner
- 準備因子　他の理論家が述べたものを含むさまざまな因子
- 力　動　攻撃，競争，性に関する願望が自分にあるせいで，去勢つまり力を奪われると予期する；結果としてうつ病になり，攻撃性は自己に向かうようになる

Kohut
- 準備因子　人生早期の養育者による外傷的で非共感的な体験が自己愛的な傷つきやすさをもたらしていること

力動	低いセルフエスティームを代償するために他者を理想化しようとする努力が失敗する
Bowlby	
準備因子	両親との関係が安全と安定を欠くために，適応的な愛着システムが破綻していること
力動	自己を愛されない不適格な人間と見なし，他者を共感性のない懲罰的な存在と見なす内的モデル。喪失や苦境によって誘発される

　Abrahamの患者の記述は，ちょうどCさんの対人関係のジレンマと，そこからくるうつ病に当てはまる。Cさんは他者に対する絶え間ない怒りが原因でいつも苦しんでいたが，本人は怒りが頂点に達するまで，ほとんど気がつかないのだった。この怒りは他者に投影されるため，彼女には周りが自分を嫌っているようにみえていた。そうして，Cさんはこんな目に遭うのはきっと自分に欠点があるからだと結論づけるようになった。くわえて，世界を憎悪に満ちた場所であると認識することが大きな障害となり，希望を失っていた。

　Freud（1917）は，うつ病患者にみられる力動に関するAbrahamの初期の観察に補足して追加モデルを論じている。Freudは死別反応と抑うつ状態が似ているという観察に基づいて，個人の人生において重要な人物を喪失することは，それが現実であれ幻想上であれ，うつ病発症の引き金になりうるという仮説を立てた。しかし，喪（mourning）と違ってうつ病は失われた人物が患者にとって強いアンビバレント（両価的）な感情の対象である場合に刺激される。抑うつ的になった本人は，失われた人物に同一化したり，その人物の特徴の一部を取り入れたりすることで相手とつながっている感覚を維持し，喪失や死別の感覚を緩和しようとする。しかし，失われた人物に対してアンビバレントであるため，本来相手に向かっていた怒りが相手の特性を取り入れた自分に向かうことになる。結果として患者は強い自己非難と自責を経験するようになり，最終的にうつ病に至るのである。

　Freudの同一化理論の通りに，Cさんは攻撃的で人を傷つける言動をする母親に同一化してしまうと，極端な自己非難が始まり，自分は価値がなく愛されない人間であると感じるようになった。しかし，Cさんの場合，現在のうつ病に最も直接的に関係しているのは，これまで理想化していた教会の指

導者たちとの関係を失ったことであって，母親ではなかった。これについては，Freud理論を洗練し，自身の初期のモデルと整合性をもたせたAbrahamの研究成果によって，最もよく理解できる。Abraham（1924）は，成人のメランコリーは愛情に失望した最近の体験から生じるが，通常，無意識のレベルで幼少期の外傷体験の反復ととらえられると考えた。

　Abraham（1924）の仮説によると，幼少期にうつ病患者はたいてい母親によって愛に失望させられたことで早期の健康な自己愛（セルフエスティーム）の感覚が深く傷つけられる。こうした傷つきが起こる原因としては，たとえば自分が親に気に入られていないようだとか，父親を仲間はずれにするために母親と結託させられ失望した（その逆も）等があるだろう。大人になって新たに失望を体験したことを引き金に病気が発症すると，過去であれ現在であれ，愛の欲求を邪魔してきた人物たちに対して強い敵意が噴き出してくる。Cさんの場合，これまで精神的に頼ってきた教会の指導者たちに失望した途端，彼らは彼女の強い敵意の対象になった。このように母親同様，彼女を失望させ，無視した人物に対しては，いつ怒り狂ってもおかしくないような状態にあったのである。実際「人には説教するくせにまったく行動が伴わない人たち」というCさんの発言は，指導者たちに対する怒りを母親と結びつけている。

　AbrahamはFreudと同じく，過去の人物であれ現在の人物であれ，拒絶する側の人物に同一化することで，自分自身に対する病的で無慈悲な攻撃におよぶと説明している。Cさんは自分に母親と同じ攻撃衝動があるとわかった時，凄まじい自己非難に陥った。

　Rado（1928）は，うつ病患者の傷ついた自己愛というテーマを拡張した。彼はうつ病患者たちをみて，彼らが周囲にセルフエスティームを支えてもらうことを渇望している点に注目し，自己愛の充足をここまで渇望するのは，自己または他者に失望することが耐えられないからだと気づいた。つまり，うつ病患者では，ちょっといやなことや思い通りに行かないことがあると失望したり怒ったりするだけでなく，セルフエスティームがひどく貶められるという再演が起こるのである。彼らが自分の評価や価値を感じるためには，他者の存在がなくてはならないようだった。

　Cさんは，この点でRadoの患者に似ている。彼女のうつ病は，指導者た

ちが情緒的に応えてくれなかったことに対する悲しみや怒りに関係しているだけではなく，彼女の教会での努力（および仕事での努力）が見過ごされたり過小評価されていると感じたことにも関係している。このことが教会指導者や上司を責め，そしてまた不適格で価値がない自分自身を責めるという非難の連鎖をもたらしていた。このように，Cさんが自分を攻撃するのは母親のように怒っているからだけではなくて，自分は価値がなく，誰からも認められていないようだと感じていることにも起因している。

　自らに向かう怒りというテーマに加えて，Radoは自己と他者を認識する際に起こるスプリット（split）についても論じた。スプリットが起こると，うつ病患者は自己もしくは他者をすべてよいか，すべて悪いかのどちらかと認識するようになる。うつ病を発症する過程で，愛する人物のよい点は患者のこうなりたい（自我理想）という感覚として内在化されるが，欠点の方はFreudの定式化にあるように自我（自己）の認識に組み込まれる。患者が自我理想の通りにできないと，自己は良心機能である超自我の身代わりとなって罰せられるようになる。Cさんの場合，母親の独善性を超自我と自我理想に内在化して，人はいつも道徳的にきちんとして親切であることを求めるため，この基準を満たせない自分自身を攻撃したのである。

後期のうつ病モデル：セルフエスティームの調整と攻撃性の問題

　Bibring（1953）は，Radoに続いてうつ病患者が自己愛的な傷つきに苦しむことを重視したが，Radoをはじめとする分析家たちは超自我と攻撃性の問題を強調しすぎていると考えた。彼は，そうではなくて，うつ病はセルフエスティームの調整がうまくいかないことが原因であるととらえた。このモデルでは，患者がもつ自己像と患者がこうでありたいと思う自分（前述の自我理想）との間に重大なギャップがあると低いセルフエスティームを招くと考えられている。

　Bibringの考えでは，無力感の原体験がうつ病にかかりやすくする最大の要因だという。子どもの依存欲求が満たされない状態が続くと，時として無力感が生じ，失敗感や低いセルフエスティームをもたらす。まず他者への怒りがあって，その後湧き起こる罪悪感が引き金となって，抑うつをひき起こすというよりも，無力感が自己に向かう怒りの引き金になって，抑うつをひ

き起こすのである．Bibringによれば，うつ病の準備因子には，生まれつきの欲求不満耐性，無力感をもたらす状況の深刻度とそのおよぶ範囲，その後の失望感や失敗感を決定的なものにしうる発達過程といった要因がある．

　Bibringの視点からみると，Cさんの低いセルフエスティームは，自分が怒りと攻撃性に満ちた母親みたいだという感覚と，非常に道徳的で面倒見のよい人であろうとする自我理想とのギャップから生じている．彼女は，父親が助けてくれなかったことや，母親から感じたネグレクトは，自分が不適格な人間のせいだと思っていたかもしれない．両親から認めてもらえないという無力感は，両親への憤怒と失望を回避するためだけでなく，両親の愛を獲得できなかった自分への不満と軽蔑の感覚からも生じていて，自分自身に対する深刻な怒りを生じさせたのである．

　Jacobson（1954, 1971, 1975）は，うつ病患者のセルフエスティームの調整を違ったアプローチでとらえた．彼によると，親から受け入れられないことや，気持ちを理解してもらえないことが子どものセルフエスティームを低下させ，両親に対するアンビバレンスや，攻撃的感情，さらには罪悪感をもたらす．この攻撃性は，愛する人物を護り，外界に向かって攻撃衝動を表出しない防衛策として，自己に向けられるという．Jacobsonは，両親の態度から受ける否定的な影響をさらに緩和するため，うつ病患者は，反動で過剰に完璧主義的な自我理想と過剰に過酷な超自我を発達させるのだと考えた．患者は，両親がもつ軽蔑すべき恐ろしい言動に似たところが少しでも自分にあると自分を責める．愛する存在を攻撃性から保護し，自分の脆弱なセルフエスティームを支えるために，愛する者は理想化される．この理想化のために，うつ病患者は他者に非現実的な期待をして，繰り返し失望する結果になる．このように，過大評価された他者への依存と過剰な自己期待が，不安定で低められたセルフエスティームと自己愛的な傷つきやすさをもたらすのである．

　Jacobsonの定式化をCさんに当てはめると，うつ病エピソードを起こしやすい彼女の対人関係パターンがより明確に理解できるだろう．つまり，彼女は自分の脆弱なセルフエスティームを支えて怒りを鎮めてくれるよう他者を理想化する．しかしながら，このように理想化すれば，その相手に失望することになるのは避けられない．この失望から生ずる怒りは，激しやすい母親の記憶を呼び覚まし，セルフエスティームを低下させて罪悪感の引き金とな

る。彼女は過度に完璧主義的な自己の期待に応えることができず，そのことを恥じて抑うつはさらに悪化する。

Stone（1986）は，早期からストレスに満ちた親子関係にあった成人うつ病患者には反動的攻撃性が現れてくることに特に注目した。親に自分の欲求を満たしてもらおうとして失敗を繰り返すうちに，攻撃性という形で表現されるようになるというのである。過酷な超自我の原動力はこの無力感に伴う怒り（helpless anger）なのである。

Stoneのモデルを用いると，Cさんの治療者は彼女と一緒に，非共感的にみえる母親や他者に対して自分の欲求をわかってもらい満たしてもらおうと彼女がしてきた努力に重点的に共感しながら，それまでの母親との関係における微妙な意味合いを広く探索していくことになる。このアプローチによって，患者に自分の中の敵意とそれが他者におよぼす影響に気づかせ，他の方法で自分の失望を表現できるようにするのである。

SandlerとJoffe（1965）はハムステッド・クリニックの症例を多数調査し，抑うつ症候群を呈する小児患者における力動の傾向を調べた。彼らは，子どもたちがセルフエスティームに不可欠な何かを失ったと感じ，なおかつどうやってももとには戻せないと感じた時に最も抑うつ反応が起こりやすいことを見出した。典型的には，これは現実または幻想の中で愛する大切な人を喪失することであり，とりわけその人との間にあった当たり前の幸せを喪失することであった。この幸せな状況というのは理想化される傾向にあり，理想化が強まり，希求されればされるほど，それが手に入らない現実に直面した時の抑うつ反応は強くなる。このモデルをCさんに用いるなら，教会指導者たちに支えられて仕事を達成した時に感じていた幸福感を喪失したことは重要なポイントで，その状態に戻りたいと切望する気持ちがうつ病として表現されていることを重点的に取り扱うことになるだろう。

Brenner（1975, 1979）は，うつ病の引き金として喪失に焦点を当てるというよりも，競争心，性的欲求，攻撃欲求に対する罰として自分が他者から決定的に力を奪われる，つまり象徴的に去勢されるイメージを患者自身が抱いているととらえた。つまり，現実もしくは幻想上で成功すると，罰としてのうつ病を誘発し，また，うつ病はそれ以上成功したり競争的になることを押しとどめる。攻撃性は初め力を奪った人物に対して現れるが，非難した相手

が恐怖の対象である場合，対決を避け，機嫌をとろうとしていくうちに攻撃心は自らに向かうようになっていく。

　Brennerの考えを用いるなら，Cさんは幼少期のどの願望のせいで，すなわち性的欲求，競争心，攻撃性のうちのどの願望のせいで罰せられたと感じ，その結果，自分は誰からも愛されず無視されるような無力でどうしようもない存在だと思うようになってしまったのかを治療者は見きわめる必要がある。実際，彼女が罪悪感から抑制するようになったのは，父親の注目を得ようと母親に対して競争心を抱いていたことで，母親から罰せられるのではないかという明らかな恐怖心があったことが大きく影響していた。

　Kohut（1971）は，自己愛的な傷つきを伴った患者の問題を扱った著述が多数あり，こうした患者に関わり，治療する技法にとりわけ関心があった。Kohutによれば，自己愛が傷つきやすい人にみられる抑うつ感情は慢性の空虚感と関連していて，共感を欠いた外傷的養育体験に反応して出現する。子どもの感情体験が主たる養育者によって共感的にミラーリングされなかった場合，子どもたちは自分の体験を孤独なものと感じ，空虚感を覚えて，理想化もしくは同一化の対象をみつけて，自分自身を埋め合わせようと必死になる。こうした患者の感情にミラーリングし，治療者との転移関係でみられる理想化と脱価値化のテーマに注意を払うことが技法上重視される（Kohut 1971）。Cさんの治療については第3章（「うつ病の力動的精神療法の展望」）で述べるが，"認められたい" "共感されたい" という患者の渇望に治療者が注意を向けることで治療は進んだ。

愛着理論

　Bowlby（1969, 1980）によって提唱された愛着理論は，動物行動学と適応理論の視点を生かし，精神病理における精神分析的モデルに大きな影響を与えた。Bowlbyは，愛着を生存に不可欠な行動システムと見なし，親を失うといった愛着の破綻は不安・抑うつ障害の病因として極めて重要であると考えた。喪失を体験すると，怒りの抗議，不安，喪，そして最終的には脱愛着という一連の反応が起こる。親との関係が安全や安定を欠いていたり，親が拒否的あるいは批判的な行動をとったりして愛着が破綻すると，自己を愛されない不適格な存在として，他者は共感性の乏しい懲罰的な存在としてとら

える内的モデルを発展させる。こうした個人は，のちに喪失や苦境を体験した時にうつ病にかかりやすくなる。というのは，喪失体験を失敗のサインであると見なして，滅多に他者からの助けを求めないからである。

　Cさんは幼少期に親をなくしはしなかったが，親が批判ばかりして感情面で応えてくれなかったために愛着が破綻しており，自分は無力で不適格な人間で，複雑で厳しい状況を変えることなどできないという自己像を形成することになった。教会を失ったことは，彼女が他者と愛着関係をうまく築けないという敗北感，無力感に伴う憤怒，絶望感を強めた。その証拠にCさんは，どうせまた失敗するだけだから新しい教会を探しても無駄だと考えていた。

うつ病の防衛機制

　精神分析理論の研究者たちは，ある種の防衛（つまり苦痛の感情や脅威になる無意識的な幻想を避ける内的または行動上の手段）がとりわけ抑うつ感情によって生じたり，抑うつ症候群を呈しやすい患者に元来備わっていたりするのではないかと考え検討してきた(Brenner 1975; Jacobson 1971)。Blochら（1993）は，この点について3つの可能性があると述べている。1）防衛が慢性の気分障害に反応して構造化されていくという可能性，2）非適応的な防衛が実は抑うつをひき起こしているという可能性，3）気分障害と防衛機制のいずれもが，根底にある低いセルフエスティームなど第三の因子と関連しているという可能性，などである。理論家のほとんどは，うつ病患者の防衛は，耐え難い怒りに満ちた幻想や苦痛に満ちた低いセルフエスティームに対抗してつくり出されるものの，実際は抑うつの増悪を招くだけであると考えている。つまり，外に投影される怒りは，Abraham（1911）によれば，結局自分に向けられることになるし，低いセルフエスティームに対処しようとして自己または他者を理想化する努力は結局さらなる失望や脱価値化をもたらすことになる（Jacobson 1971）。他にも耐え難い怒りや悲しみに対処するための防衛機制として，精神分析家たちは特に，否認，受身的攻撃性，反動形成，攻撃者との同一化などを取り上げている。

　Blochら（1993）はより系統的な研究を行い，防衛機制評価尺度（DMRS）（Perry 1990）を使って，気分変調性障害患者とパニック障害患者の防衛機

制を比較した。この評価尺度は各防衛機制の有無をチェックして評価できるもので，力動的面接を行えば点数化できるようになっている。その結果，否認と抑圧という2つの防衛機制がパニック障害および気分変調性障害の患者群の両方で頻繁に見出された。気分変調性障害患者はパニック障害患者に比べて，脱価値化，受身的攻撃性，投影，心気，行動化，投影性同一化をより高頻度に用いることが明らかになった。これらのデータを基にしたBlochら（1993）の定式化によれば，抑うつの原因として，怒りを自己に向けること，怒りを受動的に表現すること（受身的攻撃性），自己と他者の認知を歪めること（脱価値化，投影），他者からの報復を誘発すること（行動化，受身的攻撃性），助けを求めておいて結局拒否すること（DMRSでは心気がこれに相当）などが挙げられる。

　臨床家は，それぞれの患者がもつ特徴的な防衛が，特に上述したもののうちのどれに当てはまるのかを見きわめておかねばならない（第10章「うつ病患者の防衛機制」を参照）。これらの防衛の性質とそれがおよぼす威力についてフィードバックすることで，患者は自らの感情をうまくコントロールしたり，他者に対する特有の見方や対応を改めたりしていけるようになる。Cさんのケースでは，受身的攻撃性，抑圧された怒り，怒りの他者への投影，そして罪悪感を感じながらも母親の憤怒に同一化するという攻撃者との同一化などの防衛機制が最初の受診の時にみられた。

うつ病患者からみた親

　問題のある親の行動がうつ病の発症に影響しているとする多くの理論家たちの仮説を検証するために，系統的評価尺度を用いて，患者が親をどうみているかを探った研究者たちがいる。Parker（1983）は養育態度尺度（PBI）を用いて，うつ病患者がうつ病ではない対照群に比べて，親を情緒的な温かみが乏しくかつ過保護であると見なしていることを見出した。Perrisら（1986）の研究では，EMBU（親に対する認識を評価するスウェーデンの尺度）を用いてうつ病患者群と健常対照群を比較している。それによると，うつ病患者の方が親から感じる情緒的な温かみは少なかったが，過保護にされた体験は特に目立たなかった。彼らは「愛情のない子育ては，将来うつ病にかかる

重要な危険因子かもしれない」と結論づけている（p. 174）。MacKinnon ら（1993）もまた，過保護よりもネグレクトの体験がより深刻な因子であることを見出した。抑うつ気分のために過去に遡って親の記憶が歪められている可能性もあるが，予備的研究によればこうした認知はうつ病が改善しても変化しないことを示している(Gerlsma et al. 1993; Gotlib et al. 1988; Parker 1981; Plantes et al. 1988)。

　これらの研究結果は，Abraham や Bowlby らの，親から受けた早期の外傷体験がうつ病発症の準備因子であるという見解と一致している。他の可能性としては，患者自身に見捨てられ感を抱きやすい傾向があるために，親のことを思いやりがなく拒絶的だと認知することが考えられる。いずれにしても，うつ病の理解にはこうした親についての内的表象を探ることが不可欠である。

うつ病の中心的な力動：まとめ

　これまでに挙げた理論家たちによって，うつ病の中心的な力動がいくつか明らかになってきた（表2－2）。

　うつ病患者について論じた精神分析家たちのほぼ全員が着眼点に違いはあるものの，この症候群にかかりやすい要因として，自己愛の傷つきやすさを重視している。しかし，この脆弱性の基になっているものについては，早期の関係に失望したためというものから，幼少期の無力感の体験や，力を奪われ去勢されるという反応性の幻想などに起因するセルフエスティームの脆さに至るまでさまざまな説がある。自己愛の傷つきやすさがあると，患者に恥や怒りの感情が起こりやすくなり，のちのうつ病の引き金となったり，経過に大きく影響したりするのである。

　理論家たちは，葛藤的な怒りがうつ病の力動に重要な役割を果たすことにも注目している。怒りの源泉やその形式についてはいろいろあるが，一般的に，自己愛の傷つき，喪失，強いフラストレーション，無力感などが引き金になっていると考えられている。本章で先に述べた理論モデルの多くで，攻撃性が意識的・無意識的な罪悪感をひき起こし，自己懲罰的な気分にしたり，自己嫌悪を強めたり自滅的行為を促したりして，さらにうつ病の悪循環を強

表 2-2 うつ病の中心的な力動

自己愛的な傷つきやすさ

- 原　因　人生早期の喪失，拒絶，自分は不適格だという体験またはそれらを認識すること；生化学的脆弱性の可能性もある
- 状　態　認識としてまたは現実として経験した喪失や拒絶に対して敏感になる
- 結　果　セルフエスティームが繰り返し低められ，抑うつ感情がひき起こされる；傷つけられた体験に反応して憤怒が生じる

葛藤的な怒り

- 原　因　自己愛の傷つきに対する反応；認識または現実として他者が自分の欲求や願望に応えてくれないと感じること，または実際に応えてくれないことに対する怒り；怒りは自分の弱さを他者のせいにして責めたり自分より強そうな相手を羨望したりすることからも生じる
- 状　態　無礼で非共感的な行動や態度をとる他者に怒ったり，自分の弱さを他者のせいにして責めたり，自分より強そうな相手を羨望したりする；危険で脅威的で非受容的な他者に対して怒りが生じる
- 結　果　対人関係の破綻；怒りが自己に向かい，抑うつ感情をひき起こし，セルフエスティームを低める

過酷な超自我，罪悪感と恥の体験

- 原　因　厳しい自己評価により自己に向けられる怒り；厳しく懲罰的にみえた親の態度が内在化していること
- 状　態　怒り，貪欲，羨望，セクシュアリティ，それに伴う願望がいずれも間違ったもの，悪いものと見なされる
- 結　果　否定的な自己認知と自己非難がセルフエスティームの低下と抑うつ感情をもたらす

自己および他者に対する理想化された期待，脱価値化された期待

- 原　因　低いセルフエスティームを緩和する努力
- 状　態　高い自己への期待（自我理想）を有し，他者が欲求を満たしてくれると理想化したり，セルフエスティームを保つために脱価値化したりする
- 結　果　深刻な失望感，自己と他者に対する怒り，セルフエスティームの低下を伴う

苦痛な感情から身を護る特徴的な防衛手段

- 原　因　耐え難い，怒りと低いセルフエスティーム
- 状　態　否認，投影（怒りは他者から発していると見なす），受身的攻撃性（間接的に怒りを表現），反動形成（代償的に過剰な陽性感情による怒りの否認）
- 結　果　怒りをもてあます；自己に向けられた怒りによるうつ病の増悪；世界は敵意と脅威に満ちた思いやりのない威圧的なものだと見なすことからくるうつ病の増悪

化するのである。

　ほとんどの理論家が，そこに至る力動は異なるものの，最終的には攻撃性が自己に向けられると論じている。力動としては，いったん外部に投影された憎悪が自己に向けられて体験される可能性や，アンビバレントな感情を抱いた相手に同一化した自己の一部に対して攻撃的な感情や幻想を向ける可能性などがある。過酷な超自我は，自己のさまざまな攻撃性，競争心，性的感情などのために自己を責め，結果的にセルフエスティームを低める。

　一部の理論家は，患者が理想化と脱価値化を介してセルフエスティームと攻撃性を調整しようとすることに注目して，理想化された他者が期待通りではないとわかった時，うつ病にかかりやすくなると述べた。うつ病患者にみられる過度に完璧主義的な自我理想と超自我を重視する理論家もいる。つまり，患者は自らの自己愛が望むものやモラルが求める水準についていけず，セルフエスティームを損ねる結果となる。

　最後に，否認，投影，受身的攻撃性，反動形成といった特徴的な防衛機制について触れた。これらは苦痛を伴う抑うつ感情を回避する方法として用いられているが，さらにセルフエスティームを低める結果をもたらしてしまうことが多い。

うつ病の中心的な力動を定式化する

　これまでの文献から，うつ病は2つのモデルに大別される。ひとつは，他者に向かっている攻撃性が最終的に自己に向かうというもの，もうひとつは，自己の要求水準が能力を大きく上回るためにセルフエスティームの問題が生じてくるというものである。そしてついにこの2つのモデルを結ぶ理論家たちが現れた。

　Ruddenら（2003）は，上述の因子を統合し，うつ病の力動的定式化を試みた。この定式化では，自己愛的な傷つきやすさがうつ病のかかりやすさの根底にあると見なされている（図2-1）。この脆弱性のために，失望や拒絶に敏感になり，怒りっぽくなって，これが罪悪感と無価値観を生むというものである。自己に向けられた怒りはセルフエスティームを傷つけることになり，自己愛的な傷つきやすさをさらにエスカレートさせるという悪循環に陥

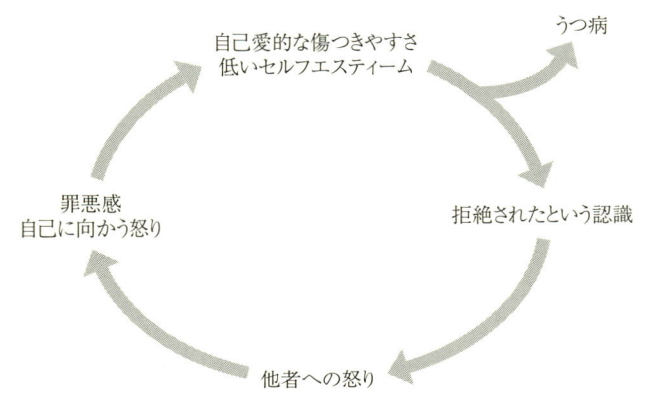

図2-1　うつ病の悪循環：自己愛的な傷つきやすさと怒り

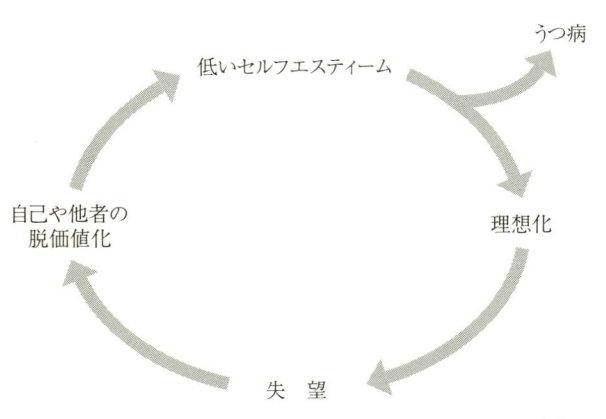

図2-2　低いセルフエスティームと理想化／脱価値化

る。否認，投影，受身的攻撃性，攻撃者との同一化，反動形成などの防衛機制はこうした苦痛を減らすために動員されるが，結果的に抑うつをさらに強めることになる。この統合モデルのうつ病促進因子には，喪失や拒絶を認識として，あるいは現実として経験すること，完璧主義的な自我理想についていけないこと，性的および攻撃的内容の幻想のために超自我が罰することなどがある。

　うつ病のもうひとつの中心的な力動は，理想化と脱価値化によって，低い

セルフエスティームに対処しようとする試みである(図2-2)。抑うつ状態を代償しようとして，自己または他者が理想化されると，最後には多くの場合失望することとなり，また失望の度合いも大きくなるため，うつ病を誘発してしまう。非現実的に高い要求水準をもった自我理想が発達すると，その基準にかなわなかった時，自己への失望と脱価値化がかえってひどくなる。この失望は，自己に向かう怒りの感情につながる。逆に他者を脱価値化してセルフエスティームを維持することもあるかもしれないが，その場合，攻撃性は超自我による懲罰をひき起こす。また，攻撃的な行動は他者と疎遠になることを意味し，見捨てられ感情や拒絶されている感じが増すことになる。

　本章で先に取り上げたCさんのケースはこうした力動を描き出している。彼女が大うつ病を克服し気分変調症状を大幅に改善する助けになった治療的アプローチについては，本書の第3章で述べる。そこでうつ病の力動的精神療法の概略を示したい。

第3章

うつ病の力動的精神療法の展望

　うつ病の力動的精神療法では，治療者が抑うつ症状を理解することに焦点を当て続けていると，次第に，抑うつ症状と，本書の第2章で詳述したうつ病の中心的な力動とが関連してくる。治療が進んでいくと，患者はこれらの力動が自己認知や他者との関係性に深く根ざしているあり様についての洞察に達する。治療の中期や終結期では，治療者との関係性も含めて，多彩で多様な状況で顕在化した，これらの葛藤を探索する機会が訪れる。次第に，患者はうつ病を惹起しやすい状況を認識するようになり，その時に内的には何が起きているかを理解し始め，抑うつ感情を以前よりコトンロールできると感じ始める。

　ここでは，うつ病の力動的精神療法の実際を展望する目的で，第2章（「うつ病の力動的モデルの発展」）でうつ病のさまざまな中心的な力動を説明した際に提示した症例Cさんを取り上げ，簡単に述べることにする。

　うつ病ならびに力動的精神療法を受ける患者の能力に関する初期評価の項目については，本書の第1章（「イントロダクション」）で論述した。本章では治療段階の展望を提示し，その各段階については本書の第Ⅱ部（「うつ病の力動的精神療法の技法」）において，より詳細に論述することにする。表3-1，3-2，3-3は，3期に分けた治療段階を説明したものである。

第1期：治療同盟と治療の枠組みの構築

　表3-1に示すように，治療第1期の特徴は，抑うつ症状とそれらが起こった状況に関する検討に着手することである。治療者は患者と協同して，抑うつ感情や幻想が患者の生活史の中でどのように形成されたかという発達的

表3-1　第1期：治療導入期

治療者は，発達的な決定要因を明らかにし，内的な葛藤領域を特定し，症状の意味を理解し始めるために，患者の抑うつ症状とそれらの状況を検討する。

焦点領域
1. 治療の枠組みならびに患者との治療同盟の構築
2. うつ病発症に伴うストレス因，認知，感情の探索
3. 上記2項と，現在ならびに患者の発達における，うつ病の中心的な力動との関連
    a. 体験（喪失，疾病，拒絶，分離，他者と違うという感覚などの認識）に基礎をおく自己愛の傷つきやすさ
    b. 最終的には自己に向かうことが多い，反応性の葛藤的な怒り（羨望，非難，嫉妬，報復への願望を含む）
    c. 怒りから生じた罪悪感；3a項で記述されている認知や体験に関連した，自分は不適格であるという感覚や傷ついた感覚の結果として生じた恥
    d. 失望や脱価値化に続く，自己や他者に対する代償的な理想化
    e. 苦痛な感情に対処するために使用されている防衛

期待される反応
1. 抑うつ症状の緩和
2. 患者に対する，中心的なテーマや力動に関する試験的な定式化の提示
3. 良好な作業関係の確立

な理解を明らかにするべく取り組み，現在の抑うつ感情を惹起したと思われる葛藤の領域を特定し，患者特有の抑うつ的思考の個々の意味を理解していく作業を開始する。このような協同作業の中で，治療者と患者は同盟関係を築いていく。この時，治療者は，共感的で個人的・道徳的判断をしない（nonjudgmental）協力者としてばかりでなく，患者の疾病を治療するための知識と経験をもった専門的な代弁者としても認識されることが理想的である。この段階では，まず，患者の体験や認識を我々のモデルに基づいた中心的な力動に特異的に統合させるような力動的定式化に関連づけながら，患者の症状を探索していく。希望や愛情を感じさせる治療者との関係性を通して，患者は次第にうつ病が軽減されたと感じるようになる。そして，症状が了解可能であり，本来対処可能なものであると感じ始める。

　Cさんの治療の初期段階では，職場や教会で起こる問題がそれぞれ別個の問題であるにもかかわらず，彼女がそれを対処可能な問題ではなく，むしろ自分が包括的に損なわれていて"劣悪"である証拠として性急に解釈しがち

であることを彼女自身が理解していくことに焦点が当てられた。このような認識は，幼少期の母親との関係性——彼女は無力で失望していると感じることが多かった——や，父親との関係性——意味のある関係性を父親から引き出せるほど自分を"特別だ"と感じたことは一度もなかった——に由来する彼女自身についての感情に関連していた。治療者の支持的なコメントにさえ批判されたかのように反応するということを検討していくと，いかに自分が他者の批判を先まわりしたり，予想したりしているかをCさんは理解するようになった。この探索を通して，Cさんは，他者からの想定された批判に対して自分を護ることにいかに長時間を費やしているかに気づき，また，そのことによって，リラックスして他者との関係を楽しむことが難しくなり，代わりに人々から距離をとっていることにも気づくようになった。

　治療の初期段階で，Cさんは母親にいかに怒りを感じていたかということも自覚するようになった。母親は非常に批判的，非共感的で，彼女を苛立たせる存在だったのである。Cさんの怒りが常に自己‐攻撃（self-attacks）の悪循環に陥る理由が，ひとつには，彼女の怒りが受け入れがたい攻撃や批判を向けられていたと感じていた母親を想い出させるからであり，ひとつには，彼女の怒りが強烈な罪悪感や恥の感情を誘発するからであることを，彼女は意識化し始めようとしていた。

第2期：うつ病に対する脆弱性の治療

　治療中期では，抑うつ症状に対する特有の脆弱性について患者が理解していけるように援助することに焦点が当てられる（表3‐2）。患者固有のうつ病の中心的な力動は，患者が精神内界や幻想の中で，あるいは過去や現在の重要な他者との関係や治療者との転移関係の中で体験するとき，できるだけ多面的な観点から探索され，理解される。この協同作業を続けていくことによって得られた深い理解によって，患者は抑うつ症状をめぐる力動が現れた時にそれを容易に特定できるようになり，それに対処することができるという感覚を以前よりもてるようになる。

　治療中期で，Cさんは，他者の期待に直面した時に非常に敏感に無力感を抱くことや，彼女のうつ病の一因となっている潜在的な持続的な失望感や，

表3−2 治療中期

うつ病に対する脆弱性を減らすために，患者が内界や幻想の中で，あるいは現在や過去の重要な他者との関係や，治療者との間で出現するとき，多面的な観点から，本文に書かれた力動を理解するようにもっていく。理解が深まるほど，抑うつ症状をめぐる力動が出現した時にその特定が容易となり，それに対処できているという感覚が増してくる。

焦点領域
1. 現在や過去における重要な他者との間で認められる，中心的な力動に関連した葛藤的な感情や幻想を扱う
2. 転移を通して関連した感情や幻想を扱う
3. さまざまな形式や文脈で出現するこれらの葛藤を探索することによって，葛藤を深く理解し，コントロールしている感覚を得ていく

期待される反応
1. 喪失，失望，批判に対するセルフエスティームの傷つきやすさが軽減される
2. 怒りをもっと認識し，怒りが自己に向かう傾向を認識することによって，怒りに対する耐性が増していく
3. 罪悪感や自己処罰的な行動が減る
4. 恥や理想化／脱価値化に汚染される（contaminated）ことが少なくなって，対人関係が改善していく

他者に対して頻繁に防衛的になることを認識するという大きな成果を遂げた。彼女は自分がしばしば怒りを受身的に表現していることを認識した。そして，彼女の不平に対して長時間の沈黙とひきこもりで応じた母親との体験に基づいた，他者から拒絶される恐怖のせいで，彼女は自分の怒りを直接的に表現することを非常に怖れるようになっていたことに気づいた。次第に彼女は，自らの憤怒の間接的な表現が上司や教会での人間関係をどんな風に破綻させたかを理解するようになった。また，Ｃさんは以前より，自分自身の怒りと母親への怒りを区別できるようになり，彼女自身の行動——問題は多いものの——について，他者に対する母親の非常に破壊的で悪意のある攻撃と同じ程度だと自分を非難する必要はないことを認識できるようになった。

Ｃさんは自分に価値があると感じるために，上司を脱価値化する必要があり，上司への間接的な怒りはそのためであることを次第に理解するようになったが，その認識は彼女にとって非常に苦痛なものであった。後に，治療者を脱価値化する転移を通した取り組みによって，彼女は特に自分自身の脆弱性を感じた時に，そのような傾向が出現することを十分に理解できるように

なった。

　結局，この患者の治療中期での取り組みでは，たとえば非常に理想化していた教会の年長者のような人々を，時にはうってかわって批判的で苛立たしい人物だと歪んでとらえる傾向に焦点が当てられた。そのような理想化された他者が彼女の非常に高い基準を満たし損なうと，もはや彼女は彼らから護られ，気遣われているとは感じられなくなって，理想化はしばしばうつ病へと続く強い失望に道をゆずることになるのだった。Cさんは治療者に対する自分の反応を通して，このような理想化と脱価値化の循環を理解できるようになり，対人関係を以前より現実的に見きわめる術を少しずつ学んでいった。この取り組みが功を奏するようになるにつれて，Cさんは自らの感情を理解し，もっと上手く対処することによって，気分が少し低くなり始めると，それと気づけるようになり，そのことを自分自身に問いかけることができるようになった。

第3期：終結

　終結期において，患者はしばしば，治療者との深い関係が終わることに由来する喪失感を経験する（表3-3）。また，患者は関係が終わることや治療における取り組みに限界があることに気づくことで，怒りを感じることがある。この喪失感と怒りは抑うつ症状の短い再燃を惹起する可能性があるが，それは治療者との間で意味のあるものとして情緒的に理解されうるものである。患者が喪失感や怒りに対する自分に特有の認識の仕方を経験し，観察し，理解することは非常に有益である。また，これらの認識がどのように抑うつ感情の引き金になるのかを観察することも非常に有益である。治療のこの時点になると，患者は自らの感情をかなりの程度まで観察できるようになっており，それを表現できるようになっている。そして，苦痛や悲しみを和らげる術を身につけていることを自覚するようになっている。

　終結期で，Cさんは，治療の終結が同意に基づくプランであったにもかかわらず，治療者が彼女を見捨て，放り出して，彼女ひとりで困難な感情に立ち向かわせようとしているように感じた。そして，彼女は，治療の終結によって，父親が彼女の人生から姿を消した時に感じた悲しみや憤慨を想い出し

表3-3 治療終結

終結は，特に転移を通して，うつ病の力動に関するさらなる取り組みの重要な機会となる。

焦点領域
1. 治療者の喪失と治療の終結に対する感情についての理解
2. 治療者との持続的な関係をめぐる幻想における自己愛的な傷つきへの対処
3. 治療の終結と治療の限界に関連した治療者への怒り

期待される反応
1. 終結が近づくにつれて，短く強い感情がわき起こり，患者は再起された喪失と分離に関する強い感情に対処する
2. 喪失や自己愛的な傷つきに対処する能力が増す
3. 怒りをあまり自己に向かわないように効果的に活用する
4. 罪悪感と自己処罰の必要性が減る

たことを自覚するようになった。治療者に見捨てられると感じて抱いた彼女の怒りによって，彼女はいかに怒りが拒絶される怖れを強めるかということについて理解を深めることができた。これらの感情を認識することによって，Cさんは抑うつ体験に関わる重要な力動に取り組む機会を得た。

〈脚　注〉

　Milrod BL, Busch FN, Cooper AM, Shapiro T によって著された『パニック障害に焦点を当てた力動的精神療法のマニュアル』(Washington, D. C., American Psychiatric Press, 1997) における治療の展望から，この，うつ病の力動的精神療法の治療段階の要約のモデルが提供されたことに謝意を表する。

第Ⅱ部

うつ病の力動的精神療法の技法

第4章

うつ病の力動的精神療法を始めるにあたって

　治療の初期段階（表4-1）では治療同盟が形成され，力動的精神療法の一定の枠組みが構築される。患者は，症状には意味があり，過去の不快な感情体験やそれらに関連した幻想を喚起するような現在の出来事によって症状が誘発されるという概念を提示される。この場合，我々が過去を強調するのは——もしそれが患者に役立っているのであれば——親や他者を非難するためではなく，患者がいかに幼少期の視点で家族関係をとらえているかを理解することを意図している。うつ病に起因する，自己や他者をめぐる認識の持続的で多大な影響は——通常は無意識的だが——意識的な成人の視点からそれらの認識を見直すことによって修正可能となる。

　この治療段階では，うつ病発症に寄与する中心的な力動的要因を特定し，各々の患者に適した形でそれらを探索していくことになる。

1. 喪失，分離，拒絶，病気の体験から生じる自己愛的な傷つきやすさや恥の領域
2. 怒りが自分自身に向かう傾向を特定することも含めて，これらの体験に関連した反応性の怒りをめぐる葛藤に対処する困難
3. 貪欲さ，羨望，復讐心，競争心，性的願望を含む，さまざまな怒りの感情に反応した罪悪感の特定
4. 自己や他者を理想化したり，脱価値化したりする傾向
5. 喪失や拒絶に刺激された苦痛な感情に対する特異的な防衛

表4-1　治療初期

Ⅰ．治療の枠組みを構築する
　A．治療の頻度，治療費の方針
　B．探索過程の提示
　　　1．自由連想法と転移
　　　2．症状の意味
Ⅱ．治療同盟を確立する
　A．探索過程において，個人的・道徳的判断をしない共感的なパートナーとしての治療者
　B．精通した専門家としての治療者
Ⅲ．治療的取り組みに対する障壁を明らかにする
　A．暴露されることに対する過剰な恥の感覚と恐怖
　B．過度の罪悪感
　C．うつ病に関する過大評価された説明
Ⅳ．中心的な力動を明らかにする
　A．自己愛的な傷つきやすさと恥
　B．葛藤的な怒りと自分自身に向けられた怒りへの対処
　C．過度の罪悪感
　D．理想化と脱価値化
　E．苦痛な感情に対処するために用いられる防衛

治療的枠組みを構築する

　力動的精神療法が推奨された場合，その基本的な構成を提示し，その各側面がどのように抑うつ症状の援助に役立つかを明確に伝えることが重要である。治療者は患者の抑うつ症状を検討し，説明を加え，うつ病に対する神経生物学的・心理学的な寄与の可能性について心理教育をしなければならない。自己や他者に関する心理的態度と，患者が苦痛な感情を理解し対処する方法は探索の焦点として特定される。

　真の探索過程が展開されるためには，力動的精神療法は最低でも週2回実施されるのが最善である（Dewald 1996）。しかし，患者が精神療法適性をもち，情緒的なつながりを維持できて，精神療法的な取り組みに集中できるか，あるいは治療者の援助を得るために具体的な接触を必要としないのであれば，週1回の頻度でも適当だろう。治療費や面接を休んだ時の方針につい

ては，治療が開始される前に明確にしておくことが大切である。反復的な治療費の支払い遅延，面接への頻繁な遅刻，不規則な参加などの行為は，患者が苦痛な抑うつ感情を表現したり対処したりする他の方法への糸口になりえるので，着目し，探索していくようにする。

自由連想法と転移の概念を提示する

　患者は心に浮かんだことは何でも——それがたとえ有害なことでも，あるいは取るに足らないことであっても——話すように促される。というのは，この形式の治療にとって，思考の連なりを追うことが非常に重要だからである。自由連想法は症状に関連したさまざまな連想の繋がりを探索しようとするものである。その過程を通して，徐々に，症状の複合的な原因が理解できるようになっていくと期待されている（Kris 1962; Meissner 2000）。社会的に適切と思えないことや，手近な話題にまったく関連しないように思えることを表現するように促すやり方は，精神分析療法の礎石である。しかし，本書で提唱しているような症状に焦点を当てた力動的精神療法では，長期間の黙想や絶え間ない独白を促すのではなく，むしろ熱心で積極的な探索を導くための原則として，それに見合った特定の様式が用いられる。すなわち，自由連想法の理念は，"関連性のない思考"を探索することでさえ患者の心の働きを理解する上で非常に重要であることを患者にわかってもらうためには非常に役立つが，ここでの治療者は，長時間にわたって開かれた様式（open-ended fashion）で傾聴するのではなく，むしろうつ病を理解するための手がかりとなりそうな患者の発言に患者の注意を向けさせるような，非常に積極的な傾聴の態度をとる。

　また，治療の初期に，他者との関係性の憂うつな側面や厄介な側面を調査するひとつの方法として，治療者との間でも同様の側面が出現することをとらえ，治療者と共に探索する方法があると患者に知らせるような方法で，転移の概念を患者に提示することは有用である。近しい他者との関係において，他者や自分自身の反応に混乱や懸念を体験するのは避けられないことであり，これらの混乱を探索することが非常に有用であると説明することが役立つことがある（転移の理解や取り組みに関する現代的な見解についての有益な論考はCooper 1987を参照）。そのため，患者は治療者の言動や態度に対

する彼らの反応を伝えるように促される。最後に，治療者は，患者に夢をもち込むように要請することがある。また，映画，文学，音楽などに対する反応も治療的取り組みに関連することに着目する。

時には，これらの概念を説明するための最善の方法が実践的なものであることがある。つまり，治療者は患者に夢をもち込むように促すよりも，むしろ最近みた夢について話すように要請することがある。これは一般論として説明するよりも，かえって患者に直接的に要請する方が治療者に対する最初の反応がわかるという点でも有用である。

【症例1】

40歳のジャーナリストのDさんは，数回の導入的な面接で，戦争で荒れた国で育った彼女の幼少期と現在のうつ病が探索された後，治療者から力動的精神療法を勧められた。

治療者：私たちの取り組みや私に対するあなたの反応を話し合うことは，たいていの場合，治療に役立ちます。それが少々無礼だったり，気づまりなことだったとしても，です。これまでのところで，そのことについて私に何か話せることはありますか？

Dさん［驚いて］：まあ，いえ，そんなまさか……私はただ……そうですね，何というか，私はこの面接と併行して別の治療者のコンサルテーションも受けていました。私は本当に私にぴったり合う治療者をみつけたいのです。最初，確かに私はもうひとりの治療者の方が私に合うように思いました。彼女にはとてもカリスマ性があるように感じました。それに比べて，先生は控えめです。実際，最初，私は先生をみて祖母を想い出しました。母が病気になった時，私は祖母と暮らさなければなりませんでした。彼女は弱く，まったく祖父の言いなりでした。祖父は怒りっぽかったので，私は本当に祖父を怖がっていました。祖父が私を怒っても，祖母は私を助け出してなんてくれないと思っていました。だから，最初，私は，今度は祖母から離れよう！　って思いました。でも，それから，先生は私に何か意味のあることを言いました。先生は私をもっと理解してくれるかもしれないと思います。これまで，そんな体験はまったくしたことがありません。私はいつも……自分が火星人かエイリアンのように感じていました。だから，この

治療を試してみようと思います。

　Dさんの治療者は，自分がもし直接尋ねなかったら，この早期の転移の重要な一片について決して語られることはなかっただろうという印象をもった。この早期の反応によって，転移の中で表現された，自分は護ってもらえるのか，適切に理解されるのかという患者の差し迫った懸念に対して治療者の注意が喚起され，この懸念はこの女性の重篤な気分障害の治療の中で繰り返し出現することになった。

探索過程を提示する

　力動的精神療法と他の治療との違いは，気分，信念，行動さえも規定する無意識的な動機，願望，幻想，感情について，徐々に，その深いところまで調査していくことを強調しているところである。患者は典型的なうつ病に関する説明や力動的精神療法の特徴について心理教育を受けた後，治療者から抑うつ症状には常に特定の個人的な内容が含まれているという概念を提示される。たとえば，ある患者の自己批判，怒り，罪悪感の幻想は別の患者のそれとはかなり異なるかもしれない（無意識的幻想に関する概念のより詳細な論考は Arlow 1969 を参照）。最初から，治療者は，顕著な症状のそれぞれについて患者の心に何が浮かぶか，これらの症状がどのような状況や環境のもとで発現しているのかを探索すべきである。また，治療者は患者の内的な体験の経時的に繰り返されるパターンも特定しなければならない。たとえば，患者は特定の空想や行動について言及した後に強い罪悪感や自己批判を体験することがある。この方法で症状や感情を探索することによって，患者は症状には意味や了解可能な特定の起源があることを理解し始める。これは，当初，疾患に対して無力感や絶望感をもっていた患者にとって，きわめて価値のあることである。次に，症例を提示しながら，より詳しく，ある患者に対する力動的な探索を説明していこう。

【症例2】

　会計係をしている既婚のEさんは，40代前半になってメランコリー性うつ病の治療を求めた。彼女には深い悲哀と顕著な自己非難が認められた。たとえ

ば，自分はいつも"泣き言や不平ばかり言う"ので，以前の治療者が治療をやめてしまったくらいひどい患者なのだと，自分自身のことを説明した。

　治療者はこの患者の強い自己批判の起源を理解するために，この表現についてさらに詳しく検討していこうと考えた。興味深いことに，"泣き言や不平ばかり言う"ことについて検討していく中で，この患者にはかなりの心理学的な能力があることが判明し，また，彼女のうつ病に関する重要な決定要因も明らかになった。

治療者：以前の治療者がどんな意味で"泣き言や不平ばかり言う"と言ったのか，話せますか？

Eさん［顔をしかめて］：ああ，彼らはいつもそう言うのです！　まあ，それが真実です。私は本当に文句が多いのです。母がいつもそう言っていましたから。

治療者：お母さんはどういう時に，そう言ったのですか？

Eさん［考え込んで］：そうですね，私の姉……彼女は私よりたった1年と数カ月年上なだけなんですけど，姉は私からみて，母にとってずっと手のかからない子どもでした。母は私たちを産んだ時，本当に若くて，19歳だったのです。自分が同じ19歳だった時のことを考えると，無理もないことだけど！　でも，もちろん，その時にはそんな風には思えませんでした。とにかく，姉はいつも物事に満足しているようでした。一方，私はいつも……そう，いつも，もっともっと，って求めていました。そして，私はただ，それについて黙っていられなかったのだと思います！［笑いながら，しかし同時に泣いているようにもみえる］

治療者：あなたは，どんな類のことにそんなに苛立っていたのでしょうか？

Eさん：ああ，そうですね，母はたぶんうつ病だったと思います。あるいは，私たちに圧倒されていたのでしょう。私の記憶の中の彼女はよく寝ていました。私たちが学校に通っていた頃——幼稚園に通っていた頃でさえ，母は，朝はまったく動けませんでした。その当時の家での様子を思い浮かべられるので，それは確かだと思います。私の記憶では，父が私たちを起こし，姉と私は自分たちのお昼の弁当をつくりました。姉は弁当作りが上手でしたが，私は時々パンを破いてしまって，そのことで苛々していました。私は文句ばかり言って，うるさかったと思います。

治療者：お母さんがその年齢のあなたに，朝起きて自分の弁当をつくることを期待するのは求めすぎだと，たぶんあなたは考えていたのではないですか？

Eさん［驚いて］：まあ，そうかもしれませんね．わかりません．私はただいつも，全然ちゃんとできないと思っていただけです．だから，苛立っていました．だから，泣きました．それをとめられませんでした．でも，母はとても怒って，私に苛々していました．［むせび泣いて］それで，母に怒られて，自分の部屋に連れて行かれた時のことを憶えています．私は鏡に映った自分をみつめながら，こんな風に考えていました．「何が違うというの？　私の何が悪いというの？　なぜ，私はお姉ちゃんのようにできないの？」って．

治療者：あなたはお母さんが望んでいたようではない自分を，とても悪いと感じていたのですね．でも，おっしゃるように，お母さんはとても若くて，本当に圧倒されてしまっていたのです．おそらく，"あなたが圧倒していた"というよりも，お母さんのような若さで2人の小さな子どもの面倒をみるのは大変だったと思いますよ．

Eさん：そうですね，そうかもしれません．私はそのことについて本当に考えなければなりません．でも，なぜ私はいまだに不平を言い続けているのでしょうか？　皆は私をそんな風にみていますが，彼らは間違っていないと思います……．

治療者：それは私たちが検討しなければならないことのようですね！

　この場合，Eさんの自己非難の早期の探索は非常に実り多いものだった．この患者は母親を今までとは違う広い視野（「自分が同じ19歳の時のことを考えると，無理もないことだけど！」）から理解することができるようになった．それはまた，この患者に自分の抑うつ症状には意味があることを示した．彼女の自己愛的な傷つきやすさへの鍵となる，長年にわたって続く拒絶されているという感覚を理解していく過程が始まった．この状況の中で，Eさんは希望を感じ始めていた．

治療同盟を構築する

　治療同盟（Greenson 1967; Stern et al. 1998）という術語は，患者の症状の意味を理解するために，治療者と患者が共に協同作業を行っていく時の関係性を表している。治療者は思いやりがありながら感情に流されず，"肩をもつ"こともなく，批判的でも侵入的でもなく，患者の問題の意味を理解することに専念している時に，患者はもっとも心の奥にある怖れや悲しみを携えて，治療者を信頼できるような関係性を発展させるのである。このような関係性は治療的な取り組みにとって重要である。というのは，患者は信頼できる関係でなければ，自分の恥や弱さを本当に快くさらけ出したりはしないからである（Spezzano 1993; Stone 1981 を参照）。

　治療同盟を通して，患者はまた，自分の問題に対する治療者のとらえ方に同一化し始めることがある。最善の場合，患者はやがて治療者の態度を取り入れて，彼らの症状の起源や意味について，治療者がするように自問自答するようになる。良好な作業同盟を通して，患者は自分の不適格さをさらけ出す恥ずかしさを克服するよう援助されることによって，過度の罪悪感を内省し始めるかもしれない。

　うつ病の中心的な力動の意識化は，うつ病患者との実り多い同盟を構築するために測り知れない価値がある。というのは，この情報によって，それが明らかになった当初から，うつ病をひき起こした出来事に対する患者の心理的な反応や最早期の生活史について，より深く探索することが可能になるからである。そのような治療者は患者の心理学的な好奇心を最もひきつけることができる。そして，これらの力動を心にとめておき，手始めに苦痛な症状と自己や他者に関する体験を関連づけることによって，患者自身が理解していると感じられるように援助することができる。また，このアプローチによって，治療者は頼りがいのある，患者の疾患に精通している専門家と見なされる。

　うつ病患者は喪失，拒絶，見捨てられることに対する感情に過敏なので，彼らの多くが堅実で共感的で理解される関係性を渇望している。この関係性は治療動機となるだけではなく，それ自体で患者は孤独ではなく，希望がも

てると感じることがでる。患者はまた，そのもろいセルフエスティームのために，聡明で自信に溢れた治療者と同一化する機会を歓迎する。結局，うつ病患者は自分の思考，行動，態度に対する現実的な評価に大きな混乱をきたすことがあるため，彼らの自己像のどこが正しくて，どこが誤っているのかを検討する機会も同様に歓迎されることが多い。

　時に，治療動機の源が裏目に出て，解釈作業の抵抗となることがある。この話題は本書の第5章（「治療中期」）と第12章（「治療の行き詰まりと陰性治療反応に対処する」）で検討されている。抵抗（resistance）という術語は，治療の進展を妨げる障害物という意味で用いられている。抵抗は，（多少は治療者との関係性における）ある感情や考えを体験したり表現したりすることに対する恐怖や回避によって生じ，また，治療の中で症状を理解したいという願いにとってかわった別の欲望によっても生じる。たとえば，思いやりのある関係性への切望が治療者への過度の依存に帰結してしまって，理解を深めることよりも，面倒をみてほしいという欲求を満たすことが主になってしまうことがある。第1章（「イントロダクション」）のBさんは，この例である。また，理想化への渇望は，患者の幻想が挫かれた時に，急速に治療者の脱価値化へと転換される。これらの陰性感情は罪悪感や陰性治療反応を誘発する可能性がある。したがって，これらの可能性を心にとめておく必要があり，治療同盟が構築されたならば，時に患者と率直にこれらの見通しを話し合うのもよいかもしれない。たとえば，先述したDさん【症例1】を参照）は，最初は自分を活気づけてくれるカリスマ性のある，彼女の治療者になっていたかもしれない別の治療者を理想化し，彼女が選んだ治療者のより控えめな態度を脱価値化していたようだった。というのは，後者は彼女の気弱な祖母を想い出させたからだった。これらの反応が治療中に繰り返しひき起こされる可能性や，これらの反応が将来の罪悪感や抵抗の源にならないようにするために探索することが可能であることを患者に指摘したことは有用であった。

　うつ病に通常みられる力動に関する臨床的な知識は，精神療法に携わろうとする患者に時々認められる初期抵抗の克服に用いられることがあるが，これについては次項で述べる。

うつ病患者の治療的取り組みに対する障壁

過度な羞恥心と暴露される恐怖

　一部のうつ病患者は恥に対して非常に過敏であり，また，その恥ずべき脆弱性を治療者の前で露わにすることに耐ることが難しいために，治療初期に強い抵抗を示すことがある（Kilborne 2002）。治療開始時からこの問題を扱うことが重要であり，抵抗の存在を鋭敏に感知することは，それが実際にうつ病発症にどのような役割を果たしているのかを理解することと同様に，初期の良好な治療同盟を構築するために有用である。

【症例3】

　46歳の会社員をしているFさんは新しい仕事状況でミスをおかし，そのために解雇されるのではないかという恐怖におののいた後，強い焦燥感を伴ううつ病を発症した。彼は強い不安に陥っていたため，彼のミスがどのような損害をもたらしたのか現実的に評価することは難しかった。初回面接の冒頭から，Fさんは向精神薬の使用を含めた治療計画に対してあからさまに嫌悪感を表明し，「私はこういう類のことは何が何でも避けたいのです。プロザック（抗うつ薬）を飲んだり，治療者のもとに通ったりするような人たちはおしなべて不安定で，自分自身を憐れんでいて，あるがままの人生を受け入れたくないのだと，いつも思っていました。自分がその立場になるなんて，今まで考えたこともありませんでした」と述べた。そして，彼はきまり悪そうに，涙もろさ，焦燥感，不眠，強い不安などの最小限の症状について話した。彼は強迫的に自分のミスをふり返り続けたが，それは競合部署の男性と議論になり，不必要に彼と対立したというものだった。この男性のために，Fさんは最初の仕事を達成できなくなっていた。

　Fさんは，この敵対者との議論の成り行きを認識するにつれて，彼が体験した抑うつや不安によって，さらに事態が彼の手に負えないものになって，危機的な仕事状況にあると感じるようになった。これによる恥と暴露された感覚から，彼は面接の中で繰り返し償おうとしていた。Fさんは，彼が自分の失敗を十分に認識し，自分自身や自分の領域について実際に熟知していること，もし治療者がきちんと評価できる相手だったなら，新しい評価はどういうものなの

かもまた知りたいと,治療者から聞き出そうとして長時間を費やした。治療者はこの時,患者の恥の感覚を扱うことが不可欠であると認識した。それは彼のうつ病の要因のひとつであると同時に,これらの苦痛な問題をスムーズに探索していくための治療同盟を構築する手段でもあったからだった。彼女は,患者が体験した苦痛なエピソードに関する空想を探索していくように,やさしく促した。

治療者:あなたの新しい仕事上のパートナーは,あなたのことをどんなふうに思っているのでしょうね？
Fさん:横柄で,尊大,だと。勝てないことに気づかずに,愚かな議論に飛び込んでしまいました。これは誤った判断でした。
治療者:あなたはこれまでにも横柄だと思われたことがありますか？
Fさん:そうですね,いつもではありません。むしろ消極的すぎて,"主導権を握る"には不十分だと思ってきました。会社は実際かなりの一流企業です。私はそこに入って,たぶん何ができるかを示したかったのだと思います。でも,私は明らかにやり過ぎました。

これらの初期の空想は,Fさんの治療者に,ある治療上の推測を思いつかせた。この話の明らかな文脈のひとつには,彼が消極的もしくは弱いと見なされることに対する恐怖を抱いているために,そうではなくて積極的（aggressive）で,"主導権を握る"ようにみせることにとらわれていたことがあったことである。Fさんにとって積極性は男らしい能力であり,逆に消極性は軽蔑されるべき脆弱性を意味しているようだった。Fさんは彼のパーソナリティの軽蔑されるべき部分——この場合は消極性——をみせないように努めているうちに,非常に攻撃的（aggressive）になってしまった。Fさんは,この攻撃性のために罰せられると感じ,その予感は不安と新たな脆弱性を創出した。

そこで,治療者の最初の仕事は,この力動に関する治療者の初期理解をFさんに話すことであった。治療者は,彼が受け入れられるように,また,見識があり,他者から"攻撃態勢にある"と認知されることに彼が重きをおいていることに敬意を払いながら,治療者の理解を伝えた。Fさんが治療に来ることは屈辱的だと主張していたため,彼が治療を弱さが暴かれるような有害なものではなく,不適格だと見なされることに対する恐怖について学び,対処できるよ

うになるための相互交流の過程として体験することが特に重要であった。

治療者：それで，新しい職場の皆があなたを何にでも対処できると見なしているのではないかと心配になったのですね。そうであるためには，つまり，やりすぎなければならなかった。あなたは，その男性に強引になりすぎて，結果的に彼を遠ざけてしまったのですね。

Fさん：ええ。

治療者：援助を求めてここに来ることを，あなたが本当は快く思っていないことに気づいていますよ。あなたが最も望んでいるのは，もとに戻って，物事に——特に，うつ病に——対処できるようになりたいということですよね。でも，そのためには，あなたが積極的でなく，主導権を握れないと見なされていると考えていることについて，私たちは本当に理解しなければなりません。なぜなら，それがあなたを悩ませているからです。あなたはそう見なされないように，相当努力しましたね！　あなたはこれまで別の場面で，同じように感じたことはありませんでしたか？

　この介入によって，治療者と患者は即座に中心的な力動（自己愛的な傷つきやすさ，弱く消極的だと見なされる恐怖，うつ病に対処できないと見なされる恐怖）を特定できた。そして，その探索を基礎にして治療同盟を構築することができた。彼を最も悩ませていた考えは，彼が不適格だという証明としてではなく，うつ病の一因であり，同時に彼が必要な援助を求めることを難しくしていた複雑な恐怖として，敬意を払われながら探索されていった。

圧倒的な意識された罪悪感とそれが悪化する恐怖

　圧倒的な意識された罪悪感を抱く患者は，治療的な取り組みを彼らの自己非難の感覚を強めるだけの危険なものとしてとらえることがある。時に，これは，治療者が何とかして彼らを"だまして"彼ら自身を許容させてしまう怖れとして表現されることさえある。これらの患者は，彼らの増大する能力が他者にダメージを与えるのではないかという無意識的幻想を抱いていることがある（Freud 1916; Klein 1940）。あるいは，彼らは治療中に，罪悪感を誘発するような特有の性的・攻撃的幻想のような別の幻想が明らかになるのではないかと怖れているかもしれない。次の症例に示されているように，治

療者は，患者の罪悪感の強さに注意を向けさせ，それらを誘発していると思われる特定の問題を指摘し，それによって生じた罪悪感の程度を検討し，罪悪感に対する自己評価の根底にある理由を探索していくことによって，この問題を援助することができる。

【症例4A】

30代のジャーナリストであるGさんは，当初，非難されるような何かが暴かれるのではないかと怖れて，生活史や疾患に関する探索に抵抗を示した。

Gさん：私がなぜうつ病になったかなんて，知りたくありません。自分のことをもっと悪く思うようになるだけですから。

治療者：なぜそう思うのですか？

Gさん：治療者は何事に対しても親を責めるものだと思います。特に母親を。私の母は素晴らしいし――私たちはとても親密です。彼女は苛々していることが多かったかもしれませんが，それは人間ですから，当然です。もし，それが彼女の本心だったら，私はとにかく母を傷つけたくなるでしょう――そう，エディプス・コンプレックスか何かのように――私は自殺してしまいたくなるくらい，嫌な気分になるだけだと思います。

治療者［間をおいてから］：もちろん，私はあなたのうつ病のことで，誰かを責めることに関心はないですよ。私はあなたと一緒に，あなたのうつ病の原因が何かを理解していきたいだけなのです。もし，私たちが現在やこれまでの人生での人間関係について話し合うようになったら，できるだけ大人の視点から十分に理解できるように，あなたを助けたいと思っています。

このやりとりの中で，治療者はこの罪悪感を抱えた患者に対して，彼女は何も悪いことはしていないと保証することを差し控えた。そのような保証は，ただ偽りとして響くか，彼女の罪悪感が真剣に受けとめられていないと彼女に思わせるだけだからである。さらに，そのような保証がGさんの自己理解やうつ病に対する理解を深めることはほとんどない。治療者はその代わりに，治療はうつ病（そして葛藤的な関係性）を理解していく過程であることを強調した。このような介入は，治療によって患者の責任の程度を正確に評価しようとして

第4章　うつ病の力動的精神療法を始めるにあたって　61

いるのではなく，罪悪感をひき起こすような幼少期の感情や幻想が難しく理解されている可能性を患者に知らせんがためである。

　この予備的介入にくわえて，Gさんの治療者は，慢性的な罪悪感とそれが治療によって悪化する不安を系統的に検討しながら，彼女が強い罪悪感を抱いている理由を理解するために，彼女の生活史を探索しようと考えた。患者が彼女の母親に対する感情に気づくことを怖れていると話していたため，治療者はこの罪悪感の手がかりを求めて彼女の幼少期について尋ね，傾聴した。

治療者：あなたが幼かった頃のことを少しばかり聞かせてもらえますか？　今のあなたを形づくってきたものや，それを今のあなたがどう思っているのかをもう少し知りたいのです。
Gさん：そうですね，まあ，まったく普通の子ども時代でした。母は家にいて，クッキーを焼くような類の母親でした。私たちは親密でした。
治療者：それで，思春期の頃はどうでしたか？
Gさん：それはもっと大変でした。私が13歳の時，母は癌と診断されました。彼女は何年もひどい病状でした——放射線治療，外科手術，その他諸々の治療を受けました。母が回復したことを神に感謝しています。
治療者：それは，あなたにとって相当怖いことだったに違いないと思いますよ。
Gさん：ええ。私は母を本当に尊敬しています。彼女はあのような怖ろしい治療をすべて受けたのですから。それは本当に身の毛がよだつものでした。
治療者：それは，あなたにとってはどうだったのですか？　お母さんがそのすべてを受けているのをみていて？
Gさん［涙を浮かべて］：悲しかった！　母はとても弱っていて，憔悴していました。母はほとんどなにもできませんでした。それで，父もかなり疲れ切っていました。ある時期，母は長期間，入院していました。

　Gさんがこの悲惨な出来事に対する自分自身の反応を話すことに困難を感じていたにもかかわらず，治療者は，この患者が自分の母親の疾患をどのように体験していたのか，特にその体験がどのように顕著な罪悪感の一因になったのかを理解しようとし続けた。

治療者：大変でしたね。どうやって対処していたのですか？　憶えていますか？

Gさん：父はたくさんの助けを必要としていました。私は自分が同級生たちよりも大人だと感じていたと思います。あの子たちは，このような事態に対処しなければならないことがなかったのですから。彼らは私よりも未熟——ある意味，無知にみえてしまっていました。

治療者：それで，そういった状況すべてのために，あなたは同年代の子どもたちと距離ができてしまったのですね。あなたは，あなたが体験していたようなことを彼らには理解できないと感じていたんでしょうね。

Gさん：ええ，私はまるで彼らが宇宙からきたように，あるいは自分の方がそうであるかのように感じていました。

治療者：家では，どうだったのですか？ お父さんをかなり助けていたと言っていましたね。それがあなたにとってどんなに大変なことだったか，ご両親はわかっていたのでしょうか？

Gさん：そうですね，いいえ……［泣き出す］たぶん，母は病気が重かったので，私に何が起こっていたかなんて，わかっていなかったと思います。そして，父は私に助けを求めるだけでした。「掃除をしなさい。料理をしなさい」って。父はそういうことがまったくできなかったのです。父に怒ってはいませんでしたが，私に多くを求めすぎる点についてはフラストレーションを感じていました。それが私にとってどんなことだったか，父は考えたことがなかったと思います。彼らも同じように大変な時だったのですから。

治療者：どのように，ですか？

Gさん［すすり泣いている］：ひどいものでした。父は本当にこの類のことを扱える人ではないのです。たぶん，母は情緒的には父を気遣っていました。そして，父は悪いと思いながらも……母ができないことに関して，ある意味，母を責めていたと思います。一度，父が母に対して，母の世話で手いっぱいで自分のことが何ひとつできないと文句を言っていたのを聞いたことがあります。父が母にそう言った時，私はとても怒りを感じました！

　治療者は，この生活史が患者の罪悪感を抱く傾向におよぼした影響に関する多くの推論を得た。Gさんは，若い女性へと成長していく人生の重要な時期に，ひどい孤独感を抱いていたようだった。大人への成長過程で注目され，支えられる代わりに，いたましい家族環境がその道のりに影をおとしたのである。G

さんは母親と親密だったが，母親は病気になってから彼女の支えにはほとんどならなかったし，母親に怒りさえ感じていたはずである。彼女は何年もの間，父親に対しても相当の失望とフラストレーションを感じていたようだったが，彼女はそれをできるだけ感じまいとしていた。家族が危機的状況にあり，彼女が自分の欲求を口にすることをわがままだと感じた時に自分自身の怒りに対して抱いた罪悪感が，現在も続く罪悪感の一因であると思われた。

治療者：ご両親が非常に不調で子どものことにうわの空だった時に，10代の子たちが体験するようなことをすべてやっていくのは大変だったでしょうね。お母さんは病気だったのですから，あなたの支えには到底なれませんでした。そして，あなたは，お父さん自身とお父さんの物事の対処の仕方について失望していたようですね。でも，あなたはお母さんの具合がとても悪かったので，不平を言わないように苦慮していたのですね。たぶん，そのせいで，あなたは気遣いを求めたり，他の人に失望したり，怒りを向けたりすることに過剰に不安を抱くようになったのだと思いますよ。

Gさん［涙を浮かべて］：先生は本当に，それが私がなぜうつ病になったかということと関連があると思っているのですか？ 私は淋しくて悲しかっただけです。狂ってしまいそうです。

この介入によって，Gさんはうつ病に対する力動的な探索への抵抗を克服することができた。彼女がこの過程に入ってからも，治療者は彼女の罪悪感を理解することと，それらと現在のうつ病との関連を追及することに焦点を当て続けた。この取り組みについては，後述の「うつ病の中心的な力動を明らかにする」の項で論述されている。

うつ病についての思い込みの解釈

患者の中には，危険な感情や恥，もしくはその他の耐えられない感情を回避する防衛的な試みの結果として，彼ら自身のうつ病について自分なりの説明を携えて治療に臨む者がいる。たとえば，自分の感情状態は完全に生物学的なものであり，心理学的な要因はまったく関与していないと主張する患者がいる。最近喪失を体験した患者が，自分の現在の精神状態がすべてそれで説明されるかのように，その体験を引き合いに出すことがある。これらのとら

え方を扱うためには，治療者は患者の強い信念に敬意を払いながら，さまざまな心理学的な問題がうつ病に寄与していることを理解していけるように，患者の視野を拡げていくのである。Hさんは，そのような患者の例である。

【症例5】

　38歳の弁護士のHさんは5年間交際していたトムとつらい別れを体験した2週間後に，治療者に接触を求めた。Hさんは特にトムの彼女に対する姿勢を何とかしようと何年にもわたって必死に努力してきた後だったので，彼との別れに打ちのめされていた。長い間，彼女が子どもが欲しいと明言しても，彼は今後何年も赤ん坊をもつことは考えられないと言うばかりで，彼女はしばしば激高していたのだった。最終的に，トムは「このことを耳にしたくなくなって」，彼女との別れを決意したのであった。

　Hさんは非常に心が乱されていたために，ほとんど動けず，ただ眠りたいと思い，消極的な自殺念慮を抱いていた。つまり，彼女は「車が私を轢いてくれて，この苦しみから私を救い出してくれればいいのに。子どものいない人生を想像するなんて耐えられない。家庭をもったことのない孤独な女性のひとりになるなんて。死ぬより悪いわ」と思った。彼女は起きている時間の大半を何が悪かったのかを思いめぐらすことに費やした。Hさんは，トムに本当に愛されたことがなく，それゆえ決定的な"女性としての力"を失ってしまった哀れな女性として自分自身を責める気持ちと，トムは人でなしで，彼女は信じがたいほど愚かだったため，彼の問題のある姿勢への懸念に対して早めに行動を起こすことができなかったという思いの間で揺れていた。

　Hさんが以前受けていた力動的精神療法では，彼女のうつ病に対して特に焦点は当てられていなかった。彼女は自分の症状の意味を探索するという発想を心地よく感じた。それにもかかわらず，彼女は，涙ながらに自己非難したり，「私がうつ病になった理由は明らかです——この状況で，誰がそうならずにいられますか？」と悲しげに述べて，それを超えて彼女のうつ病の意味を明らかにしようとする治療者の初期の努力に抵抗を示す傾向があった。そこで，治療者は，重要な喪失による悲哀と臨床的な抑うつ症状との違いをHさんが考えることを通して，この抵抗を直接探索することが最も効果的であると考えた。

治療者：このことで本当にとても悲しいことは理解できます。でも，ただ悲し

いだけじゃありませんね。あなたは眠れないし，食べられないし，それに死んでしまえればいいと思っています。それはまったく別の問題です。なぜ，あなたはただ悲しんでいるだけではなくて，うつ病なのか，わかりますか？

Hさん［驚いて］：ええと，よくわかりません。私は思春期の頃から時々うつ病にかかっていました。それもたぶんトムが離れていった一因なのかもしれません。でも私は……本当にとても元気のいい時もあるのです。彼は私のその部分を愛してくれたのだと思います。私は……本当に面白くなれるし，愉快にもなれるし，皆を楽しませることができます。そういう自分自身を楽しんでいます。たぶん皆は私のそういう部分に慣れっこになっているのだと思います。だから，私が本当に何かを必要としたり，欲したりしても，たぶん皆は真剣に受けとめないし，うんざりするのです。それについて，私はどうしたらよいか，わかりません。

治療者：このことは家族の中ではどうでしたか？

Hさん：そうですね，私はこの前の治療までは，母と親密だと思っていました。母は本当に楽しくて，面倒見のよい人だったと思います。でも，別の時には，母は心ここにあらず，という感じでした。父は酔って帰宅し，新聞を読むだけでとても静かにしているか，怒ってむらっ気があるか，のどちらかでした。父には何も期待したことはありませんでした。でも，彼は母の夫でした。母は父にただ従おうとし続けました。たぶん，母は淋しかったと思います。母が実際どれくらい私を大事に思ってくれていたのか——私がどんな子だと理解していたのかは定かではありません。

治療者：お母さんが心ここにあらずの時には，フラストレーションを感じていたのでしょうね。

Hさん［考えこみながら］：それを想い出すのはとても難しいです。たぶん，私は母の関心を取り戻そうと頑張っていたと思います……兄たちもそうです。彼らは年上で，私は彼らを尊敬していました。もし私が皆を楽しませることができたなら，私も仲間に入れてもらえただろうにと思います。

治療者：ご家族とは，今でもそのような感じですか？

Hさん：祝日や，何やかんやのために，私は今でも皆をひとつにまとめようとするような人なのです。そうでなければ，皆，バラバラになってしまうと思います。

治療者：だから，家族を楽しませるのは，ずっとあなたの役目だったのですね。自分が欲していることを直接求めることは，脇においやって。皆の注目を集めるために愉快にしていることを選んで。それはトムとの間でも同じですね。

Hさん：ある意味では，そうでした。この関係を続けるためにはどんな方法があるか知っていましたが，私はどれもできませんでした。私がこのやり方をやめられると思いますか？　私はトムと結婚したかったのです！　手遅れでなければいいのですが。

治療者：さあ，どうでしょうか。あなたが誰かと親しくなる時には，そんな風にするのが本当に馴れ親しんだやり方なのですね。あなたは愛する人たちから愛情を力づくでもぎ取らなければならないと感じていて，そのやり方をやめられないと思っているようですね。

　Hさんは，このような対人関係のあり方について明確に理解し，手放すことやフラストレーションの少ない愛着を求めることが難しいという自分の問題について関心をもったようだった。そして，この好奇心によって，治療同盟が形成され始めた。

うつ病の中心的な力動を明らかにする

　治療の枠組みが構築され，治療同盟が形成され始めると，治療者は患者がうつ病特有の中心的な力動を理解していく手助けをしていくことになる。たとえば，先述したFさん（【症例3】を参照）の場合，治療者は，Fさんが彼自身を消極的で男らしくないと見なしやすいことが代償的な攻撃的構えの一因になっており，それが彼に罪悪感を抱かせているという結論に至った。さらに，彼の攻撃性は戸惑うほどの社会的報復をひき起こし，患者は恥をかき，自分自身をちっぽけに感じることになった。これに続く罪悪感，恥の感覚，不適格だという感覚，自己非難は，彼のうつ病を誘発しているように思われた。治療者と患者がこの力動を探索していくにつれて，彼らは，Fさんが自分を非常に消極的で男らしくないと感じてしまう傾向が，そのことにまだ非常に敏感だった幼少期に筋骨隆々とした兄や要求がましかった父親にからか

われた体験と関連していることを明らかにしていった。これらの感情は，過去の他の状況でも，Ｆさんが"ふってわいた"ようにうつ病を発症する引き金として特定することができた。これらの題材への取り組みは，彼が自分の感情を予想し，コントロールするために非常に役立った。彼は自分をみっともないと認識して傷つきそうになるのを予想し，それを理解し，以前とは違う行動をとり始めた。

Ｆさんの治療者はまた，Ｆさんが権威ある立場にいる男性を理想化し，彼らに同一化することによって自分をよりよく感じようとする傾向を探索した。しかし，今回のうつ病に先行して生じたことでもあったが，この患者はこれらの男性に失望すると，彼自身を激しく脱価値化するのだった。その時，Ｆさんがミスをおかしたのは事実だが，彼は必要以上に自分を脱価値化し，自己非難して，彼の抑うつ反応を増悪させた。

先述したＧさん（【症例４Ａ】を参照）の場合，思春期から現在の恋人との問題にまでおよんだ彼女の罪悪感，ならびに成人生活における怒りへの対処に関する広範な努力に焦点を当てた初期治療は，彼女の抑うつ症状を緩和する決め手となった。

【症例４Ｂ】

Ｇさんが治療で発言した時には彼女は上司に怒ってはいたが，彼と対決できないでいた。つまり，彼女は，自分の職場状況に怒りすぎだと自分をひどく非難するか，"不公平だと感じながら，何もしないでいる"自分を嫌悪するかのどちらかだった。

さらに，Ｇさんは恋人との心理的な距離が大きくなっていることを悩んでいた。彼は彼女に無関心で，遠ざかっていくようにみえた。その結果，彼女は悲しみと孤独感を抱えていたが，同様に，彼にこれらの感情をまったく伝えることができなかった。彼女のうつ病には，仕事や恋人への不満を自由に発言できない"いくじなし"であるという痛烈な自己非難と，要求がましくて気難しいという罪悪感を伴った自己非難が混ざり合っていた。治療者は，これらの自己非難と彼女の思春期における苦しみとを関連づけようと試み，また，怒りに対する彼女の際立った罪悪感と自己処罰を指摘しようとした。

治療者：恋人と心が離れてしまって，あなたは本当にひとりぼっちだと感じているのですね！　かつてお母さんの具合がひどく悪かった時に，お母さんの病気があなたに与える影響について，これっぽっちも認識できていなかったようにみえたお父さんに感じたように，恋人にも苛立ったり，失望したりしていたのではありませんか。

Gさん：そうですね，たぶん。

治療者：お父さんや恋人に対してもそうですが，あなたにとって，誰かに対して怒りを表明するのを自分に許すのはとても難しいことのようですね。

Gさん［長く沈黙した後］：私の母も同じです。母は最終的に父に怒りを向ける時には激高します。すべて出してしまう——行き過ぎてしまうのです。理性を失ってしまって。もしそれを話し出したら，私も同じような状態になるだろうと思います。だから，私は怒りたくないのです。つまり，父や恋人が——なぜそんな態度をとるのか少しはわかっているつもりです。彼らを許せないなんて，心が狭いように思います。

治療者：でも，お母さんがしたように，もしあなたが怒りを積み重ねたり，怒りを認めずに無視しても，怒りはなくならないのです。それは仕事でも起こっていると思いますよ。

　このようにして，重要な他者が離れてしまった時に感じる悲しみや孤独感に対する患者特有の脆弱性，他者に対して失望やフラストレーションを感じた時の強い罪悪感，"理性を失って爆発するような"怒りの回避，"いくじなし"であることへの自己非難は，彼女の幼少期の重要な出来事に関連づけられた。この取り組みは，この患者の治療初期において，抑うつ症状を軽減することに非常に役立った。しかし，この成果をさらに強固なものとし，将来のうつ病を予防するためには，第6章（「自己愛的な傷つきやすさに取り組む」）で示すような，治療中期における，さらなる取り組みが必要であった。

治療初期における心理教育の役割

　力動的な治療者は，全治療期間を通して，患者に対して，うつ病に関する生物‐心理‐社会的側面からの心理教育を行う。心理教育は，患者が自らの

病気を理解し，対処することに積極的な役割を果たすことを促進するため，どのような治療的試みにも必要である。特に，うつ病患者が恥やそれを曝露される不安と格闘している治療初期には，心理教育が役立つ可能性がある。Fさんがうつ病の生物学的要因について簡単な説明を受けたことは，治療に取り組む上で役立った。彼はこの疾患に不安だけではなく，しばしば偏頭痛も併存するという説明を特に注意深く聞いていた。彼は偏頭痛をもっていたのである。この苦痛な精神状態と身体症状の組み合わせは，この患者が"心理的にひどくかき乱されている"のではないという兆候として，彼の面目を保ったことが判明した。

　うつ病と悲哀とを区別することは，Hさんが喪失に対する彼女の反応をもっとよく理解することに焦点を当てるのに役立ったが，それはまた他の理由でも患者に役立つことがある。治療の早い時期にそれが成し遂げられると，自分自身を困窮していて弱いと見なさずに，それとは区別される症候群に罹患していることを理解することができる。後になって，おそるべき現実のうつ病の再発と，治療過程でかきたてられた苦痛や悲しみとを区別することが，彼らの人生の苦痛な出来事を探索していくことを促進させることもある。

　Gさんにとって，通常10代になると両親から距離をとろうとし，両親をより批判的で客観的な視点で見るようになって悩むものだというような，思春期には発達的に何が起こるのかということを学んだことは非常に有益だった。彼女は，母親が病気であったという状況で，このような欲求を裏切りやわがままと見なして，強い罪悪感を抱いていたのである。

第5章

治療中期

　うつ病に焦点を当てた力動的精神療法の初期段階において，希望に満ちた情緒的な治療関係が形成され，患者が抑うつ症状には意味があることを理解し始めると，その症状は軽減していく。初期の中心的な精神力動の定式化によって，患者は治療者に理解されていると感じられるようになり，うつ病に対する治療者の姿勢に同一化し始める。抑うつ症状が患者の現在や過去の体験に関連することがわかると，それは"ふってわいた"ようには感じられなくなり，よりコントロール可能なものとして認識されるようになる。

　そして，患者と治療者は，彼らの協同作業の目標が，抑うつ症状を軽減するだけではなく，前もってコントロールすることによって将来のうつ病エピソードに対する脆弱性をも減じることであると見なすようになる（表5－1）。彼らはすでに明らかにされた力動についてもっと広範囲に取り組み始め，現在や過去の重要な他者に対する葛藤的な情緒や幻想がどうやって生じたのかということについて理解を広げ，深めていく。治療者と患者はさまざまなかたち——夢，幻想，ふる舞い，対人関係——の中に現れる力動を徹底的に検討し，転移におけるこれらの力動の表現にも注意を払う。しばしば生じる治療者に対する情緒を積極的に探索することによって得られた認識は，直接的で情緒的な迫力をもって，実感のある洞察をもたらす源となる。患者はまた，過去には禁止されたり非常に危険だと思われた情緒や対人関係について，治療者との間で異なったやり方で実験する機会を得る。

中心的なテーマに取り組む

　第6章から第10章にかけては，セルフエスティームの傷つきやすさ，反応

表5－1　うつ病に焦点を当てた力動的精神療法の中期

目標：再発に対する脆弱性を減らす
1．抑うつ状態の原因と中心的なテーマに対するふり返り，明確化，拡張
2．治療同盟の強化：転移に対するさらなる取り組み

技法
1．明確化
2．直面化
3．解釈：防衛，発生論的，葛藤，超自我
4．転移解釈
5．逆転移への注目
6．夢や言い間違いなどに対する解釈

性の怒り，罪悪感と自己処罰，理想化や脱価値化の傾向，うつ病患者の特徴的な防衛といった主要な力動的テーマをどのように探索するかについて，徹底的に焦点を当てている。本章では，この治療に用いられる基本的な技法について概説する。これらの技法は治療のどの段階でも用いられるが，重要な中期の治療では特に主要な取り組みとなっている。

治療中期で用いられる技法

明確化

　明確化という術語は，自分自身や他者に対する患者の典型的な考え方や感じ方——それらが抑うつ気分に関連する場合は特に——を指摘する技法をさす（Stone 1981）。認知行動療法の介入と同様に，明確化では，患者の無意識的な動機や，患者自身に関する思考に人生早期の体験がどうかかわったかについては言及しない。むしろ，ある種の自滅的な思考・行動パターンに注意を向けたり，抑うつ的思考パターンを強化するような認知の特徴を探ったりするために用いられる。ひとたび患者の注意がこれらの点に向けられると，しばらく探索が続けられ，その結果，何らかの解釈にいたることがある。以下は明確化の例である。

【症例1】
　Iさんはもうすぐ30歳になる大学院生で，大うつ病から回復したばかりだ

ったが，次のようなジレンマを治療者にもち出した。つまり，彼女は修士課程の最終学期に向けた重要な科目のための長い論文でつまずいていた。彼女は集中できず，必要な調べ物をするために図書館に行くことさえなかなかできなかった。同時に，彼女は自分の30歳の誕生パーティを開く計画を立てていた。しかし，論文に取り組んでいるせいで，パーティの準備に十分な時間がとれなかったので，Ｉさんはどちらも失敗に終わるのではないかと絶望的な気持になって，「私がひどく落ち込んでいた時にも，私から離れないでいてくれた友人たちと本当のお祝いがしたいのです。うつ病が私のすべてではないことを皆に示したいのです。つまり，すごく楽しめるってことをみせたいのです！でも，パーティに力を注げば，自分が真面目になれない軽薄な人間のように感じます。それでいて，論文にうんと力を注げば，決して学問以外の生活をもてないような退屈な人間のように思うのです！　パーティに十分な時間を割けなかったので，パーティはつまらないものになって，私は落伍者のように感じるでしょう！」と述べた。

　治療者はＩさんが非常にユーモアを解することを知っていたので，実際に，「自分を惨めにさせるエキスパートになりつつある！」と指摘した。確たる根拠もないところで，彼女は自分に掲げた異なる目標（成功した学者になることと，楽しく親密な友人になること）を互いに競合し合うものとしてとらえていた。もし，これらの目標が相互排除的だと想定するならば，そのどちらをも強く望んでいて諦めることができない彼女は，どちらも手に入らないと考えて自分自身を苛むだろう。この明確化によって，Ｉさんは自分の信念を再検討し，どうして自らの目標を相反するものとして感じるのかを探索することができた。

直面化

　この技法は，明確化の特殊形であり，患者の自己破壊的もしくは攻撃的な行動について，思慮深く共感的ではあるが断固とした口調で伝えるものである。それは，患者が治療的な取り組みの中で知ったことを無視することに利益があるようにみえる場合に，よく用いられ，治療に大きな影響を与えうるような情緒的な影響を与える（Stone 1981）。そのようなふる舞いを指摘する際には「あなたは……であると気づいていましたか？」，「もしかしたら聞き逃したのかもしれませんが，私がＸを示唆するたびに，あなたは……する傾

向がありましたね」などのフレーズがよく用いられる。

【症例２】
　Ｊさんは50歳の弁護士で，慢性的に不安や抑うつを抱えていたが，最近，重篤な大うつ病から回復したばかりだった。しかし，彼が抑うつ症状の軽減で得た安堵感はすべて，たちどころに消えて，身体的な愁訴で頭がいっぱいになったようにみえた。彼は狭心症に悩まされていると主張し，幾度にもわたる広範囲の精密検査の結果が陰性であったにもかかわらず，これらの懸念を口にすることをやめられないようだった。担当の循環器科医師は彼の訴えをかなり真剣に受けとめていたにもかかわらず，彼はこの医師に対して腹を立てているようにみえた。治療者は，彼が自分を援助してくれている医師を遠ざけるという損失をおかし，これまでの治療で得られた洞察を無視しているのではないかと懸念した。そこで，治療者は，Ｊさんが，それがうつ病であれ，心臓病であれ，たとえうつ病の重篤な症状から十分に回復していて，心臓の精密検査の結果が陰性だったとわかったとしても，自分を重病人だと見なすことにとらわれているという結論を口にした。

　治療者：健康証明書をもらえたら，ほっとする人が多いと思いますよ！　なのに，あなたは，それではこれっぽっちもほっとするなんてできないみたいですね。それで，あなたを助けようと骨を折ってくれている人たちを押しやってしまっているのではないかと心配しています。たぶん，あなたにとって，自分が病気ではない，あるいは多くのケアを必要としているわけではないことを受け入れることは，とても，とても大変なことなのでしょうね。あなたは自分が本当に必要としているものを他人はあなたに与えられないだろうと思っているのではないでしょうか。それはご両親との間で体験したことですね。あなたにとって，それがどんなに辛いことだったか！私はわかっています。ですが，あなたが助けを必要とした時に，人生で出会う人たちのみんながみんな，そうではないかもしれませんよ！

　この断固としていながら共感的な語りは患者をはっとさせ，悲しく辛かった子どもの頃の孤独感について，うそ偽りのない話し合いができるようになった。彼はよく，家族からけなされたり，ばかにされたりしたと感じていた。身体的愁訴は時に，より受け入れられ，彼らの注意やケアをひき出したよう

にみえたが，それはかなり気まぐれで，あてにならないものだった。

解　釈

　解釈は，上述した類の介入に新たな次元を付け加えるものである。解釈は観察された思考・行動パターンとそれらを惹起させる力動的要因とを結び付けるが，通常はその後，探索が続けられて，その間に治療者は患者の症状の基盤に関する仮説を立てる。解釈的な探索は治療者による質問の形式でなされることが多いが，これは実り多い調査の可能性への道を開くものである。解釈は，それまで話し合われた既知の葛藤との関連が容易にみてとれて説得力をもつと治療者が判断した場合になされる。このように，解釈は治療中ずっと段階を追って進められ，ひとつひとつ積み重ねられた結果，種々の相互に関連した症状を説明する強大な力をもつようになる。

　解釈には扱われる臨床素材の質によって多くの種類がある。防衛解釈は――第10章（「うつ病患者の防衛機制」）で詳細に論述するが――，患者が他者や自分自身に対する苦痛な情緒や認知を防衛する特徴的な方法に重点をおく。防衛解釈では，患者がどんなに怒ることが難しいと感じているかについて，あるいは，実際には非常に苛立っていても，代わりに断固としてずっと機嫌よくふる舞い続けることによって，いかにその強い情緒を防衛しているかについて，患者に指摘することがある。この防衛は患者に対する他者の怒りをそらすことに一役買うかもしれないが，それによって他者は患者を本当には理解できなくなり，患者が切望している情緒的な親密さを患者から奪ってしまう。

　発生論的解釈は，過去の体験や認知や幻想と，現在の思考や行動を結び付ける。たとえば，第4章（「うつ病の力動的精神療法を始めるにあたって」の【症例1】を参照）で最初に述べたDさんは，戦乱の国からの移民で，祖父母と一緒に暮らすようにと送り届けられた。Dさんの治療は，両親との別離による無力感や恐怖の鮮明な感覚を掘り起こした。彼女はいつも良い子でいないと母親を取り戻せないと感じ，このような母親の不在時に母親に対して怒りを感じたり，母親に忠実とはいえない考えが浮かんだりすることを怖れていた。現在のDさんは夫に失望した時に，彼と話し合えるなどとは到底思えなかった。彼女は自分の怒りが夫を遠ざけていると感じていたが，自分の感

情を表現できない時に感じる彼との情緒的な距離にも耐えられなかった。Dさんは彼女の現在の怖れと過去の強烈な体験とを結び付けた発生論的解釈にかなり助けられた。彼女は自分の問題の起源を理解することで，夫とコミュニケーションをとり始めることがいくらか楽になった。

その他の解釈には，患者が抱いていると思われる無意識的願望や葛藤に着目したり，超自我の要素を扱ったりするものがある。

転移解釈

防衛解釈，発生論的解釈，葛藤や超自我に関する解釈は治療のすべての段階で行われるが，転移解釈は治療中期と終結期に最もよく用いられる。治療同盟が構築され，患者が治療者と共に治療者との関係性をより容易に検討することができるようになったこの時期に，転移を解釈することによって，患者は，他者を誤解したり，他者に対して自滅的にふる舞う特徴的な自分のやり方を理解することができるようになる。つまり，治療では，通常，患者の人生の他の重要な関係性に汎化できるような転移の現れに最も大きな関心が払われるのである（Cooper 1987; Westen and Gabbard 2002 を参照）。患者が治療者に対する自分自身の特徴的な情緒やふる舞いを理解するようになると，彼らが愛着を向けていた別の対象——たとえば，彼らを苛立たせたり，権威をふりかざしたりしているようにみえた対象——をも思い浮かべるようになるので，彼らは一層自分の行動や体験の動機に関心を抱くようになる。

うつ病患者は，他者が彼らを裁いたり，彼らを不適格だと思っていると誤認したり，あるいは，他者が失望したり苛立ったりすると感じる，ことに患者の他を世話する能力に失望していると感じることがよくある。よくある患演（治療の中でそのような観念に基づいて行動すること）は，患者を犠牲者として扱ったり，相互的で非現実的な理想化や脱価値化に巻き込んだりするように，微妙に，あるいはあからさまに治療者を誘うことである。（この話題に関する，より広範な論考は Rothstein et al. 1999 を参照。）

転移解釈の機会は，他のすべての点では順調に構築されつつある治療同盟が破綻するかのようにみえる時にも訪れる（Safran and Muran 2000）。たとえば，35歳の建築家のKさんは，それまで自分の症状について自ら進んで自由に語っていたが，ある日の面接では不機嫌で，自分自身をひどく責めた。

治療者がどうしたのかと尋ねると，患者はくってかかった。

【症例3】
Kさん：私はうつ病なのだと思います。だから，ここに来ているのでしょ？
治療者：ええ，そして，あなたは，たいていは何が起こっているのかわかっていますね。
Kさん：まあ，でも，それも何の助けにもならないみたいですね，そうじゃないですか？
治療者：あなたはむしゃくしゃして自分自身に腹を立てているようにみえますが，私に対しても怒っているように感じます。
Kさん：いいえ，そんなことはもちろんありません。私はただ，自分がどこにも進んでいないような気がして，むしゃくしゃしているだけです。ここのところ，とても気分がよかったので，本当にうろたえています。もしかしたら，私は本当によくなるなんてできないのかもしれません。
治療者：もし，もう改善する見込みがなく，気分が悪いままで行き詰まっていると感じているとしたら，あなたは私と，そしてこの治療に失望しているに違いないと思いますよ。
Kさん：私はがっかりしているのだと思います。でも，それは自分に対してです。たぶん，治療は，私がうまくできないもののひとつにすぎないのです。
治療者：あなたは実際に治療を楽しんでいたし，ここで，かなり自由に話していました。それに，あなたはずいぶんよくなっていました。いつから，そんな風に感じ始めたのでしょうか？
Kさん：昨夜，母と電話で話してからです。私たちはさまざまなことを理解してきましたが，私の暮らしについて母に話そうとした時に，母がそれを聞きたがっていないのがわかると，やっぱり傷つきます。
治療者：電話でどんな話をしたのですか？
Kさん：私が職場での苦労を話すと，母は「あなたにはその仕事が必要よ！」と激怒して，何もかも私のせいにして，私の言い分を聞こうとはしませんでした。それは，私が母についてよく感じていたことです。本当にむしゃくしゃしました。
治療者：あなたがどんなに傷つき，お母さんに対してどんなにがっかりし，腹を立てたのか，わかります。でも，あなたはその怒りをあなた自身に向け

かえて，治療がうまくいかないのは自分のせいだから，自分に失望していると主張しています。それはまるで，「いいわよ，お母さん，お母さんが私を責めるなら，私も同じように自分を責めてもいいわよね」と言っているようです。あなたは自分が傷いたり，弱かったり，怒ったりすると自分自身を罰しているのです。そして，間接的にあなたは私のことも罰しているのです。あなたが自分を弱いと感じることや，お母さんに腹を立てることを和げられないとしたら，私にどんな価値があるでしょう？　そして，あなたが非常に傷つきながら電話を切っているとしたら，お母さんにどんな価値があるのでしょう？

Kさん：それは現実的でないとわかっていますが，そんな風に感じていました。

　ここで，患者が自分の怒りを内面に向けているだけではなく，彼女の自己処罰が母親や治療者への間接的な告発でもあったことが強調された。転移の中で，患者の失望や非難は，彼女を適切に保護しない失望させる母親像として体験され扱われた治療者にまでおよんだ。

　患者の症状や関係性が徹底的に探索されていくと，転移への取り組みは，意義のある情報を明らかにし，重要な治療手段を提供するようになる。治療的取り組みが行き詰まった時にはいつでも，転移——すなわち，治療関係における治療者に関する患者の概念化——で何が起こっているのかを考えることが役立つ。もちろん，転移解釈は，一時的な行き詰まりがあるようにみえる時だけではなく，中期段階のどの時点でも，当を得て有用であると思われる時にはいつでも行ってよいものである。

【症例4】

　Lさんは，既婚で2人の子どもをもつ40代の外科医だったが，反復性の中等症のうつ病のために精神療法を紹介された。彼は自分が強く決断力があると感じることを好んだが，治療を通して，彼は自分が"弱く"，優柔不断なふるまいをしていると感じる時はいつでも，ひどい自己嫌悪に陥ることが明らかになった。また，時に，彼は妻が何かに混乱していたり，受動的だったりするようにみえると，彼女を蔑んだ。このことは彼らの結婚生活を混乱させ，彼の批判の爆発は必ず，自己処罰的な行動や，自らを苛ませる罪悪感をもたらした。

治療者は，転移として，Lさんが自分を弱いと感じた時に，彼の女性治療者を軽蔑し，治療に取り組むのに嫌気がさすことに着目した。彼の軽蔑を探索することによって，彼の結婚生活の問題がかなり明らかになった。

Lさん：患者に関する決断をいつも容易に下せることを誇りに思っています。手術についても，同じようにそうしたいと思っています。意思決定の過程はとても明快で，判断を求める要請があれば，私は自分の判断に自信があります。ところが，先月，新しい手術法を学ぶためにボストンに行った後，私はそれを試したくてワクワクしていましたが，最初の患者で問題にぶちあたりました。その症例は，結局は大丈夫だったのですが，自分に準備ができる前に，それを試してしまったのではないかと悩みました。研修医が私の不安に気づいたのではないかとも思いました。そういうことが本当に嫌なのです。彼らに優柔不断だと思われたくないのです。
治療者：それについて，もう少し話せますか？
Lさん［声を張り上げて］：これ以上，何を聞きたいというのですか？　先生の分野の人たちは信じがたい！　何もかも話さなければいけないのですか？　私が何を話していたかは結構はっきりしていたと思うのですがね！　先生はどう思っているのですか？
治療者：いま，あなたがそんなに苛立っているのはなぜなのかを理解する必要があると思いますよ。私の質問に対して，どうしてあなたはそんなに怒ったと思いますか？
Lさん：私は躊躇したりすることが我慢ならない，それが理由です。
治療者：ほら，どういうわけだか，私が質問すると，あなたをとても怒らせてしまいます。そのことを考えてみたいのです。あなたは，研修医があなたのことを優柔不断だと思っていたなら，嫌な気分になると言いました。なぜ，手技が上手くいかない時に神経質になることが"優柔不断"なのですか？
Lさん［数分間沈黙し，考え込んで］：わかりました。先生の言うことも一理あると思います。どうしてこんなに苛立っているのか，わかりません。これはまさに妻との間で起こる類のことで，私は彼女にひどく腹を立てるのです。その"優柔不断"について考えるためには，"弱さ"として私たちが話し合ってきたことを扱わざるを得ないのじゃないかと思います。この仕事

をしていて苛立たせられるというのは，弱いということです。私は自分の評判がとても気になります。この分野は本当に競争が激しくて，もし私が神経質だとか，優柔不断だという噂が流れたら，私はおしまいです！ きっと，もっと若くて，貪欲で，積極的な人たちが私にとって代わろうとして待ち構えているのです！

治療者：それで，あなたは，攻撃をしかけたり，あなたにとって代わろうとしたりする人たちから身を護るために非常に強くなければならないと感じているのですね。いいですか，それがいま私を攻撃する必要を感じていることと関係がないだろうかと思っているのですが。

Lさん：どういう意味ですか？

治療者：あなたは私に，手術室で不安な気持ちになること，あなたの解釈で言えば弱いということについて伝えようとしていました。私がもっと聞かせて欲しいと言った時に，あなたはとても不愉快だったのでしょう。あなたは他人からそんな風にみられたくないし，そのことについてそれ以上話したり，感じたりしなければならないのは嫌だったのですね！ それで，あなたは代わりに私を攻撃しました。あなたの目には，私が弱くて，愚かで，正しいやり方がわからず，まごついている人にみえるようになったのです。そして，あなたが強くて，批判的で，とって代わることができる人になっています。この瞬間は，あなたは弱いことや，攻撃されることについて心配しないですむのです。つまり，あなたは自分がいかに男性的で，優位に立っているかを証明してみせたのです。

Lさん：先生の言っていることは，よくわかります。その通りなのでしょう。これは私と妻との間でも，まさに起こっていることだと思います。妻がただ単に何かに苦労している時に，私は時々，彼女がひどく弱くみえることがあります。彼女が弱いと，私たちはチームなので，それが私にも跳ね返ってくるような気がするのです。それがとても嫌なのです！

治療者：それであなたは，弱くて受動的で，問題を抱えているのは，あなたではないことを世間に証明するために，奥さんを攻撃する必要があるのですね。

Lさん：ええ，そう思います。［沈黙］私はよく，母との間でそういう風になっていました。母はたいてい，途方に暮れていました。私は，母がたぶん飲酒していて，そのせいで注意を払うことができなかったことに気づきませんでした。私は母に激怒したものです。

この時点で，治療者は，怒りの感情をさらに探索するよりも，患者が母親に
あまり構ってもらえない時に感じたに違いない傷つきやすさの感覚に焦点を
当てることにした。この傷つきやすさと，それに関連した淋しさ，拒絶，混乱
の感情こそが，患者の弱さや自己嫌悪の感覚と，自己非難の他者への反転をも
たらすものだからである。母親が飲酒した時，Ｌさんが淋しかったり，苛立っ
たりしたのではないかと，外在化や否認の傾向があるＬさんに尋ねる代わり
に，治療者はそうであったに違いないと主張した。

治療者：お母さんがあまりに共感的でなかったので，あなたは怖かったに違い
　　　ありません。
Ｌさん：ええ，そうだと思います。母はそんなに飲んでいない時には，本当に
　　　元気いっぱいの人だったので，特に！
治療者：それで，あなたはよく，奥さんをとても元気いっぱいで，安定した人
　　　だと見なしているのですね！　彼女が問題を抱えている時以外では。
Ｌさん：ええ。彼女がそのために魅力的でなくなったようにみえる時に，私が
　　　妻にすごく腹を立てる理由は，そこにあると思います。たぶん，それが母
　　　のことを思い出させるのかもしれません。彼女は時々……消えてしまうか
　　　のように思えました。私が望んでいることを理解したり把握したりできな
　　　いかのように。私はそれがとても嫌でした。
治療者：それはあなたをとても孤独だと感じさせたでしょうね。
Ｌさん：そうだと思います。でも，あまり想い出さないようにしています。
治療者：たぶん，そういった――淋しかったり悲しかったりといった――感情
　　　は，あなたが自分自身を弱いと思う気持ちの中に入っているのかもしれま
　　　せんね。

　このように，Ｌさんが期待外れの女性保護者たちに対して，すぐに怒りを燃
え上がらせてしまう要因を明らかにしたことは，この治療にとって重要なこと
だった。彼は自分の怒りの爆発を以前よりずっと内省的に検討するようにな
り，徐々に，多くの類似のエピソードに取り組んでいくことによって，それを
コントロールできるようになった。その結果，妻との関係はもはや混乱や罪悪
感の源にはならなくなった。また，このやりとりで明らかになった題材は，彼

の傷つきやすさの原因となるものへの深い理解にもつながった。

　Lさんとの治療がさらに進むと，転移への取り組みは，競争的な男性による攻撃に対する彼の根深い恐怖を明らかにした。これらの恐怖を防衛するために，Lさんはよく攻撃的にふる舞い，彼自身の罪悪感を刺激した。それらは，気まずくも彼自身を弱い存在であると見なす原因や，その程度は減じているものの依然としてかなり実感をもった自己嫌悪の原因になり続けた。

Lさん：先生が休暇でいなかった時には淋しかったように思います。話し合っていたことがあったかのように感じました。[沈黙]これを言えば，先生は自分が優勢だと察知して，それに飛びつく——先生は何らかの方法で私を非難する——だろうと思っています。なぜなら，私は……先生を見失って淋しかったからです。

治療者：あなたは時々，職場で他の医師たちがあなたの弱さを察知すると，それを利用して，割り込んでくるように感じますが，それに似ていますね。

Lさん：ええ，わかっています。先生のことを普段感じているようにではなく，彼らのように，批判的，競争的，非情（cutthroat）であることを期待しているかのように感じます。

治療者：批判的で，非情。これは，私の休暇の前に，あなたとあなたのお兄さんについて話し合っていたことのようですね。

Lさん：ああ，そうです。でも，その関係では，私が攻撃する方で，若くて，よりひ弱ではない方です。

治療者：ええ，本当に。あなたはいつも，彼があなたより年長で大きかったことや，それなのにあなたに対して防衛しなかったことに怒っていましたね。

　最近の治療で，患者は，兄よりも人生で遙かに成功したことをめぐる罪悪感と格闘していた。彼は，兄が幼少時の喧嘩やゲームで消極的になって彼に勝たせたことを怒りながら，罪悪感も抱いていた。

Lさん：それでは，先生は，私がそういうことすべてに罪悪感を抱いていて，先生や他の誰かが私に仕返しするのではと想像していると思っているのですね。ある種の罪悪感！　先生の云わんとすることがわかったように思います。私が弱気になっているとき，兄のようになっているのです。自分が弱

いと感じるのです。それが誰かと一緒に仕事をしていても，相手を利用することも分かっています。確かに相手の受身的態度を利用する一方で，彼が私にそうさせることも嫌なのです。

　攻撃をめぐるＬさんの恐怖の原因は，転移の中にもしばしば出現したようだった。このやりとりは，転移の中で，男性患者とその兄との関係における患者自身に類似した特性や，他の男性に対して彼が怖れている特性と類似のものを女性治療者がもっていると認知される例である。これは実際よくあることである。つまり，転移は性別に制約されない。したがって，母親転移は男性との間でも体験されうるし，父親転移は女性治療者との間でも起こりうるなど，積極的に探索されるべきである。
　さて，治療のさらに後になって，攻撃をめぐるＬさんの恐怖のもうひとつの原因が，その結果生じる抑うつ感情と共に，別の種類の転移を探索する中で明らかになった。Ｌさんは次第に治療者に対して強い愛着を示すようになったが，最近の面接では，彼女に対する彼の尊敬の念について語っていた。以前の面接では，治療者は，治療者に対する彼の好意を時にロマンティックなものとして，時に母親的なものとして感じていた。しかし，最近では，治療者の洞察に対して，彼は"鋭い"とか"的を射た"と表現し，賞賛するようになっていた。彼は彼が決断しなければならないことについて話し合いたがり，治療者は，これらの会話はＬさんにとって，男女のいちゃつきや，母親のケアを求めるようなものではなく，"男同士"のものとして体験されているという印象をもった。このような面接が続いた後，Ｌさんは柄にもなく物静かで，内気で，少し抑うつ的にさえみえた。

　治療者：今日はいつもより物静かで，沈んでいるようにみえますね。
　Ｌさん：昨夜，医局の教授のことを考えていました。私が尊敬する彼や他の外科医，私よりもっと経験のある男性たちは，私が彼らをこんなにも尊敬しているので，私のことを弱いと思うのではないかと心配しています。私はそれを実際……隠そうとはしませんが，大したことではないようにみせています。
　治療者：彼らはどんなふうに反応すると思いますか？

Lさん：そりゃあもう，わかるでしょう。"L先生は落ち目だ！ とどめを刺してやれ！"と。

治療者：彼らはあなたの尊敬を望んでいなくて，あなたから遠ざかって，攻撃してくるかのように思っているようですね。それは奇妙な反応ですね，そうじゃありませんか？ 人というものは賞賛されるのが好きなものだと思っていましたが。

Lさん：そうですね，私の父を除いては。私は父と関わりたいと，それはそれは望んでいましたが，彼にはそんな根気はありませんでした。父は本当に子どものことを"理解する"ことができなかったみたいでした。そして，私がようやく父を大人として理解し始めたちょうどその時，彼は死んでしまったのです。

治療者：あなたが尊敬する他の男性たちも，あなたが本心ではお父さんとそうであることを望んだように，彼らと関わり，語り，一緒にいることを望んでいることを知ったら，あなたから遠ざかったり，あなたを批判したり，攻撃したりするのではないかと思っているのですね。

Lさん：ええ，そうだと思います。

治療者：このことは，今日，あなたが物静かで，沈んでいることと何か関係がありますか？ あなたは最近私と話すのを楽しんでいるように感じていますが，そんな風に，たぶん，お父さんと話すことができたらと望んでいたことではないかと思いますよ。

Lさん：ええ。先生が私のことを"荷が重い"と感じて，"もう十分——これで私たちはおしまい"と決断するのではないかと思っています。

治療者：それで，あなたがお父さんとの関係を心地よく感じ始めたその瞬間に彼を失ったように，私を失うのではないかと思っているのでしょうね。

☆　☆　☆

　これらのやりとりは，患者のうつ病の原因となった葛藤に関連した転移現象の解釈が重要であることを例証している。それらはまた，治療過程の進展も示している。うつ病になりやすさを生じるような葛藤はしばしば多重的に決定されている。たとえば，攻撃に対するLさんの傷つきやすさと，その結果ひき起こされた自己嫌悪は，母親，父親，兄それぞれとの葛藤的な関係性に関連していた。治療中期には，これらの葛藤はそれぞれ，現在の他者との

葛藤と同様，転移の中に現れた。この患者は，これらの葛藤に関する徹底操作を行う機会を得たおかげで，自分自身についての理解や，自分のうつ病になりやすさに関する理解を非常に深めることができた。

【症例5】
　Mさんは，30代後半の弁護士で，気分変調性障害とパニック障害に罹患していた。彼の母親は，彼が思春期の時に癌で亡くなっていた。彼の両親それぞれに対する攻撃的・競争的な思いに対する罪悪感が，彼の治療のほとんどで焦点となった。Mさんは母親の支配的な行動に対する彼の激しい憤りのせいで母親が死んだのだと思い，また，どちらかといえば弱い人だと見なしていた父親を彼が打ちのめすことができるのだということを絶えず怖れてもいた。治療者に対する攻撃的・競争的な反応に対するMさんの怖れは，治療の早期から中期にかけて十分に探索された。Mさんがためらいながら治療者に対する性的な感情を話し出した治療中期に，転移作業の強力な焦点が付け加えられた。
　これらの感情の最初の兆候は，Mさんが治療者と"一緒に行く（going with）"と言い間違えをした時に現れた。彼女が"going with"とは通常デートすることをさすのだと指摘すると，彼は赤面し，言い間違いには意味があったと認めた。その時にはすでに，彼は彼女への新たな恋愛感情らしきものを意識していたのである。
　その時点における面接で，Mさんは，抑うつや不安が軽減したので，それまでの妻とのマンネリ化した性生活が改善していると認めたばかりだった。にもかかわらず，彼は自分自身が幸せになることをなかなか許せなかった。たとえば，彼は高価な新車を購入し，ある日，誇らしく，意気揚々と，その車で田舎にドライブに出かけたことがあった。スピードを上げ始めた時，カーブを誤って判断し，車が道をそれて，ピカピカの新車が損傷を負うと，彼の喜びも大破したのである。このことを検討していくと，Mさんは身体の傷に関する空想を連想し，13歳の時から必要以上に興奮すると，自分のペニスに何か怖ろしいことが起こるのではないかと思っていたことを想起したのである。車を損傷したのは，最近の開放感や興奮——すなわち車を購入し，それを楽しんだり，妻との間で復活した性的な親密さを楽しんだりすること——に対する罪悪感からひき起こされた一種の自己処罰であることが治療者と患者との間で明らかになった。

そこで，彼が治療者に対する好意を意識していることを認めたので，彼らはさらにこの罪悪感の反応について探索した。Mさんは，母親が亡くなる前に，彼女に対して好ましくない性的な感情を自覚していたことを想起した。Mさんは，彼が母親を性的に意識したために，その残酷な罰として，彼女の身体が（外観を損なう癌手術によって）"切り刻まれた"という，微かに意識化された幻想を憶えていた。
　Mさんにとって，これらの感情について話し，理解するということは困難なことであったが，そのことによって彼は楽になった。彼は以前より自由に性的な感情を話し合えるようになったが，時々，治療者にショックを与えようとしていたり，治療者をうんざりさせようとしていたりするようにみえたことがあった。そのような時，彼は転移の中で反抗的な少年のように自分を感じているようにみえるが，これは，大人同士の関係で経験する脅威ぬきに治療者との関係を楽しむやり方なのだ，と彼女は指摘した。対照的に，Mさんはセクシュアリティや転移感情について，真情あふれる成熟した方法で話し合うこともあった。Mさんは治療者の言葉を熟考し，「でも，僕が大人になったら，治療は終わりですよね」と悲しげに言った。
　これは彼にとって特に強烈な瞬間であった。というのは，実際，大人になるということと，母親を永遠に失うこととは，複雑に結びついていたからであった。それによって，Mさんは，大人になることには必然的に攻撃性や競争心が伴うと想像していたからばかりでなく，ひとりとり残されることをひどく怖れていたために，大人として人生を楽しむことを脅威に感じていたことを，実感をもって理解することができるようになった。セクシュアリティに関する彼の罪悪感と，大人になることが見捨てられることを意味するという彼の恐怖は，治療中期の重要な焦点となった。このような転移関係における情緒を経験しなければ，Mさんは自分の重要な抑制についてこんなにも実感をもって明確に理解することはなかったであろう。さらに，これらの抑制は，自分が男性として不適格であるという慢性的な感覚や，ひいては気分変調性障害の原因となったが，治療が終わる時にはこれらも軽減していた。

逆転移感情に取り組む

　治療中に，治療者に向けられる多くの強烈な情緒は，臨床家側に多大な反応を惹起するものである。最初は，このような逆転移反応は治療を妨害するものと考えられていた。しかし，まもなく，逆転移反応が患者との相互作用の意味を内省する重要な情報源であると認識されるようになった（Gabbard 1995; Jacob 1993; Makari and Shapiro 1993; Sandler 1976; Shapiro 2002）。たとえば，Lさんの侮蔑的な攻撃はしばしば，治療者を傷つけ，治療者に自分を不適格だと感じさせ，力を奪われたように思わせた。これらの感情は，この患者の脅威となっていた"弱さ"の感覚に非常に似ていたので，治療者は，患者が懸命に回避しようとし，代わりに患者の妻や治療者の中にそれを見てとろうとしている，このような体験を理解することができた。また，このように理解できたことによって，治療者はひとりの人間として傷つくことが減り，この患者が体験しているであろうことに，もっと共感的になれるようになった。同様に，彼女がLさんについての性的な空想を意識するようになった時，その認識のおかげで，彼女はLさんの側の微妙に浮わついたふる舞いと，徐々に明らかになった（彼女が反応していた）恋愛性転移とを識別することができた。（このような逆転移感情についての認識と取り組みに関する詳細な論考については，Gabbard 1994 を参照。）

　この例と次に紹介する臨床例は，力動的精神療法のきわめて重要な一面を示している。臨床家は常に患者に対する自らの感情や反応を入念に吟味すべきである。というのは，臨床家の感情や反応がしばしば，重要で意義深い転移の題材の最初の兆候になるからである。臨床家がいったんこれらの感情に気づいたならば，患者の体験のある側面に同調している兆候として，その臨床素材を注意深く検討すべきである。しかし，この兆候を治療者自身の対人関係に対する一般的な反応と識別できることが重要である。つまり，治療者自身の反応とは，患者の力動というよりもむしろ治療者自身の力動に関連した情緒的な反応ということである（Gabbard 1995; Searles 1959）。さらに付け加えるならば，Sandler（1976）によると，「分析家の不合理な反応が，彼自身の傾向と，患者が分析家に強いている役割を反映した反応との妥協形成で

あると見なすことが有益なことがある。そして，このような不合理な反応は，分析家の職業的な良心のもとに，分析家の盲点として徹底的に調べられる」という。彼は，このような状況に対して——役割応答性（role responsiveness）——という術語を提唱した(p.45)。これらのあらゆる反応を識別するために，力動的な治療を行う者は，研修のある時点で彼ら自身も治療を受けることを推奨されているのである。

【症例６】

　　Ｎさんは20代後半のグラフィック・アーチストで，境界性パーソナリティ障害と重症うつ病の併存診断を受けていた。この患者は，アルコール乱用歴と自殺企図の既往があり，彼女の対人関係はかなり荒れていた。もしも友人や同僚が気にかけてくれていないようにみえたならば，Ｎさんは苛立ち，被害的になり，涙と怒りの非難を彼らに突きつけた。彼女はやりとりの微妙な細部にまで注意を払っていたので，かつての恋人のひとりが彼女に「君と付き合うということは，本を読む時に脚注をいちいち調べなければならないのに似ている」と言ったぐらいだった。

　　このことについて，彼女の治療者もかなり意識していた。というのは，Ｎさんは，彼女が十分に理解されたかどうかの手がかりを求めて，臨床家の言葉やふる舞いのあらゆる側面を詳細に吟味したからである。治療者は自分自身の言いまわしやふる舞いに過度に注意深くなり，圧迫され，苛立っていると感じて，自分がＮさんの同僚にますます同情的になっていることに気づいた。ある日，治療者は自分が患者のふる舞いを十分に理解しようとするよりもむしろ，彼女の周囲の人たちに微妙に"味方している"ことに気づいたので，自分の反応をもっとよく理解するために，この臨床素材を検討した。

　　Ｎさんは父親から身体的虐待を受けてきていた。父親は，彼が設けた規制や規則に彼女がわずかでも違反すると，彼女をベルトで打った。Ｎさん自身が自分のふる舞いをいちいち細かくチェックされていると感じていたに違いないということが次第にわかってきた。もし彼女が父親を怒らせたら，彼女は打たれ，怖れおののき，何も言えず，どうすることもできないまま，怒りを燃えたぎらせるだけだった。この恐るべき男性との関係でいくらかのコントロールを手に入れるために，Ｎさんは彼女自身のふる舞いを注意深くチェックすることを学んだのだということを治療者は理解するようになり，以前よりも彼女に対して

共感がもてるようになった。

Nさん：昨日，先生が「もしかしたらジェーンはあなたのことを"度を超している"と思っているかもしれない」と言った時には，先生に対して本当に苛々しました。それはともかく，あれはどういう意味なのですか？　私が人間関係に注意を集中するのは，私の長所だと思いますよ！

治療者：あなたが困惑していることは，理解できます。私が言いたかったのは，彼女とのやりとりのひとつひとつの側面について，そんなにも注意深く考えようとするあなたの傾向についてでした。それについて考えをめぐらせると，あなたがお父さんと一緒にいる時に自分のあらゆる行動に注意せざるを得なかったと非常に感じていたに違いないと思い至ったのです。もし，あなたがそうしなかったならば，お父さんは激昂し，あなたにとって怖ろしい事態になったのですよね。

Nさん：おっしゃる通りです。私はあらゆることに注意せざるを得ませんでした。私はいつも父を注視していました。私はいつも，他人が私を傷つけようとしているかどうかを知るために，そうしているのだと思います。

治療者：そうしなくてはならないくらい無力に感じていたなんて，さぞ辛かったでしょうね！　だけど，今，あなたが物事をそんなにも注意深く監視していると，もしかしたら，他の人たちもお父さんがあなたの行動をいちいちチェックした時にあなたが感じたのと同じように，ちょっと感じるかもしれませんね。

Nさん：はあ。そんな風に思ったことはありませんでした。でも，これは私にはコントロールできないことだと思います。私の中に本当に深く根づいているのです。そして，これが他の人たちとの間で起こっていることを理解するための唯一の方法なのです。

治療者：なるほど，あなたはあまりにも傷つき，おそろしい思いをしたので，再び傷つくことを怖れているのだということは，わかります。でも，その予想は他の人たちを困惑させたり，傷つけたりするものかもしれませんよ。私たちはこれらすべてを理解していかねばなりません。そして，その結果，あなたは，自分が傷つきそうな時，その予想がおそらく誤っていて，現在の対人関係によるものではなく，お父さんとの過去の体験に基づいていることを見出すことができるようになるでしょう。

Nさん：それが助けになるよう願っています。私は時に意識せずに，いつも人々を遠ざけているように感じて，それが嫌なのです。他の人たちは私のことが好きじゃないだけなのだと感じるので，自分が嫌な人間のように感じます。

　これらのやりとりで，治療者が，Nさんが他者と関わる際に生じる反応の攻撃性を指摘する前に，最初に彼女の恐怖や無力感を解釈したことによって，彼女は理解されていると感じることができたため，格段に防衛的にならなくなった。それはまた，転移と逆転移感情における早期の再演を回避することにも貢献した（Gabbard 1995）。もしも，治療者が，他者と関わる際に生じる患者の攻撃性の起源にあった鋭敏な自己愛的な傷つきやすさを十分に認識したり解釈したりする前に，その攻撃性に焦点を当てていたならば，治療者はそれと気づかずに患者を裁断したり罰したりする親の役割を引き受けていたかもしれない。そうであったならば，Nさんは，そのような解釈を新たな"むち打ち"として体験しただけだっただろう。つまり，彼女にとって，そのような解釈は，彼女がどんなに無力で拒絶されていると感じているかをほとんど理解していない権威的な人物によって，いま再び迫害され誤解された体験になっていたと思われる。このような，彼女にとって最大の恐怖の再現は，彼女の自己破壊的・挑発的な行動の背後に何が隠されているかを十分理解できるように彼女を援助するどころか，彼女のうつ病を増悪させるだけの結果となったことだろう。

夢の取り扱い

　夢は患者の無意識的幻想や連想過程に特別な視野を提供する（Altman 1975; Blum 1976; Loden 2003）。夢を取り扱うことによって，治療者は患者の防衛的な構造や深い無意識的な願望や幻想に関する情報を得られ，患者は無意識的な思考が長期にわたって思考や認知の仕方に強大な影響をおよぼす可能性を理解するようになる。
　たとえば，前述したLさん（【症例4】を参照）が繰り返しみた夢は，敵の誘導ミサイルが彼が働いていた町の上空高く飛んで，最も有名な建物のひと

つを倒壊させ始めるというものであった（この夢は2001年9月11日より以前にみていた）。彼は治療者と取り組んでいたことを基にして，この夢を容易に理解することができた。彼らは，彼が一緒に働いていた若手や年長の外科医から常に予想していた屈辱的な攻撃についてだけではなく，彼が自分を力のある人物として見なしたときに他者に与えるかもしれない危害に関するものだったのである。この夢がこれらの幻想に関連することを理解したことによって，彼はこの無意識的幻想が彼の中で浸透していることを強く確信することができた。

同様に，40歳のオペラ歌手のOさん——彼女は大うつ病，慢性の気分変調，実演恐怖（performance anxieties）を有していたが——も，夢への取り組みから恩恵を受けた。

【症例7】

Oさんは"ここからあそこにたどり着けない夢"と名づけた夢を繰り返しみていた。通常，その夢には，身体的に身動きがとれず，楽屋や舞台にたどり着けない彼女が出てきた。

Oさんは，その夢が実演恐怖と共に体験する内的な麻痺の感覚に関連することを難なく理解した。さらに，この夢の特定のバリエーションに取り組むことによって，彼女はそれらの不安の背後にある葛藤までも理解することができた。その夢には，現実に彼女とある役をめぐって競い合った若手の歌手が登場していた。夢の中でOさんは，その若手の歌手に喧嘩腰の構えで通り道を塞がれて舞台までたどり着けなかった。別の夢では，同じ夢のエピソードに関連したものだが，Oさん自身が何らかの罪で刑務所に入っていた。

治療者と患者は最近，Oさんの母親が亡くなる少し前にOさんがダンスに出かけていたことや，男の子たちとの新たな関係を理解してくれない母親を否定的に感じ始めていたことに罪悪感を抱いていたことについて，話し合っていたところだった。Oさんの母親が不幸で失望した人生を送り，早すぎる死を迎えていたのに対して，Oさんは自分が生き残って，人間関係をもち，仕事に成功していることに常に不実さや罪悪感を抱いている自分に気づき始めていた。これらの最近明らかになった文脈や，夢の中で役をめぐって若い女性がOさんと競い合っていることから，治療者は，母親にうち勝つことに対する罪悪感のテーマがその夢にたどり着いたのだと指摘した。

治療者：あなたが"いなければいけない場所にたどり着くこと"——舞台では，演ずること——を妨げているのは，攻撃性に対するあなたの心配なのです。現実の生活であなたと競い合っている女性は，夢の中であなたに対して攻撃的ですね。ところが，最終的に刑務所に入るのはあなたの方なのです。あなたの攻撃性や，舞台の中心に立ち，生き生きと美しく歌って注目されたいという願望があなたを不安にさせるのです。それで，あなたは，不安や抑うつを介して自分自身にストップをかけているのです。あなたは，競うことに対して自分自身を罰しているのです！　というのは，競うことはあまりにも攻撃的で不実だと感じているからです。あなたは本心では，お母さんが死ぬ間際にダンスに出かけたりするべきではなかったし，いま舞台で演ずるべきではなく，刑務所にいるべきなのだと思っているのです。

　ここで，夢の状況は，その特徴的な意味を理解するために有用である。治療者は夢が現れた治療期間に出現した力動的なテーマを検討し，日常残渣も検討する——すなわち，夢に出てきた日常の出来事とそれらに関する患者の考えを検討する。この夢の日常残渣には，夢の中の女性がその日Oさんが仕事上で競い合っていた人物だったという事実があった。夢を取り上げる際には，患者に対して，夢の中の種々の特徴や活動について話し合うように促したり，それらに関して考えていることをどのようなことでも述べてもらうように促すことが有用である。治療の中で活性化しているテーマを考察するだけではなく，これらの連想によって，さらに夢の意味を解明することができる。

治療中期の目標

　治療中期が終わりにさしかかる頃には，患者の力動に関する広範囲にわたる作業——以降の章で，さらに詳細に述べられる——の結果，患者の抑うつ感情に対する特有の脆弱性について多くのことが理解されたという満足感が治療者と患者の間に生まれる。患者の不適格だという感覚や自己愛的な傷つきやすさの軽減だけではなく，反応性の怒り，罪悪感に基づく自己非難，恥

じ入るような自己評価も軽減していることに気づく。自分の気持ちを和らげるために他者を理想化する必要性や，自己や他者を軽視する必要性も減じていることがわかる。これは，転移を含めた多様な状況で生じたうつ病の力動に対するひたむきな取り組みを通して得られたものである。

　また，治療中期には，患者は中心的な力動的布置を繰り返し体験する。それによって，以前は意識にのぼらなかったことがわかるようになり，患者の人生で繰り返し現れる葛藤や，患者を制約しているものが明らかになる。以降の各章では，うつ病の中心的力動のそれぞれに焦点を当て，ここで述べた技法を用いた，中期における治療的取り組みを例示していくことにする。

第 6 章

自己愛的な傷つきやすさに取り組む

　自己愛的な傷つきやすさとは，他者からの軽視や失望に反応してセルフエスティームが顕著に低下する傾向をいう（Kohut 1966; Rothstein 1984; Spezzano 1993）。第1章（「イントロダクション」）で示したように，自己愛的な傷つきやすさは，歴代の分析家たちによって，うつ病発症に中心的な役割を果たすと考えられてきた。したがって，患者がこの傷つきやすさに気づき，その力動を協同して探索するのを援助することが重要である。

　自己愛的な傷つきやすさは，人生早期に無力感，喪失，拒絶を体験することから生じると考えられている。子どもたちは，これらの体験と結びついた悲哀を，個人的なダメージや弱さ，不適格さのサインとして，もしくは愛されていないサインとして解釈する。彼らは，彼らの悲哀を身体的に解釈することさえある。つまり，何か身体に異常があるのではないかというような，身体的ダメージと関連する無意識的幻想を形成することがある。もしも子どもたちが悲哀や傷つきやすさのためだと想像している自分たちの"ダメージ"と対照的な他者の強さを羨望したならば，この羨望はさらなる懸念の源泉になるだろう。彼らは有害にみえる攻撃的な感情を抱いているので，より一層愛されていないと感じるのである。同様に，子どもたちは親の重荷になっていると感じてもいるので，自分たちの困窮（neediness）を警戒することがある。このような困窮は対処やコントロールが困難で，必要としている養育者を遠ざけてしまうだけだと解される。フラストレーションと無力感は，愛情や保護を活発に求める気持ちと関連づけられるようになる（図6-1）。

　もしも子どもたちがこれらの困難を幼少期からのアイデンティティの変えられない側面として体験したならば，失敗やダメージに関する人生早期の幻想は維持され，人生の後の段階で容易に喚起され，情緒的な反応を規定する

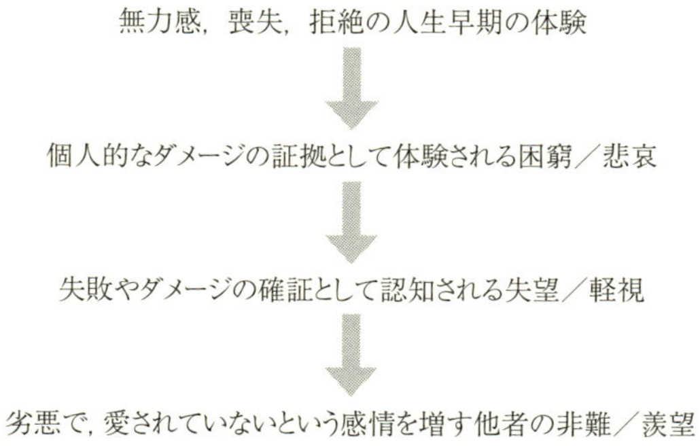

```
          無力感，喪失，拒絶の人生早期の体験
                      ↓
        個人的なダメージの証拠として体験される困窮／悲哀
                      ↓
         失敗やダメージの確証として認知される失望／軽視
                      ↓
       劣悪で，愛されていないという感情を増す他者の非難／羨望
```

図6-1　うつ病の悪循環：自己愛的な傷つきやすさと怒り

かもしれない。たとえば，子どもたちがエディプス期に入ると，一方の親の愛情をめぐり，それと呼応するもう一方の親との競争は，より早期のパターン化された反応によって特徴づけられる。独占的な恋愛感情をめぐる競争を伴った，異性の親への愛情や切望に関する幻想はいわゆる陽性エディプスコンプレックスと呼ばれ，競争心が同性の親を求めて生じる場合には陰性エディプスコンプレックスと呼ばれる。もしも子どもたちが，すでにダメージを受けていると思っていたり，自分があまりにも攻撃的だと感じたりしているために，これらの競争から退避したり，また，それ以前から抱いている恐怖や疑惑によって歪められた方法で，これらの競争を体験したりするならば，彼らの発達途上の男性性や女性性のアイデンティティに永続的な影響をおよぼすだろう。自己体験（self-experience）は，Kilborne（2002）が"エディプス的恥辱（oedipal shame）"と名づけた，自分があまりにも小さく，無力で，弱いという幻想を伴った，深く根本的に傷つけられてしまったという信念によって汚染される。そのような個人は，愛や賞賛や承認を求めて公然と競争したり，競争に勝ったりすることが自分をあまりにもさらけ出すことだと感じる（Kilborne 2002）。"消える"ことを試みたり，自分のダメージを否認しようとしたり隠そうとしたりするのは，人間関係を自分がむき出しにされる脅威の根源としてとらえているためである。また，ダメージ，暴露，無力といった自己に対する体験は，その後の自律の感覚や，真の関係を築くことや，潜伏期や思春期における自立の発達をも歪ませるだろう。しかし，これは常に，精神療法のような強力に肯定的な体験によって修正される可能性はある。

自分を無力で，愛されないとか，ダメージを受けていると感じている者にとって，他者に軽視されたり失望されたりする体験は，恥ずべき自己の証拠として内在化され，強烈な自己非難や敗北感を惹起する（Milrod 1988）。これらの自己認知は速やかに抑うつ的な情緒状態へと全般化される。というのは，反応性の怒り（もっと完全でもっと幸福にみえる他者に対する羨望や，無力感をもたらした人々への憤怒）をめぐる罪悪感は，自己処罰行動を通して抑うつ的な連鎖を強化するからである。

　本章で，私たちは，うつ病患者によくみられる自己愛的な傷つきやすさの領域をどのように特定し探索していくかを概説し，臨床例を提示して，これらを早期体験にどのように関連づけるかを示す。次に，私たちは，治療の中で，これらの認識に取り組む以下のような方法について論述する。つまり，1）これらの傷つきやすさの結果として，患者が自分自身について抱いている否定的な幻想を探索する，2）これらの幻想と，失望や拒絶に対する患者の敏感さとを関連づけ，他者の反応や自分自身の価値に関する患者の認知がしばしば歪んでいることを認識できるよう援助する，3）対人関係の中で彼らのフラストレーションや失望を永続させるような特徴的な行動における脆弱性に対する防衛反応を検討する。

自己愛的な傷つきやすさの領域を認識する

　以下の症例で，患者は自己愛的な傷つきやすさの領域を特定し，拒絶に対するそのような敏感さや予想が形成されたであろう文脈を理解するよう援助されている。このような傷つきやすさが生じるよくある原因は，外傷的な早期の分離に対する反応，親から拒絶されたという認知，早期の疾病に関連した無力感やダメージの感覚，自分が他者と違っていると感じるがゆえの拒絶感である。また，これらの傷つきやすさの領域に関連する反応性の幻想についても若干の検討を加えている。

【症例1】幼少期のつらい分離の残渣を理解する

　　　Ｐさんは大うつ病と毎日起こる重篤なパニック発作を有していた。彼女は大学院の最終学年で，30歳になっていて，将来どこに住むか，そして，彼女が

恥じ入るほどに依存していた恋人との関係を続けるかどうかという決断をしなければならない時期に直面していた。治療者は，Ｐさんが苦痛や傷つきやすさに関するあらゆる表現を矮小化する傾向があり，自分の精神疾患を非常に恥ずかしく思っていて，治療者，両親，恋人以外の人にはどんなことをしてでも隠そうとする傾向があることに着目した。
　この恥について探索する中で，Ｐさんは幼少期に父親と継母を訪ねた時の感情を連想した。Ｐさんは母親と離れて彼らと一緒にいる時には不安になり，よく悪夢をみた。継母は，彼女の不安状態や悪夢を父親の関心をひくための操作的なふる舞いだと見なしているようで，同情しているようすはなかった。
　そして，彼女の父親もこの認識に追随しているようだった。Ｐさんは自分の不安状態を非常に受け入れがたいものと見なした。
　それに加えて，このうら若い女性は治療中に，彼女の母親が彼女の父親と離婚した後，長い間，抑うつ的となり，心ここにあらずといった状態だったことを知った。両親の離婚はＰさんが6歳の時のことであった。彼女の母親は，その離婚直後の数年間，娘にとって情緒的に手の届かないところにいたことをふり返って認めた。患者はこのことを想起するのが非常に難しかった。というのは，それをふり返ると，自分が弱く，ひどく恥ずべき存在だと感じるような，つらい悲哀を想い出させるように思えたからだった。
　Ｐさんは悲哀と母親の関心を得たいという切望から，少年のような不屈の精神を培ったようにみえた。そうすれば，遊び友達だった騒々しい少年たちの何人かがそうであると想像していたように，彼女は誰をも必要としなくなるように思えた。彼女は"男性的"であることを誇らしく思う一方で，この適応の仕方は女性としてかなり欠陥があるとも感じていた。Ｐさんは思春期や成人になってまもなくの頃，知り合いの若い男性にとって自分が魅力的な女性にみえるかどうかということに非常に敏感で，恋愛での拒絶は彼女が懸命に回避しようとしてきた悲哀やつらい切望をすべてかきたてるように思えた。現在の恋人との問題のひとつは，彼女が彼と一緒にいるのは，別のもっと魅力的な男性からのつらい拒絶を回避するためだけではないかと彼女自身が疑っていることであった。

　幼少期の情緒的なひきこもり体験に反応して生じた了解可能な悲哀と不安のために，この患者が自分自身に欠陥があると感じたことや，騒々しい少年か魅力的な女性かというような，彼女自身についての反応性の幻想を探索す

ることは，彼女がうつ病から回復するために重要なことであった。

【症例2】親からの拒絶についての感情を明らかにする

　30代の芸術家のQさんは，恋愛関係が破局した後，内科医を受診した時には大うつ病を患っていたため，治療目的で紹介されてきた。彼女の恋人だったジムは既婚者で，彼は1年間，気まぐれに優しくした後に，ぶっきらぼうで冗談めかしたやり方で，突然，関係に終止符を打った。彼のそのやり口を彼女は特につらく感じた。その特定のふる舞いに対する彼女の反応について考えるように求められると，彼女はすぐさま，この苦痛の感覚は彼女の父親との関係に関連していることを明らかにした。ギャンブラーで女ったらしだった父親はよく短期間家族を置き去りにしたが，彼の妻や子どもたちが彼に放っておかれたことに腹を立てているのを軽くあしらうかのように，彼は冗談めかした態度で戻ってくるだけだった。彼の冗談とからかいは彼の本心をわからなくするので，余計に腹立たしいものだった。それにもかかわらず，Qさんにとって，それは母親の犠牲者然とした痛々しい感じよりは好ましく思えたので，彼女は常に，軽率でほがらかな調子でいることで父親に認めてもらおうと努力していた。しかし，彼女は「私は父親の関心を2分間ならつなぎとめておけましたが，それでおしまい，という感覚になるのが常でした」と述べた。

　Qさんの母親は5人の子どもを養育することにせいいっぱいで，娘にほとんど関心を払わなかった。この元気のよい患者は，同胞や友人を楽しませる術を探そうと苦心し——いくぶん，家にいれば家族を楽しませていた父親のように——，それは彼女のセルフエスティームの重要な源となった。しかし，成人してから，いくつもの恋愛に破れた後で，Qさんはこのテクニックがもはや使い古されたものであることに気づいた。ジムがよく，彼らが同じようにとびきりの傷つきやすさと一対になったウィットや活気を身につけていると言っていたにもかかわらず，それは2人をつなぎとめておくことはできなかったのである。Qさんは自分のこういう側面を軽蔑するようになっただけでなく，悪化していくうつ病をも嫌悪した。というのは，うつ病の悪化によって，彼女は，自分が母親のような"まったく愛されない犠牲者"になったと感じたからであった。

　非常に洞察に富む女性であったQさんは，すでにジムと彼女の父親との類

似性に気づいていた。しかし，彼女は，両親による拒絶がもたらす苦痛が，誰かが彼女を心から愛そうとするときに生じる"かなり度が過ぎる"（他者への要求が圧倒的である）という感覚や，"足りなすぎる"（彼女が女性として不適格である）という感覚となって内在化されていたことを理解し始めたとき，大いに助けられた。治療者との関係――特に転移解釈を通して，この内在化された強力な幻想が真実ではないことを彼女が理解できたことが，うつ病からの回復にとって重要であった。

【症例3】他者との違いに基づく傷つきやすさを明らかにする

　Rさんは40代の非常に成功した建築家で，うつ病の治療を求めて現れた。うつ病は明らかに，同性愛のパートナーのサムとの危機的な状況を契機としてひき起こされたものだった。このカップルは3年間続いていたが，Rさんが性的関係にかなり抑制的だったので，サムは不満を募らせていた。

　この関係について話し合う中で，Rさんの性的魅力と性的欲望をめぐる気持ちが探索された。Rさんは自分が同性愛であること――それについて，遅くとも早期幼少期には自覚的であった――に対して恥じる気持ちや苦痛を感じていることを報告した。また，Rさんは，小さい頃から，彼の父親や2人の兄が，彼の気質やふる舞いが他とは違っていると言ってからかっていたと述べた。

　Rさん：苛々した時は自分の部屋に行って，模様替えをしたものでした――ほら，家具の配置を変えたりして――私なりに気持ちをコントロールする方法でした。これは彼らにとっては理解しがたい，途方もない冗談みたいにみえたようです。それは本当にとても傷つきました。まるで私には彼らが絶対受け入れられない何かがあるかのようでした。私は大柄な子どもだったので，身体的にいじめられることはありませんでしたが，3人から，それはもう，からかわれました。それは，いつもひどい気分にさせました。

　Rさんは次第に，このからかいをRさんの他者とは異なる男性性に向けられたものであったことを明らかにした。つまり，彼の養育を特徴づけていたあらゆる型のセクシュアリティに関する厳格な宗教的禁止と結びついて，自らのセクシュアリティーを心底拒絶され，傷つけられたと感じ，そして防衛的になっていたのだった。よいパートナーとの状況は，性的に常に受けいれ

られるかどうか，あるいは彼自身が自らのセクシュアリティを受け入れることができるかどうかの点で，彼を絶望的にしていたのである。

【症例4】幼少期の生命を脅かす疾病の遺産を明らかにする

Sさんは活気に溢れた20歳の大学生だったが，彼女は情緒不安定なところがあり，自分の恐怖心やシャイであるという自意識に対して，スポーツで肉体的な挑戦をしたり，社交的にふる舞うように自分をもっていくことによって対処するという特徴があった。彼女は仲間から活発で"タフ"だと思われていた。Sさんは卒業の前年に虫垂炎の急性の発作に襲われて，手術することになった。彼女は入院中，圧倒されるような抑うつ感を体験し始め，それは担当医たちが彼女のために精神医学的コンサルテーションを求めたほどだった。

コンサルテーションで，Sさんは，現在，以前と比べて身体的に無力であることをどう思うかと尋ねられた。すると彼女はワッと泣き崩れた。「私は今までずっと，無力だと感じないようにしてきました。これを受け入れることなんてできません。受け入れないことがバカげていることも，この無力さが一時的なことでしかないこともわかっていますが。私はいつも，身体的には自分が何でもできると感じることが絶対必要なのだと思ってきました」と述べた。

Sさんは手術以来，幼少期に内科的治療を受けるために抑えつけられたという強烈な想い出がよみがえり始めたことに気づいた。このことについて彼女が両親に尋ねると，両親は，彼女が3歳の時に小児癌のために化学療法と放射線治療を受けたのだと述べた。両親はSさんにこの情報を隠したことはなかった。つまり，彼女は幼少期に受けた癌の診断について意識していたが，現在まで両親とそれについて話すことを頑なに避けていたのである。

一連の治療的な面接と，それに続く精神療法によって，Sさんは，この長期におよんだ幼少期の体験の中で生じた強い無力感と絶望的な疾病の感覚が，恥ずべきダメージと生命を脅かす脆弱性という持続的な無意識的幻想を彼女の中に残したことを理解し，そして，彼女が自分自身や周囲に対して，その幻想を執拗に反証しようとし続けていたことを理解することができた。Sさんは，これらの幻想の広範さと強力さを認識したことによって，何かに駆り立てられるような，完璧主義的な自分の活動性について最終的に理解することができた。彼女の情緒不安定さは彼女の脆弱性の兆候に対する反応として

すべて理解され，そして彼女の抑うつ——その顕著なものは数週間続き，自殺の危険を伴うことがあった——は現在の疾病とその治療によって惹起された無力感と憤怒に対する強烈な反応として理解された。

自己像の歪みと他者に対する認知の歪みを理解する

　ここでは，このような傷つきやすさが自己や他者に対する体験をどのように歪めてしまうのかということを患者が気づけるように援助するための，初期の認識に取り組む方法を検討する（表6－1）。これらの歪みを理解することによって，このような歪みに基づいて患者がその人生の中でよく行ったさまざまな適応に関する探索へと道が開かれる。その適応は，患者に非常な挫折感を起こさせ，恥ずべきものであると感じさせていることが多い。

　Hさんは第4章（「うつ病の力動的精神療法を始めるにあたって」の【症例5】を参照）で述べた38歳の弁護士で，5年間交際した恋人との別離後に抑うつ的となったが，自分自身や他者を誤解することのよい例であった。つまり，彼女は"クール"にみえる他者と比べて，自分を非常に"悲惨で，蔑まれた"存在と見なしていた。

【症例5A】

　　前述のような，Hさんの自分自身や他者に関する誤解は，以前の恋人が彼女に連絡をしてきて，2人の別離や，彼が思いやりのないやり方で別離を切り出したことについて，彼が胸を痛めていることを認めた後に生じた。Hさんは考えがまとまるのを待って，次のように述べた。つまり，彼女は治療を通して，結婚や子どもに関する意見の相違とは別に，彼らの関係における問題のある側面についても学んだのだと述べた。このことについて非常に抑制のきいたやり方で話し合った後，彼女は彼の「やり直したい」という願いに対して，もし彼が2人の問題に直面するのを援助してもらえるような合同療法（conjointtherapy）を受けることに同意するならば考えてみてもよいと応じた。

　　しかし，かつての恋人はHさんにやり直す意思があることを確認すると，「復縁することを考える前に，おそらく自分自身について"何らかの作業が必要だ"と思う。それについて考えてから"たぶん連絡する"」と言って，逡巡し尻込

表6-1　自己愛の傷つきやすさを治療する

1. 原因——疾病，分離，拒絶，差異の体験——と，それに関連した自己に関する幻想を同定する
2. 患者が自己や他者に関する認知の歪みに気づけるように援助する
3. 反応性で逆効果の行動や防衛を認識する

みしてしまった。これに対して，Hさんは面くらい，怒り狂って，やがて，事態のこのような顚末に打ちのめされた。治療面接に現れる頃には，彼女はすすり泣き，悄然となっていた。

Hさん：最悪なのは，私が完全に恥をかいたということです。もっとよく知っておくべきでした。まるで私が彼に懇願したかのようにみえたに違いありません。彼はそういうことが大嫌いなのです。私は信じられないくらい魅力のない人間にみえたでしょうね。

治療者：それをどう思いますか？

Hさん：彼はいつも，人間関係で全権を握る人になるのがとても嫌だと話していました。

治療者：あなたがこの会話から，どうして彼が力をもっていると思ったのか，教えてもらえますか？

Hさん：そうですね，彼が腰ぬけだということは，わかっています。でも，いつも，彼が私を拒絶する方になるのです。たとえ彼がよりを戻したいと思っているようにみえた後でも，です。

治療者：それで，あなたは彼があなたを拒絶したのは，彼に力があって，あなたを弱いと感じたからだと思っているのですね？

Hさん：そうです。彼とはいつもそうでした。すごく腹がたちますし，信じられません。そうじゃなくて，それについて考えてみると言って，そのままにしておいて，彼を苦しめればよかった。私は正直すぎるのです。本当に惨めだわ。他の女性がもっと……神秘的にみえるというのは，そういうことです。彼女たちにはそれができて，私にはそれがまったくできないのです。

ここで治療者は，Hさんの恋人が非常に力をもっているという彼女の幻想に

ついて積極的に追及することにした。というのは，それが特に，彼女の常に蔑まれているという根強い感覚と，他の女性のようには神秘的（つまり力があり，人の心をとらえる）ではないという感覚に関連しているからであった。

治療者：私にはただあなたが人間関係に必要なことをやっているだけのように聞こえました！　あなたが話すことからは，トムにそれができるかどうか疑問です。そういったことは特に力をもっていることだとは私には思えません。私は，あなたが自分が惨めにみえたと思ったことに興味をもちました。あなたがやったり言ったりしたことの何が惨めなのですか？

Hさん：それはただ……私が悲しくて惨めな気分になっているのに，トムはまったく……クールにみえるのです。私はこんなにも悲しくて，傷ついていて，もう二度と恋人をみつけられないでしょう。それなのに，彼はさっさと別の女性をみつけるでしょうね。なにしろ，彼は自分をまったくまともだと思っていますから。

治療者：おそらく，あなたとトムは，誰かを本当に大事にしたり必要としたりすることは惨めなことだという幻想を共有しているように思いますよ。それがあなた方2人をとても怖がらせ，居心地悪くさせています。彼はその感覚をふり払おうとしたり，あなたに転嫁しようとしたりして，一方，あなたは……まるで荷物を抱えたまま取り残されたように感じて……それがあなたを惨めに感じさせるのです。本当にそう信じているのですか？　他の人間関係でも，こんな風に感じたことがありますか？

　ここでHさんに他の人間関係について質問することによって，治療者は，彼女に認知の歪みのパターンを教えようとした。また，それによって，Hさんは，現在の認知の歪みと，成人となった彼女自身に関する一貫した無意識的幻想を作動させた幼少期の体験を結びつけることができた。

Hさん［長い沈黙の後で］：兄たちとの間でこのように感じることがあったような気がします。彼らは年長で……とてもクールにみえました。彼らには，私ができなかったたくさんのことができました。私は彼らと一緒にいたかったのです。それで，もし私が何かいいことしたら，そう彼らが望むことをする，彼らをいい気分にさせるために彼らをいい気分にさせるために，羽

目を外して,楽しげにふる舞うなどしたらと。それは上手くいきました。でも,そうできなかった時は,本当に……ダメでした。最悪だったのは,一緒に遊ぶために,私が彼らを必要としているように感じさせたことでした。それは彼らに――そしてもちろん私にも――私が完全なる敗者であると感じさせました。

そこで,治療者は,出来事に関する彼女の受け取り方の非現実的な部分を指摘し,それと,この患者の傷つきやすさの原因として話題となっていた他の生活史上の題材とを発生論的解釈を用いて結びつけた。

治療者：ハッキリ言って,お兄さんたちはあなたよりずっと年上でした。あなたがいつも追いつけなくて,彼らがあなたと遊びたがらなかったというのも頷けます！　その上,あなたのお母さんは自分自身の心配ごとで頭がいっぱいで,お父さんも自分の世界に逃げ込んでしまったようですね。でも,あなたがちゃんと……本当には理解されなかったり,認められなかったりしたことに,あなたとはほとんど関係のない理由があったということに気づくのは,あなたにとって,とても難しいことだったでしょう。たぶん,そのことすべてに対して悲しんだり,腹が立ったりしないように,あなたは関係をもとうとして何でもしたのでしょう。あなたは本当に楽しませることもできたのですね！　でも,本心では,それがいつもあなたをいい気分にさせてくれるわけでもなかったのですね。

Hさん：たぶんそれは本当なのでしょうね。彼らと関わろうとすごく努力している時には,私は本当の自分ではないように感じました。屈辱的だったのは,彼らに受け入れてもらうために,彼らのために自分を別の何かに変えざるを得なかったことです。私はそういうことを必要以上にしていて,そうする時はいつでも,自分がひどく嫌になります。それは私にとって最悪なことです。それはもう本当にひどい気分です。

治療者：あなたは今,同じことをしていると思いますよ。トムについて誰かを愛することが非常に難しい男性と見なす代わりに,そして,あなた自身について愛情のある関係を求めて努力している女性と見なす代わりに――お兄さんたちについてそう感じていたように,一緒にいても,拒絶しても――,トムはクールで,自分は敗者だと感じています。そして,あなたは

自分が誰にも望まれることのない哀れな人物で，それは実存的な事実や宿命であるかのように感じていて，現実的な理由があって，そう感じているとは思わないのですね。

Hさん：私は物事をコントロールできないと感じるのが本当に嫌なのです！

治療者は最後に，共感的に，現実と幻想との対比について強調した。

治療者：物事がコントロールできないのは，本当に，本当に大変ですね。でも，あなたはそれを自分に何かが欠けているせいにしたり，自分が間違っているせいにしたりして，終わらせるのです。あなたの外側にある何かのせいだと理解したり，受け入れたりしないのです。

この面接で得られた洞察は，この治療で余すところなく徹底操作される必要があった。後になって考察された別のやりとりと同様に，このやりとりから，両親や兄たちの関心を完璧に向け続けることなどできないとHさんが感じたことによって，自分は不十分であるという強力な幻想がもたらされたことが明らかになった。この患者にとって，この幻想は特にセクシュアリティと結びついていた。Hさんは女性として不十分である——彼女がそう見なした一部の女性たちのように，神秘的でも力強くもない——だけでなく，母親が非常に魅了されていた陽気で有能な兄たちと比べると，男性としても不十分だと感じていた。Hさんが母親のことをあまり女性的だとは見ておらず，移り気な父親の関心をひきつけておくことはできなかったと考えていたことは，これらの欠損（deficiency）に関する幻想のさらなる原因となったようだった。Hさんは自分を母親と同じだと感じていた。彼女の人生で母親は一貫して関わりをもてた親だったので，彼女は女性的な"能力"を母親と競争することを怖れているようだった。

Hさんがどちらかといえば情緒的に関われない男性を恋人として選んだのは，部分的にはエディプス的な要因——父親とはかなり異なるパーソナリティをもちながら，情緒的な距離の点では実際に非常によく似た誰かという，慣れ親しんだタイプの恋愛対象を選んだ——が働いているように思われた。さらに，Hさんは，彼女自身をトムのような"クール"で有力な男性との関

係を通してのみ力を得ることができるような哀れで，誰かにあこがれるばかりで，何かが欠けた，存在であると思っていた。トムは，みるからにそんな力のある男性ではなかったのであるが。この男性を失うことは，彼女にとって再び哀れで，何かが欠けていて，軽蔑されるべき"敗者"になることを意味していた。このことはHさんを絶望的，抑うつ的にさせた。

　この治療での取り組みの大半は，Hさんの自己愛的な傷つきやすさの中心的な領域に関連した幻想を多層的に探索することであった。もちろん，彼女を苛立たせるような，愛する人々に対する憤怒と，この怒りに対する罪悪感についても取り組んだ。自己愛的な傷つきに対する反応性の怒りをどう扱うかに関しては第7章（「自己愛的な傷つきに対する反応性の怒りに取り組む」）で詳しく検討する。ここでは，傷きやすさの感覚に対する防衛反応が時に，Hさんが切望する安定した人間関係の構築に拮抗することに，彼女が思い至るように援助するような治療的取り組みについて述べる。

自己愛的な傷つきやすさに対する逆効果の反応を理解する

　持続性の早期の幻想とそれらに関連した感情は，患者の人間関係における反応パターンや自己表現の領域で特徴的に表現されたり，抵抗されたりする。たとえば，ArietiとBemporad（1978）は，うつ病患者が両親に非現実的な期待を抱いていて，彼らから常に安心を得ようとする傾向があることを見出している。彼らの両親に対する非現実的な期待がもたらした悲哀や不適格さの感覚を回避するために，この患者たちは典型的には，自分自身の欲望をかなり抑えてまで両親の願いに従おうとし，彼らを喜ばせようとする。両親との緊密な関係を維持するために，こうせざるを得ず，罪悪感を惹起するような強烈な反応性の怒りを葬らざるを得なかったのである。成人になって，これらのうつ病患者たちは"最も有力な他者"からの賛同や承認を再び求めて，彼らとのつながりを探し求め続けるようになる。しかし，これらの人々が患者に愛想をつかしたり，患者を拒絶するようになったりしたら，それは耐えがたく，うつ病をひき起こすことになる。もうひとつの傾向として，Brenner（1975）は，自分が劣っていると感じることによって抱く悲哀，恥，その他の

苦痛な感情を最小限にしようと生涯にわたって努力した結果，自らの欲望を抑制し，制約してしまった患者たちについて記述している。いずれの場合でも，患者は，最終的には，フラストレーションをひき起こしやすく，根底にある不全感を助長するだけの適応が生涯にわたって形成されることとなる。このように深く刻み込まれたフラストレーションをひき起こしやすい性格パターンを，生活史上や現在の対人関係と，転移関係の両面から探索していくことが重要である。

先述したHさん（【症例5A】を参照）は，自分が対人関係の多くでフラストレーションをひき起こすような人々と関係をもちたがり，そのためにかなりの時間を費やしていることを認識してから，治療者との探索過程に熱が入るようになった。このことは，彼女の治療的な取り組みのほとんどでテーマとなり続けた。先述したように，この側面はHさんの幻想と関連していた。彼女は自分には何かが欠けているという幻想を抱き，自分の無力感を感じないですむような"力強い"男性や女性との関係を幻想していた。また，Hさんのこのような対人関係は，孤独や悲哀を感じないようにするための必死の努力の結果でもあった。というのは，これらの感情は彼女にとって傷ついていることを示唆するものだったからだった。彼女はそれらの感情を屈辱や無力の証として解釈し，必死で回避する必要があった。それにくわえて，Hさんは愛する人たちに直接的，効果的に怒りを表明することが難しく，あまり愛着を感じない人に怒りを出すことの方が安全だと感じていた。このような難しさのため，そして，彼女が自分の痛みや悲哀を感じることを嫌ったため，彼女は自分自身を正当な怒りを抱く（が，悲しんでも，傷ついてもいない）犠牲者として語ることがあった。

【症例5B】

Hさんは彼女の法律事務所の共同経営者のふる舞いに対して失望し，また，会社の友人のスーザンとの関係にも悩んでいた。彼女は最初，スーザンを理想化していた。

Hさん：私はスーザンにがっかりしています。彼女がとんだイカレポンチだということがわかりました。私は昨日，私の共同経営者との問題について，

彼女に話そうとしました。ところが，彼女は冷たい態度で，逆に私を責めたのです。

治療者：もっと詳しく話してもらえますか？

Hさん：彼がある事例に関してあまり経験がない同僚を選んだので，そのことについて，私は彼女に不満を言っていました。他の人たちの多くは，私のために怒っていると言ってくれて，私も本当に怒っていました。私が正しいことは，彼女にはわかっていると思いますが，彼女はこの共同経営者を尊敬していて，彼のどんな悪評も聞きたくないのです。それで，彼女は，要するにその話をやめるように言ったのです。

治療者：あなたは以前にも彼女についてこれと似たようなことを話していましたね。あなたが彼にとても腹を立てると，彼女を怒らせると思いますか？

Hさん：そう思います。

治療者：以前は，あなたが何かに怒ると，彼女は心配するようでしたし，いつもあなたの上司を擁護しがちであると思いました。それは彼女の問題なのかもしれません。でも，あなたがそんなにも怒る前には，他の同僚がその仕事に選ばれて，あなたはとても傷ついて，自分が見過ごされていると感じていたのではないかと思います。こういった感情について，あなたがスーザンと話すのが難しいのは，なぜだかわかりますか？

Hさん：そんな風に感じたくないのです！　自分がひどく敗者のように感じます。

治療者：私たちは以前，悲しみを感じると，とても傷ついたと感じてしまうので，悲しみを感じることをどんなに嫌がっているかについて話し合いました。あなたはそう感じると，他の人があなたに引きつけられるなんて想像できなくなってしまうのです。でも，あなたの感情の幅をそんなに制限してしまうと，逆効果だと思います。あなたは自分の悲しみや痛みにただ反応しているだけなのに，自分を許していないかにみえます。スーザンについてですが，あなたは，上司の決断について，あなたが理解できず，彼と共に解決しなければならないものというよりも，自動的に侮辱として解釈するようにみえます。彼女はそのことにも反応している可能性はありませんか？

Hさん：それについては，わかりません。彼女が共同経営者にへつらっているだけだと思います。彼女のそういうところにうんざりさせられるのです。

でも，先生の言うことにも一理あると思います。私は彼が決断したことについて彼と話をする必要があります。私はあらゆることで本当にバカにされたと感じることもわかっています。そういうことがよく起こっている気がします。

このやりとりから，Hさんにとって，傷ついた感情を表現すると傷つきや侮辱の感覚をひき起こすために，彼女がそれを回避してきたことがわかる。治療者は患者に対して穏やかに，次のような直面化を行った。つまり，彼女は葛藤的な相手に対する怒りを直接的にも潜在的にも表現することを回避する傾向があり，傷つきや失望を表明することを回避し，代わりに失望に対して犠牲者の感覚で反応してきたことに直面化させたのである。この犠牲者の感覚の中で，彼女が同僚の名前を挙げるやり方は，時に他者を遠ざけることもあった。

Gさんは第4章（同章の【症例4】を参照）で論述したが，彼女はジャーナリストで，恋人が距離をとり無関心となったと感じた頃に抑うつ的となって，不適応的な行動パターンが生じた症例である。

【症例6】

Gさんは，10代の間，彼女の母親は病気がちで，ずっと孤独を感じていた。彼女は父親が家事を彼女に任せっぱなしにしたことや，また，母親が病気の間の彼女の喪失感や不安に父親が気づかず，その時に彼女が勉強を続ける必要性があったことにも気づかなかったことに怒っていた。このエピソードによって，父親が彼の男子学生に目をかける（彼女の父親は大学教授で，多くの男子学生をよく夕食に招くような親密な関係を築くことが多かった）一方で，彼女の才能や能力は見過ごすという，それ以前からあった彼女の気持ちは強められた。彼女は深く傷つき，そのために，他者——特に男性は同じように彼女の功績を見落とすだろうと予想するようになっていた。

仕事では，Gさんは専門家としての自分の立場を認めさせようと執拗に主張するパターンをつくりあげていたが，男性優位の彼女の部署が下す自分の評価に非常に腹を立てた時には，一変して，その自己処罰としての感情麻痺へと逃げ込むのだった。また，対人関係では，Gさんは恋人との心的距離に対して，

ほとんどの場合，それを屈辱的な拒絶としてしか解せず，無力感を抱き，傷つけられたように感じることが多かった。このことは，逆に，彼女の方から彼に対して，冷ややかな距離をとらせる結果となった。

Gさん［涙ぐみながら］：どうしてこんなに腹が立っているのか，わかりません。でも，仕事が悪夢のように感じられるのです。職場の誰ひとりとして私に何ができるのかということを絶対にわかろうとしないでしょう。なぜなら，彼らは私に敬意を払っていないからです。私にはそれがわかるので，言葉に詰まるのです。それは自分自身で実現してしまう予言なのです。

治療者：あなたがどれほど有能かということを誰もわかろうとしないと，あなたは確信しているようですね。これが，どんなにあなたのお父さんに対する気持ちを繰り返しているのかということを私たちは理解してきましたね。あなたが自分自身で実現してしまう予言だと言うのが不思議です。自分が想像しているほど悪くみられていることに，本当に確信をもっていますか？

Gさん：わかりません。私は自分を無力だと見なすことに慣れっこになっていることは認めますし，私たちが話し合ってきたことから，それがいつも正しいわけではないこともわかっています。私が誰かに影響を与えることを想像するのは難しいです。

治療者：仕事上で最近あなたが腹を立てた例を挙げてもらえますか？

Gさん：そうですね，この間，アダムは私を飛び越えて，私の代わりに私の上司と話をしたのです。かなり重要な事柄について彼は私に相談さえしませんでしたが，彼はそうすべきでした。彼が最初に私に話さないというのは，彼は私のことをどう思っているのでしょう？

治療者：最近，彼との間に，ちょっとした問題がありましたね。でも，それが今回のことに関係しているかどうかは，わかりませんが。あなたは彼があなたを見下しているから軽んじたのだと確信しています。しかし，もしかしたら彼はあなたと話すのが気まずくて，上司の方が攻撃にさらされないですむと思って，代わりに上司に助言を求めたのかもしれませんよ。おそらく，彼はあなたを見下しているというよりも，不安なのでしょう。

Gさん：この間，先生はマイケル（Gさんの恋人）について，同じようなことを言っていましたね。先生が正しいのかもしれません。私は彼にとても傷つけられているので，自分をただ抑えているだけで，彼に影響をおよぼし

ているかもしれないなんて，考えもしません。でも，この間，私が彼に食ってかかったら，彼の目から涙があふれ出たのです。私がひきこもったり，怒ったりしていることが彼に影響を与えたなんて考えにくいのですが，でも，明らかに影響を与えたのです！

　ここで，治療者は，Gさんに他者のふる舞いを歪曲して認知することを指摘し，それが男性から見下されていると容易に感じてしまう傾向に基づいており，父親との関係で彼女が傷ついたという生活史と関連していることを指摘した。そして，今までの人生で，彼女の反応性のひきこもりや冷淡さがどれほど男性たちを遠ざけてきた可能性があるのかを検討した。Gさんの苦痛や怒りを回避する特徴的なやり方は，怒りや自己非難を他者に投影する結果となった。そうすることによって，彼女は自分がそれほど攻撃的ではないと感じられたが，他者から拒絶されたと感じて，自分を恥ずべき，弱い人間だと感じることになった。彼女の攻撃性に対する罪悪感と傷つきやすさの組み合わせが自己処罰的な"麻痺"を招いた。それらすべてが合わさって，治療者と患者が話し合ってきた"自分で実現してしまう予言"が形作られた。これらの問題は何度も面接の中で検討されてきたので，治療者はかなりスムーズに彼女と話し合うことができた。この時，治療は中期の早い段階を迎えていたが，Gさんはまだ治療者に関する自分の感情を話すことが非常に難しく，治療後期まで転移解釈は治療の主要な部分にはならなかった。そして，その時がやってくると，治療者への依存心に対する彼女の恥の感情や，自分の依存心は子どもっぽく，うんざりさせるのではないかという怖れや，このために治療者から見捨てられるかもしれないという怖れが，積極的に扱われるようになった。

☆　☆　☆

　要約すると，脆弱性の感覚の発生論的起源を明らかにし，それに関連する幻想を理解し，それによる反応性の羨望や非難を認識することは，治療導入期と中期の重要な課題である。実際の人間関係や転移を通して，自己愛的な傷つきやすさから生じた認知の歪みや，それと関連する逆効果のふる舞いや防衛を理解できるように患者を援助することは，うつ病の力動的治療すべてにおいて基本的な構成要素である。

第7章

自己愛的な傷つきに対する反応性の怒りに取り組む

　典型的には，患者は，自己愛的な傷つきに対して怒りを伴う反応や幻想でもって反応する（Jacobson 1971; Rado 1928; Stone 1986）。彼らはこれらの攻撃的な感情に耐えがたいと感じやすく，それらを否認することがある。反応性の怒りにアプローチする場合，患者はこれらの感情に対して批判的で，他者からの陰性反応を予想していることが多いため，治療者は個人的・道徳的判断をしない態度をとることが重要である。

　うつ病を精神力動的に治療する場合，最近，患者が失った人物や拒絶された人物に対する陰性感情と同様に，人生早期に拒絶された際の反応性の怒りを探索することが重要である。治療的な努力は，患者が，人との関係を台無しにし，他者にとって潜在的に有害であると見なしている自らの怒りに対して，もっと耐えられるようになり，もっと脅威を感じなくなるように，援助することが目標となる（表7－1）。それに加えて，怒りの感情は罪悪感を惹起する可能性があり，セルフエスティームを低下させる原因になることがある。怒りはしばしば自己に向けられ，抑うつ症状を増悪させる。患者が彼らの憤怒，嫉妬，悪意の原因を探索し，それに伴うことが多い認知の歪みを理解するにつれて，これらの感情は"解毒（detoxified）"される。これらの感情はもはや，拒絶や非難を確実にひき起こすような受け入れがたい反応として，怖れられたり，否認されたりしなくなる。

怒りの自覚の欠如に取り組む

　うつ病患者は時々，他者に対して怒りを感じていても自覚していないことがある。前述したように，彼らは，否認，抑圧，怒りの外部への投影，反動

表7-1　自己愛的な傷つきに対する反応性の怒りへの取り組み

探索の領域
1. 怒りの自覚の欠如に取り組む
2. 怒りを伴った特有の幻想を明らかにする
3. 怒りに対する反応性の罪悪感を明らかにする
4. 処罰に対する予期を明らかにする
5. 競争と攻撃性との関連を探索する
6. 自己主張することがもっと心地よくなる
7. 自己へと向けられた怒りを理解する

探索によって期待される反応
1. 自己主張する心地よさが増す
2. 自己に向けられた怒りが減じる

形成，受身的攻撃性などの，さまざまな防衛機制を用いて，怒りを認識したり経験したりすることを回避することがある。抑うつ症状によって，本質的に，そして自ずと絶望や悲哀の感情が優勢になるので，怒りの経験が回避される可能性がある。それに加えて，うつ病患者はセルフエスティームが低いため，自分たちには怒る"権利がない"と感じていることがある。

【症例1Ａ】
　　62歳のセールスマンのＴさんは加齢に対する恐怖に関連した，中等症の大うつ病に罹患していた。彼は仕事に伴いがちな問題を抱えていた。得意先を失いはしないか，仕事の不調は年齢のせいではないかと怖れるといった問題である。Ｔさんの以前の販売の仲介者の多くは引退したり，他の場所に移ったりして，もはや以前に受けていた敬意や手ごたえを感じられなくなっていたのである。それに加えて，彼は20歳年下の妻がもはや彼に性的な関心を失っているのではないかと心配していた。彼女は彼らの愛の行為に対する情熱をほとんど感じなくなって，いつもよりセックスを少なくしたがっているように思えた。それにくわえて，Ｔさんには自らの性的能力に問題があり，彼は加齢によるものと考えて，これが妻を遠ざけていると思っていた。彼は妻が浮気をしているのではないかと疑ったが，その話題をもち出すことには慎重だった。特に彼が仕事で出張中に，妻がしばしば家をあけて，何か怪しげな行動をとっていることが気になっていた。それにもかかわらず，妻は彼と一緒にいて楽しそうにし

ており，彼がたびたび出張しなければならないことに不満さえもらしていた。彼は，妻が彼のような年老いた男に関心を失うのはもっともなことで，特に妻を怒ってはいないと述べた。ひとつには，この"了解"のために，もうひとつには，妻が他の誰かと恋愛関係にあることを知って傷つくことを非常に怖れていたために，彼は彼女と対決すべきではないと思っていた。

　治療者は，Tさんが妻に対する怒りを否認しており，彼を傷つける彼女の行為を進んで容認していることは，反動形成といってよいと考えた。治療者は，患者と一緒に，この問題に取り組み始めることにした。

治療者：あなたが奥さんのふる舞いに対して，怒っていないのは驚くべきことのように思います。
Tさん：いや，自分に怒る権利があるかどうか，わかりません。もっと期待してよいのか，わかりません。私は，かつての自分ではないのです。以前に言った通り，時々，私は勃起できません。
治療者：他のことで，奥さんに腹を立てたことはありますか？
Tさん：そうですね，10年ほど前，妻が浮気しているのに気づきました。私は妻に憤慨して，離婚しようとしました。妻は離婚の可能性に非常に動揺して，すっかり態度を改めました。彼女は再び私に優しく接するようになって，去年くらいまでは，物事は首尾よく運んでいるようにみえました。
治療者：それでは，以前は，同じようなふる舞いに対して，あなたは非常に怒ったのだとすると，なおさら驚くべきことのように思います。
Tさん：言った通り，その時とは違うのです。私は今より若かった。仕事でも成功していました。

　仕事での評価が低下したことは，Tさんを特に悩ませていた。得意先を失くしたことで，Tさんは解雇されるのではないかと案じていた。彼は引退するには十分なほどの資産を持ってはいたが，失職して目的を失うことが怖がっていた。彼は，若かった時に，両親が彼の能力をいつも大変に批判していたことを語った。そして，彼が早くに仕事上で成功したことは，両親の批判が間違っていることを証明したと思ったと述べた。彼は長年，自分が不十分であり，男らしくないという感覚を味わっていたが，仕事がそれを埋め合わせていたのであった。

治療者は，最近の業績が芳しくないという状況は，Ｔさんの中に昔の不十分さの感覚を甦らせていると彼に示唆した。
　すると，Ｔさんは，ある夢を報告した。その夢では，Ｔさんは，列車の中で女性マッサージ師に会い，彼女から鍵を手渡された。次の場面では，彼は女性マッサージ師と妻と一緒のテーブルについていた。別の男性が妻に近づき，彼女を殴った。夢についての連想で，患者は，性的満足を求めて女性マッサージ師のもとに時々通っていることを告白した。

治療者：この夢は，あなたが思っている以上に，あなたが奥さんに怒っているという，新たな兆候なのだと思います。
Ｔさん：ええ。最近は，以前より自覚するようになったと思います。性的な営みが制限されているのをじっと我慢してきたことに腹が立ちます！　妻がセックスを求めるのは，2週間にたった1度だけです。

　両親は2人とも，彼の兄を偏愛していたことが明白だったにもかかわらず，Ｔさんは同様に母親への怒りを否認していた。両親は彼の兄の強さと精力的な活動性を賞賛する一方，Ｔさんに対して肯定的なことをほとんど言わなかった。父親は，肯定的にも否定的にも，兄に多大な関心を払っていた。父親と兄はぶつかると，暴力におよぶほどの喧嘩になった。Ｔさんは，厄介な家族の中で，たとえその支えが限定されたものであったにせよ，母親だけが唯一の支えだと感じていた。実際，Ｔさんは，"良い"息子でいるようにという母親から強要されたプレッシャーに従えた時だけ，母親の愛情を確保できたと感じていた。対照的に，両親は共に，彼の兄の荒々しさに心を奪われ，おそらく代償的な刺激を受けているようにみえた。本質的に，Ｔさんは，この去勢——本質的に，男性性や自律性の感覚の減損——に対して，母親の関心や承認が必要であると感じていた。
　さらに質問していくと，Ｔさんは，当初よりも母親に対する怒りを表現するようになった。彼は，母親が彼に最初の妻との結婚を強いたと感じていた。その妻とは非常にアンビバレントな感情しかもてず，次第に不幸せになったのであった。それにくわえて，母親は決して，兄が抱えるアルコール依存症や仕事を続けられないことなどの深刻な問題にきちんと対処することがなかった。

Tさんは彼の怒りを意識化していくにつれて，妻との問題にもっと直接的に取り組む必要性を理解するようになった。後述する病歴の通り，この直面化に彼の妻は実際に確かな反応を示し，彼のうつ病は軽快した。

怒りを伴う特有の幻想を明らかにする

　本章の冒頭で述べたように，うつ病患者の怒りは，典型的には自己愛が傷ついたという感覚に対する反応である。これらの反応性の怒りには，愛されていないという気持ちをめぐる苦痛，虐待的な親や同胞に対する復讐心，暮らし向きのよい人への嫉妬心などに加えて，他者の成功，幸せな家庭，健康，恵まれた外見，自信などに対する羨望が含まれる可能性がある。

　うつ病患者の反応性の怒りは特異的であるにもかかわらず，彼らにとって，攻撃的な感情や幻想の内容がはっきりしないことが多い。典型的には，個々の患者にとって，怒りを伴う幻想は独自の意味をもっている。そのため，治療者がそれらの特有の内容を明らかにすることは価値がある。患者は彼らの怒りを伴う幻想に対して罪悪感を抱き，恥じ入り，怖れていることが多いので，彼らは率直になることに気後れするかもしれない。それにもかかわらず，治療同盟の文脈の中で探索が続けられると，患者は通常，自らの感情の特有な内容を明らかにしてくるものである。

【症例2】
　　抑うつ症状に苦しんでいた，49歳のコンピューター技師のUさんは，彼女の親友のジェニファーに対して腹を立てた出来事について語った。Uさんはジェニファーに，自分が50歳になって，結婚せず，子どももいないので，落伍者のように感じられて非常に意気消沈していると告白した。これに対して，Uさんより少し年上のジェニファーは，惨めさにひたるのをやめて，"それを乗り越える"べきだと応じた。特に，ジェニファーが数年前に50歳を迎えて"中年期危機"に陥った時に，Uさんはこの親友を助けたことを想い出したので憤慨した。しかし，Uさんはこの親友に自分の気持ちを明かさなかった。患者は，その夜，彼女の妹が自殺した夢をみたと報告した。
　　Uさんは，夢の連想で，妹の障害の経緯を語った。彼女の妹は，おそらく統

合失調症と思われる，診断が確定していない精神障害を患っていたが，妹の状態は時の経過と共に着実に悪化していた。妹は定職に就かず，友人もほとんどいなかった。Ｕさんは，幼少期に，妹のおかげで恥ずかしい思いをしたことと，病気のせいで妹が注目されていたのに腹を立てていたことを想い出した。妹の問題に心を奪われていた両親はＵさんのために時間を割いたり，Ｕさんに関心を払ったりすることはほとんどなかったと，Ｕさんは感じていた。

　治療者は，Ｕさんの幻想に関する情報を得るために，この夢を探索することが有益であると考えた。

治療者：その夢について，どんなことが心に浮かびますか？
Ｕさん：私はジェニファーを殺したいと思っていたという意味だと思います。
治療者：なるほど。あなたは殺したいほど怒っていたようですね！　今，ジェニファーがあなたの問題に関心を向けないことで，そんなに腹が立っていることは，ご両親があなたではなく，妹さんに大きな関心を向けていたことで，あなたがいつも妹さんに対して怒っていたことを想い出させるのではないでしょうか。
Ｕさん：その通りです。すべての関心が妹に向けられていたので，私はいつも妹に腹を立てていました。私は妹に対して意地悪でした！　それに，私は妹のためにするべきことがあるのではないかと心配でした。
治療者：ご家族に対して感じたのとちょうど同じように，ジェニファーに情緒的にまったく無視されたように感じたようですね。
Ｕさん：そんな風に，まさに感じました。
治療者：それで，夢の中で妹さんが自殺したことについて，どう思いますか？
Ｕさん：私はいつも，妹がいなくなれば，私は幸せになれると感じていたと思います。私は実際に妹の自殺を願ったのを憶えています。本当に言うのを憚られることですが，そう思ったのです。
治療者：それは，あなたの心の中の傷つきや怒りがどれだけ膨らんでいったかを表しているのだと思いますよ。

　これらの特有の幻想が明らかになったことで，治療者は，Ｕさんの自己愛が傷ついた感覚をより理解することができた。Ｕさんは両親の関心があまりにも妹に集中したために，両親にネグレクトされたと感じていた。そして，妹の尋常ではないふる舞いによって恥ずかしい思いをもしたと感じていた。

治療者の理解は，患者がその家族環境の中で膨らんだ怒りや罪悪感を少しずつ受け入れるのを援助した。さらに，治療者の個人的・道徳的判断をしない態度でもってUさんがその幼少期に妹の自殺完遂を願ったことを明らかにしたことで，この報復的な願望が了解可能で，さほど罪悪感を惹起せず，有害ではないものとして経験し始めた。

怒りに対する罪悪感を明らかにする

　攻撃性は強い罪悪感をもたらす可能性があり，時に患者にとって，彼らの怒りを認めることも，話し合うことも耐えがたいものになることがある。特に，これらの感情が愛する人を傷つけたり，害したりすると，彼らが見なしている場合はそうである。自己愛的な傷つきに対する反応性の攻撃性に刺激された罪悪感の対処については，第8章（「過酷な超自我と罪悪感」）でかなりの紙数を割いて論述する。ここでは，症例を提示し，患者の罪悪感を刺激する反応性の怒りを明らかにする意義を例証する。攻撃的な思考や幻想と，実際の攻撃的な行動との違いを患者が認められるように援助することは非常に重要である。うつ病患者にとって，そのような思考に関連する罪悪感は，まるで彼らが実際に想像上の行動を冒したかのように，しばしば強烈なものとなっている。

【症例1 B】
　　さらに，Tさんは，両親がいつも兄をどんなに偏愛していたかを語った。兄は患者よりも身体が大きく，強靭で，社交的だった。この兄は頻繁に法的な窮地に巻き込まれ，また，しばしば，Tさんを殴ったり，侮辱したりした。少年時代，患者は兄に怒ったが，兄の腕っぷしの強さと，Tさんを"良い子"としてみている母親を失望させることに気が進まなかったこともあって，兄と対決することはなかった。しかし，やがて，兄はアルコール依存症になり，職業的にも苦労するようになった。上司と争い，議論する兄は一連の失業を招き，経済的な苦境に陥っていた。

　　Tさんは，兄が人生に失敗したと見なしていた。そして，治療の中で，T

さんはこの兄の失敗によって経験した，自分の中の驚くべき罪深い喜びについて知り，しかし，そのような感情が兄の問題を現実に起こしたわけではないことを理解できるように，援助された。

【症例3】
　広告代理店で働く25歳のVさんは，自らのうつ病の重要な要因である，父親から拒絶されたという感情を探索していた。父親は，彼女が4歳の時に家を出て，以来，家族にほとんど連絡をよこさなかった。母親は父親を非難し，父親が家族を見捨てたことを頻繁に嘆いた。Vさんは，父親に腹が立った記憶がほとんどなく，主に，父親に認められることを切望したり，父親が彼女を訪ねてくることを願ったりしたことを回想した。しかし，治療の中で，その問題をさらに探索していくと，最近になって，彼女は父親に対する怒りをだんだん意識するようになった。特に，彼女は，父親が自分と何らかの定期的な連絡をとる努力をしなかったことで経験した痛烈な痛みを回想するようになった。それにくわえて，父親は自分の生活を非常に隠そうとしていた。患者は父親がどこにいるか知らないことが多く，父親は再婚して数カ月経ってから，その事実を初めて明らかにしたのであった。

Vさん：実際，父にとても腹が立っていることに気がつきましたが，それについて話すのはとても難しいのです。
治療者：何がそんなに難しくさせているのでしょうか？
Vさん：それがとても厳しすぎるように感じるからです。
治療者：こういった感情をお父さんに向けていることに，あなたは当惑したり，罪悪感を抱いたりしていると思いますか？
Vさん：ええ。父が私たちを見捨てたということについては母は正しかったと思いますが，母は父にいつも非常に腹を立てていました。私は父を愛していますし，父と一緒にいたかったのです。たぶん，父はできうる最善を尽くしていました。父は子どもの頃，多くの大変なことを経験しています。
治療者：そうですね，お父さんは確かに，その生活環境に影響されたのでしょう。それでも，お父さんに対するあなたの感情を理解することが重要だと思います。また，あなたはとても怒っていることに罪悪感があるので，お父さんの生活環境を強調しているのかもしれませんね。

Vさん：先生は私のことを容赦のない，厳しい人間だと見なすようになると思います。
治療者：あなたがまさにそうであるように，私があなたの感情に批判的になると予想しているようですね。
Vさん：実際にこういった感情が強いことを認めるのが，時々，難しく感じます。私が本当に望んでいるのは，何らかの報いなのだと思います。子どもを見捨てた親は，彼らがしたことに対して，本当に罰を受けるに値します。

　Vさんの怖れについての，治療者の個人的・道徳的判断をしない探索によって，彼女は，実際に非常に怖れていた強い攻撃性を認められるようになった。父親がVさんや，憤り敵意に満ちた母親のもとを去ったように，もし他者がVさんが怒っていると知ったら，彼らもまた彼女のもとを去ることをVさんは怖れた。Vさんがこの恐怖を認めるのを援助することが，彼女を見捨てた親への怒りの感情のために自分は決して愛されることはないという彼女の悲しい予測と同様に，彼女が自分の罪悪感について取り組むための重要な一歩となった。

処罰に対する予期を明らかにする

　多くの患者は，自分の攻撃的で罪深い感情のために罰せられるだろうと感じている。患者の幻想の中の処罰はしばしば，他者による拒絶や攻撃という形式をとる。それは，患者が想像した，他者に対する現実の復讐に満ちた考えを反映しているが，今やそれは彼ら自身に向けられている。去勢は，何らかの様式で無力化されたことを表現しているが，愛されず，拒絶され，あざ笑われることに加えて，特に苦悩を与える脅威として理解されていることがある。

【症例1C】
　治療が進むにつれて，さらに，Tさんの罪悪感に付加的な光を当てるような，女性との経験に関する生活史が浮かび上がってきた。それは彼の二度目の結婚のことであった。彼は，より心をかき立てられ，情熱を感じられるような，非

常に若い女性のために，最初の妻と別れた。Tさんはいまだにこのことを気まずく感じていて，現在の妻が無愛想なのは，この過去の行いの罰にふさわしいと思えた。それは，Tさんの左手を切断しなければならないという，Tさんの夢に表現されていた。夢の中で，Tさんの幻想を強調するように，医師は彼に「さて，あなたは年をとっています。もう左手はいらないでしょう」と告げた。

その夢はまた，去勢がTさんの予想していた別の罰であることを示唆していた。妻との性的な営みがないことを彼が受け入れたことによって，ある意味で去勢は，ある程度すでに起こっていたことであった。彼はまた，職業上でも去勢されていると感じていた。すなわち，かつて彼が定期的に受け取っていたマージンを同僚が受け取っていると感じたからである。さらに，彼の幻想は，彼がこれを同様に罰として経験していることを示していた。

競争と攻撃性との関連を探索する

うつ病患者は早期の自己愛的な傷つきに関連して攻撃性が強められたような生活史をもつため，しばしば，いかなる攻撃的な衝動に対しても敏感になり，それらを制止することに懸命になる。多くのうつ病患者は，特に，競争的な願望と，それより先に存在していた攻撃的な幻想を関連づける。それゆえ，競争心は，怒りの感情や幻想と同種の罪悪感や自己報復（self-recriminations）を生じさせる傾向がある。さらに，競争的な幻想はしばしば，競争相手を破壊し，ダメージを与える願望に結びつく。うつ病患者にとって，そのような幻想は，自己愛的な傷を癒す方法として愛情や注目を得ようとする内的な努力に一役買っているため，特に，やむにやまれぬものである。

Tさんが回想した最早期の最も競争的な感情は，兄に関することだった。特に，兄が攻撃的で問題のあるふる舞いをみせても偏愛されていることに対して，彼は腹を立てていた。しかし，兄と競い合う努力は，兄の威張り散らしたふる舞いに介入しない両親によって挫かれた。Tさんは後になって，仕事上の場面で同僚と競い合うことに対して，罪悪感に苦しむようになった。

【症例1D】
Tさん：仕事で努力することによって，私は兄にうち勝って，両親が間違っていたことを彼らに示したいのだとわかりました。
治療者：それについて，どんな風に感じますか？
Tさん：そうですね，最初はこれでよいと思いましたが，今は，いい気分ではありません。つまり，兄がひどい目にあうことを期待していたわけではないのです。私がそれのどんな原因にもなっていないことを願っています。
治療者：あなたはどうやってそうしたのでしょうか？
Tさん：自分自身が上手くやることで，兄の気分を害したと思います。たぶん，私は今，問題を抱えていて当然なのです。
治療者：あなたがお兄さんにうち勝った罰として？
Tさん：ええ，ある意味では。

Tさんは，競い合うのが難しいのは罪悪感や処罰への欲求を惹起するような怒りの感情と結びついているせいだということに気づき始めた。たとえば，Tさんは若かった頃に，摩擦を起こすことを怖れ，競争相手にうち勝つ自分の努力に罪悪感を抱いたために，彼の担当を拡大し販売を促進する確実な機会を利用しなかった。同様の理由で，Tさんは，明らかに建設的なアイデアを上司に提案しなかった。これらの点を理解すると，彼は競争的な願望を以前よりも安全だと感じるようになり，職場ではもっと自由に自己主張できるようになった。Tさんは仕事上の競争相手が問題を抱えているのを非常に喜んでいるという夢をみた。

自己主張することがもっと心地よくなる

患者が自分の怒りの感情をより安全だと感じるようになるにつれて，彼らは一般的に，日常生活でより自己主張ができるようになる。これは，うつ病を持続させているような，対人関係における問題のある側面を変えることができる。

【症例1 E】

　前述したように，Tさんは，妻がセックスを頻繁には望まないことについて，妻と話し合いたかったが，これ以上夫婦関係を悪くしてしまう不安や，妻にこれ以上要求する資格が自分にはないという思いから，話し合えずにいた。また，Tさんは，自分の治療者にも不十分さを感じていた。というのは，Tさんには，治療者が彼ににもっと妻に対して自己主張的になって欲しがっているように思え，Tさんがそこまでの"良い段階"に達していないことに治療者が失望していると思えたからだった。Tさんが母親に対して良い子であらねばならなかったのとちょうど同じように良い患者になり，治療者がTさんに要求しているとTさん自身が考えていることに服従するTさんの必要性を探索した。

　すると，Tさんは，母親が彼に彼女の髪が魅力的かどうかと尋ねている夢を報告した。夢の中で，Tさんはこの質問に答えるのを拒否した。Tさんは，この夢について，他者の要求に譲歩することに反抗するという，彼の最新の発見を象徴していると考えた。彼は特に，彼が治療者に感じていたプレッシャーについて話し合うことができたので，楽になったと感じた。

　この夢と想像上の治療者の期待について探索した後，Tさんはついに，彼らの問題について妻と話し合うことができた。

Tさん：私は妻に，一夫一婦制を信じているかと尋ねました。彼女は，ちょっとはぐらかしました。私は，妻がまた他の男性に惹かれているのではないかと考えて，非常に心が乱されていると伝えました。

治療者：それで，奥さんは何と返答しましたか？

Tさん：その時は，妻は直接何も答えませんでしたが，それ以来，彼女はとても私を気遣い，思いやってくれるようになりました。

治療者：すると，奥さんと話し合ったことは，あなたが怖れていたような結果にはならなかったのですね。

Tさん：ええ。反対の結果になったと思います。

　その後のTさんと妻との話し合いも成果があった。彼らの性的な関係は改善し，以前より情熱的で，愛情表現に富むものになった。これにより，治療者は，Tさんの以前からある無力感の認識に取り組むことが可能になった。

治療者：あなたは奥さんが全権を握っていると見なす傾向があって，一方で，あなたは自分が不十分だと感じているので，奥さんに従う必要がありました。でも，今はまるで事態が違ってみえているように思います。
Tさん：そう思います。想像していたよりも，私は妻に影響力がありました。
治療者：無力であるどころか，あなたは実は奥さんを決して疑わないという力がついたわけですね。
Tさん：ええ。もっと前に気づいていればよかったと思います。私は，私たちの関係に，何の影響力ももたないのではないかと，とても心配していました。

　Tさんの症例では，うつ病に中心的な精神力動を描いたもので，彼は幼少期に経験した自己愛的な傷つきがもとで，怒りに満ちた幻想や，彼が必要としていたものを手に入れるために愛する人に仕返しをするなどの報復的な幻想をひき起していた。彼はこれらの幻想に罪悪感を抱き，また，セルフエスティームを低下させ，去勢や別の何らかの報復によって罰せられるのを怖れた。これらの力動を理解することによって，彼の罪悪感は減じ，彼は職場や家庭で，もっと自己主張的な態度をとれるようになり，そして，自分は不十分であるという感覚を緩和することができた。

自己へ向けられた怒りを理解する

　怒りの感情は潜在的に破壊的なものとして経験されるので，罪悪感を減じ，対人関係にダメージを与えるのを回避するために，それらは自己に向けられることが多い。攻撃性の自己への向け換えに代わる他の機制には，憎むべき他者・拒絶する他者・失われた他者との同一化，憎むべき他者と類似している自己の側面に対する陰性反応がある。治療者は患者がこれらの自己攻撃（self-attacks）を明らかにする援助をし，彼らがそれらの重症度や現実的な根拠がないことを理解できるように手助けする。そして，治療者は患者と共に，これらの自己非難が最近もしくは遠い昔に患者が拒絶されたと感じた人物に対する怒りによる攻撃を表していることに焦点を当てながら，この非難の意味を探索する。それにくわえて，治療者は，拒絶する他者と同一化している自

己の部分への攻撃についても探索する。

【症例4】

　48歳の既婚のWさんは個人開業の弁護士で，数年間にわたり気分変調性障害に罹患していた。彼は結婚について不満を述べた。妻が性的に不十分な反応しかせず，"あまりにも否定的"だと感じていたのである。彼は仕事についても不満があった。期待したほど成果が上がらず，自分のコントロールがおよばない力によって阻まれているように感じていた。彼は，社員に利用されるのではないかと神経質になったり，顧客のひとりが彼の事務所から離れようものなら深く傷ついたりするなど，顧客にも社員にも"お人好し"にされていると感じていた。彼はこれらの人々に対する怒りに心を奪われ，その感情を表現する方法を思いめぐらす一方で，その怒りの感情に対してひどい罪悪感も抱いていた。たとえば，彼は，もし社員が彼の命令に従わなければ解雇すると脅すことを夢想する一方で，それに罪悪感を抱き，彼らが退職するのではないかと怖れた。

　Wさんは，家族，特に母親のことを，彼の興味とはほとんど関連のない事柄を彼のためだと考えていると思っていた。Wさんが子どもの時，他の子がWさんのおもちゃの鉄砲のことで母親に文句を言ったところ，不公平にも，母親はそのおもちゃを彼から取り上げてしまったことを挙げて，これは彼の幸せを考慮しないで他者に喜んで耳を傾ける母親のよい例だと，不満を述べた。Wさんが建築の仕事に就きたかった時，母親は彼とは金輪際口をきかないと脅し，代わりに弁護士になるように強要した。それゆえ，もし彼が母親に同意しなければ，母親は彼女の愛情を一貫して引き上げるのだと，Wさんはこの経験から学んだ。父親はもう少し温厚な人物だったが，悲しいかな，彼の息子とは最小限にしか関わらなかった。

　Wさんはまた，両親が門限のような行動に対して厳格で柔軟性のない規則を掲げていたことを明らかにした。彼が遅れて帰宅すると，それがたとえ彼にはどうすることもできない問題のためであったとしても，彼らは非常に怒り，彼に罰として外出禁止を命じた。彼は，両親が決して彼のどのような説明にも耳を貸さないことに憤慨し，両親との喧嘩の後，一度ならず，自分の手を壁に叩きつけたことを憶えていた。

　社員に制限を設けたり，Wさんを失望させた人への怒りを表明したりする中

で，Wさんは，まるで両親がしたような柔軟性のない有害な行動をとっているように強く感じていることが明らかになった。それにくわえて，まさに母親が彼にしたと彼が感じたように，自分が"愛情を引き上げる"とも感じていた。そのため，彼は自分の行動を他者をひどく傷つけるものと見なして，罪悪感を抱き，もし彼がそれを明らかにすれば，すぐさま彼らに拒絶されてしまうだろうと怖れていた。

　他者に怒りを表明することに対する葛藤に嵌りこんで，Wさんは全般的に，自己破壊的な行動を介して，彼自身に怒りを向けていた。たとえば，彼は，運動をしなかったり，途切れなく喫煙したりしていた。それだけではなく，彼は仕事の上で自己主張できずに，法律事務所は損害を受けていた。

　治療者とWさんは，Wさんが他者に怒りを表明したいちょうど同じ方法で，彼自身に対して怒りを表現しているという理解に達した。たとえば，仕事をしくじることで，彼は両親に「私はあなた方が望んだことをするでしょう。でも，私はそれを台無しにしますよ」と言っているかのようだった。彼の身体に対するダメージは，彼が自分の手を壁に叩きつけた時のように，一見したところ，両親に負わせたいと願っているダメージを象徴していた。両親に報復するために自分自身を傷つけていることを理解すると，Wさんは自分の怒りの矛先を変え，自己破壊的な行動を減じることができるようになった。Wさんの怒りによって，両親との間であったダメージの体験が社員との間でも繰り返されるわけではないことを理解すると，彼は適切に他者と対峙し始めた。

【症例5】

　64歳のXさんは主婦であり，3人の子どもを持つ母親であった。彼女は大うつ病に罹患しており，また，現在の感情障害の発病に先行して，慢性的に無視され，攻撃されているという感覚を症状としてもっていた。Xさんはしばしば，夫に非常に疎外されていると感じていた。夫は，彼女に共感的なところはほとんどなく，頻繁に彼らの関係に経済的な問題をもち込んでくるように，Xさんには感じられていた。たとえば，夫は最近，Xさんが傷つき，心ないと感じるような言い方で，もしXさんが死んで，彼が再婚した場合の金銭プランに

ついて彼女と話し合いたいと迫った。夫は滅多に彼女と喋らないのに，彼の友人とはよく喋っていると，感じていた。それにくわえて，Xさんはしばしば，彼女の周囲の人々からの攻撃に対して防御の構えをとっているように感じていた。この集団には，彼女に対して競争的だと見なしていた兄弟や，彼女や他の人たちを嘲笑していて傲慢だと彼女が見なしていた同僚が含まれていた。

Xさんは，母親が"彼女に我慢できなかった"ことや，母親が非常に厳格で批判的で，Xさんが些細な違反をしただけで，ベルトで何度も浴びせるように叩いたことを思い出した。母親は，Xさんのいかなる怒りの表現にも耐えられなかった。父親はもう少し情愛のある，温厚な人物だった。Xさんは父親と夫を比べて，夫が情愛にも，大望にも欠けていると思った。

Xさんは明らかに夫や同僚に対して非常に怒っていたが，彼女の時間の大半は，自分自身への怒りに費やされた。彼女は，仕事でも家庭でも十分に役割をこなしておらず，友人もあまりいないことで，自分自身を非難していた。治療者はこれらの傾向について探索した。

治療者：本当に，あなたはまるで自分のあらゆることに批判的であるようですね。
Xさん：私は自分がまったく正しくないと感じているみたいです。
治療者：それではまるで，お母さんがあなたに言っていたことのように聞こえます！
Xさん：まったく，その通りです。母の私への扱いは，ひどいものでした。
治療者：でも，お母さんとは違って，あなたは他の人への怒りをほとんど語らないようにみえます。
Xさん：そうですね，それが問題なのです。私はいつも，腹を立てないようにと言われていました。それはよいことではありません。
治療者：結局，あなたはその怒りの矛先を自分自身に向けているようにみえます。あなた自身に容赦がないのはよいのでしょうか？
Xさん：非常に厳しいと思います。そうだとしても，私は怒りを他の人には向けたくありません。もし私が怒りを表現したら，職場の女性たちに何を言うのかわかりませんし，それは非常に悪いことです。
治療者：そうですね，私たちは，この怒りについて，もっと調べていく必要があると思います。怒りの矛先があなた自身に向くのは，大きな損失をもた

らすと思います。
Xさん：わかっています。私は強い苦痛を感じています。

　これらの問題に時間をかけて取り組むと，Xさんの自己攻撃は顕著に減じ，彼女の同僚や友人との関係が改善し始めた。彼女は以前は，人から拒絶されることを予想して，たとえば，かかってきた電話をかけ返さないなど，他者からひきこもる傾向があった。そのくせ，彼らが彼女に電話をかけてこなくなると，今度は拒絶されたと感じた。彼女はこのパターンを変えて，彼らともっと定期的に連絡をとり続けるようになった。しかし，彼女の年老いた母親が亡くなった数カ月後，彼女は抑うつ症状と自己攻撃を再燃させた。これは，彼女が母親の金銭的な事柄に関する仕事を終え，母親の記念行事を計画した時に起こった。いまでは，Xさんは母親に対する怒りを認めることができたが，依然として，この怒りに対する罪悪感に苦しんでいるように思われた。治療者は，これが問題である可能性に気づいたので，母親への現在の感情に対する探索を続けるようにと，Xさんを促した。

Xさん：母は生きていた時，人を傷つけるひどい人だったのに，母がいないといまだに淋しく思うなんて，信じがたいと思います。
治療者：特に，いまや，あなたはお母さんの用事を終えてしまったので，あなたの自分自身への変わらぬ非難は，お母さんと一緒にいるための方法になっているのではないでしょうか？
Xさん：その可能性があると思います。つまり，母が私を攻撃する，これが基本的に私たちの関係のすべてでしたから。
治療者：そしていまだに，あなたは，いろんなやり方で，お母さんを強く慕い続けているのですね。
Xさん：その通りです。

　母親の虐待に対する憤りにもかかわらず，Xさんが母親を亡くして淋しい気もちでいることを理解できたことで，彼女のうつ病は軽快し，さらなる喪の仕事への道を開くこととなった。

【症例6】

26歳のYさんは子どもがひとりいる未婚の母で、秘書をしていた。彼女の両親はまだ健在だった。彼女は、幼少期から現在まで、父親から強い非難を浴び続けていることを報告した。たとえ父親が間違っていたり、不公平であったりすることが多いとわかっていても、父親がYさんを叱りつける時は必ず、彼女はひどく傷つき、自分に批判的になった。一度、Yさんは治療の中で、いくらか心地よく感じることがあった時、彼女は、結局、心の中の悪い何かを治療者に明らかにしてしまって、彼が彼女とこれ以上一緒にいたくないと思うようになるのではないかと心配した。この患者はまた、自らの気持ちが報われることのない関係に陥る傾向について述べた。

Yさん［先日のある出来事を話して］：私が調理したステーキの残りを出しっぱなしにしておいたら、犬がそれを舐めていました。いきなり、父が私に「どういったわけで、おまえはそんな風にステーキを出しっぱなしにできたんだ！ これで、肉はダメになってしまった。これを片付けろ！」と怒り狂いました。

治療者：それで、あなたはどんな風に感じましたか？

Yさん：そうですね、何時間も、私は自己嫌悪に陥りました。本当に困惑しました。自分が不十分で、恥ずかしく感じました。他の誰かにだったら、私はまさに「うるさい。そうしたいなら、その肉を片付けなさいよ。犬がそれを舐めたって、私は構わないのよ！」と言っていたところです。

治療者：あなたが他の人に対してはどのように反応するかということを聞いていると、あなたは非常に怒っていたように思います。でも、あなたは、お父さんに怒るのは、とても難しかったようですね。

Yさん：本当に、そのことについて考えていませんでした。私は父に憤慨していると思います。でも、もし私が何か言ったら、喧嘩になっていただけです。父はますます敵対的になって、私は敗けるのです。

治療者：そこで、結局、あなたは怒りの矛先を自分自身に向け換えたかのようにみえます。

Yさん：ええ。そのように思います。怒りはどこかに向かわなければならないと思います。

次の面接で，Yさんは夢を報告した。その夢では，彼女の数頭の犬が非常にうるさくて，彼女はそれに悩まされていた。彼女は犬に向かって喚いて，家を出た。

治療者：その夢について，何か気にかかることがありますか？
Yさん：そうですね，私は犬を1頭，飼っていたことがあって，その時は四六時中，犬に向かって喚いていました。そのことに，いつも私は本当に罪悪感を抱いていました。
治療者：夢の中の犬は，あなたがお父さんについて話していたことを私に想い出させました。つまり，お父さんは多くの問題をつくり出し，あなたを悩ませましたね。たぶんあなたは，まさにそんな風に，お父さんに向かって喚きたいと感じているのでしょう。
Yさん：ええ，その通りです。でも，そんな風にひどく荒れ狂ったりしたら，本当に罪悪感をもつと思います。父が私に向かってするようにふる舞っていると思います。私はそれがどんなに苦痛を与えるものかということを知っています。そうすることは，ひどく嫌なのです。
治療者：なるほど。そして，このことが，時に，あなたが誰か，特にお父さんに対してどんなに怒っているかをあなたが理解するのを妨げているのだと思います。お父さんのように誰かを傷つけずに人に対峙する方法があることを，その時，あなたが実感するのは難しかったのでしょう。
Yさん：その通りだと思います。私は，これらの感情を常に把握する方法をもっと学ぶ必要がありますね。

☆　☆　☆

　本章で論述した症例では，患者の自己に向かう怒りを探索することによって，彼らのうつ病は軽快した。実際は他の誰かに向かう怒りが自分自身を攻撃していることを実感することによって，彼らは，自己攻撃を緩和することが可能となった。また，彼らが怒った時に，彼らを傷つけたと経験した誰かと同一化していることを理解することによって，彼らが自分自身の葛藤に取り組めるようになった。これらの患者が彼らの怒りの特有の内容を理解し，自分自身を拒絶的もしくは御しがたいと怖れずに，問題のある他者に対してもっと自己主張的になるといった，より効果的な対処方法を見出すことが重要であった。

第8章

過酷な超自我と罪悪感

　自己愛的な傷つきやすさと恥に関連した情緒に加えて，無力感，反応性の怒り，意識的・無意識的罪悪感は，しばしば，うつ病患者からその能力を奪う。患者の中には，自分が劣悪で，価値がないという根深い感情をもっていることが明らかになる者がいる。また，彼らが攻撃的もしくは競争的な態度を示したり，性的に軽率な態度をとったりしたと感じた時に，自己非難や自己処罰を通して，彼ら自身を攻撃する傾向をもつ者がいる。この例は，第4章（「うつ病の力動的精神療法を始めるにあたって」）と第6章（「自己愛的な傷つきやすさに取り組む」）で述べたGさんと，第7章（「自己愛的な傷つきに対する反応性の怒りに取り組む」）で述べたVさんである。Gさんは，彼女の母親と恋人に関連した攻撃的な考えにひどく罪悪感を抱いていた。Vさんは，彼女の父親に向けた報復的な感情を表現する時に，それが厳しすぎるのではないかと心配していた。

　その他の場合では，患者が罪悪感に気づいていないようにみえても，治療者が患者の自己処罰的なふる舞いや自己非難から罪悪感を推察しうることがある。これらの患者の中には，親や他者に対する彼らの怒りを正当なものだと感じている者もいる。本章で後述するように（【症例2】のAAさんを参照），無意識的な罪悪感の証拠を患者の目にとめさせる際には，治療者は十分に気転を利かす必要がある。

　うつ病患者の罪悪感を最もよく理解するためには，過酷な，もしくは過度に厳しい超自我の理論的概念に立ち戻ることが重要である（Arlow 1996）。この概念は，制御しがたい内的な非難の感覚を経験している患者を理解するのに臨床上有用である。彼らは罪悪感を抱かず，自己処罰をほのめかすだけだが，やがて精神療法的な探索の過程で罪悪感が浮かび上がってくるのである。

表8－1　超自我の機能

1. 裁断（Judging）：思考，願望，幻想について，許容可能か有害かを評価すること；罪悪感を惹起しうる
2. 制限（Limiting）：衝動をコンテインする，もしくは制限する；行動を制止する
3. 懲罰もしくは報酬（Punitive or rewarding）：しばしば罪悪感や抑うつ感情や喜びや誇りによって，自己を処罰したり，賞賛したりする

　一部の精神分析家（例 Milrod 1972）は，超自我を3つの機能をもつ内的な構造の複合体（表8－1）と見なしている。すなわち，1）裁断機能：これは行動，思考，願望，そして幻想さえも，自己や他者にとって許容可能か，それとも道徳上有害であるかを評価し，罪悪感の意識的な経験をしばしば刺激する，2）制限機能：これは衝動をコンテイン（contain）したり，衝動に制限を設けたり，許容できないと裁断された行動を制止する，3）懲罰もしくは報酬機能：これは許容できない思考や行動に対して患者を実際に罰したり，賞賛に値する活動に対して報酬を与えたりしている。懲罰は，罪悪感や他の抑うつ感情に苛まされる形で下されたり，自己破壊的な行動を誘発したりすることによって実行される。これらの行動の自己処罰的な側面は無意識的に生じたり，ごくわずかしか理解されていなかったりすることが多い。

　超自我の過酷さには，多くの異なる原因がありうる。たとえば（【症例2】のAAさんについての考察を参照），過酷で裁断する超自我は，少なくとも部分的には，ひどく懲罰的で，咎めたて，要求がましい親の非難の内在化を基礎にしている可能性がある。しかし，うつ病患者の多くは，過酷さからはほど遠い両親をもっていて，彼らの両親をむしろ怠慢で，彼らを欲求不満にさせ，放任主義的でさえあると見なしている。もし患者が彼らの攻撃性をコントロールできず，他者を傷つけると想像するならば，彼らを欲求不満にさせ，退避的で，怠慢な両親についての攻撃的な幻想は，過酷で制限的な超自我の発達を刺激する可能性がある。その場合に，患者は，これらの幻想に無意識的に結びつき，危険な攻撃性と認識されるような，いかなる行動や思考をも制限し，過度に制止するかもしれない。さらに，精神的あるいは身体的に脆弱であると見なされた両親に向けられた競争的な衝動や敵意は，この親を傷つけうる，もしくはすでに傷つけてしまったという恐怖によって，過度の罪悪感を刺激する可能性がある。両親が放任主義的な患者たちにとって，

表8-2　過酷な超自我への取り組み：治療中期
1. 患者の行動や感情に隠された罪悪感や自己処罰を患者が認識することを援助する
2. 罪悪感の幻想を探索する
3. 性格に根ざした罪悪感や処罰を探索する：重症の制止とサドマゾ的性格傾向

"悪事を働きながら処罰を免れる"という幻想は，代償的で過度の内的監視をもたらすために，結果として攻撃的な衝動や性的な衝動の過度の制限へと導かれる可能性がある。

うつ病患者との取り組みでは，過酷な超自我の異なる機能を理解し解釈することが意識的・無意識的な罪悪感を緩和し，破壊的な行動や苦痛な抑うつ感情を通した自己処罰を和らげ，罪悪感や過度に制限的な超自我（表8-2）に基づいた過度の制止を軽減することに寄与する。最終的な結果として，患者は次第にセルフエスティームを高め，自己愛的な傷つきやすさを減じるような，自己表現や行動の機会をもっと許容するようになる。

患者が罪悪感と自己処罰について認識するのを援助する

意識的な罪悪感をほとんど経験していない患者との取り組みでは，彼らの力動のこの一面を意識化するように援助するのは，時に困難なことがある。しかし，常に，彼らは自己処罰的な情緒や行動を表現しており，そこから，情動調律した観察者は罪悪感の自己評価（self-appraisal）を推論することがある。患者の無意識的罪悪感や，その結果として生じる自己処罰を意識化するのを援助することは重要である。その場合，自己処罰の感情や行動自体の探索から開始することは有用なことが多い。患者の中には，これらの感情や行動の時間的な経過を検討することが非常に啓発的となる者がいる。なぜなら，うつ病患者は人生の肯定的な発展について，許容できない攻撃的もしくは性的な行動の結果として解釈したり，価値がないと感じたりすることによって，彼ら自身を罰していることが多いからである。

【症例1】
　24歳の芸術家のZさんは，初めての展覧会で非常に好評を博した後，動けなくなってしまった。それに続く数カ月間，彼女は次第に作品に取り組めなくな

り，一日の大半を長椅子に横たわったり，テレビを観たりして過ごすようになり，喫煙を再開し，そして，無気力な感覚のために，すっかり自己嫌悪に陥ってしまった。Zさんは無感動であると感じ，時々，不意に涙ぐんだ。しかし，彼女はいかなる罪悪感も自覚しておらず，ただ，自分の最近のふる舞いのために，「怠惰で，完全にぐうたら！」であることに関する自己非難をまったく正当なものだと感じているだけだった。恋人が彼女のふる舞いを心配して，受診をすすめてやっと，Zさんは治療を求めた。

　Zさんとの治療における最初の目標は，彼女の最近のふる舞いが罪悪感や強い自己処罰によるものであることを理解するよう援助することであった。これは，彼女がもっと自覚的であった生活史の側面と結びつけることによって達成された。

Zさん：私はバカみたいに感じます。これがうつ病だなんて気づきませんでした。本当に，言ってみれば，知らない間にうつ病に陥っていました。けれど，私は以前にも抑うつ的になったことがあって，同じことが起こったのです。私は，その時も，後になってからも，そのことに気づいていなかったと思います。そして，私が心から不幸であったことを両親はまったく理解していなかったようでした。

治療者：その時のことを私に話してくれますか？

Zさん：それはレイプされた後，私が14歳の時でした。

　このうら若い女性は，高校1年の秋に，数人の年上の隣人と一緒にパーティに出かけたことがあった。彼女はあまり飲酒したことがなく，酩酊してしまい，その状態でパーティを辞するために上着を探していた時，自分が3人の少年たちと寝室にいることに気づいた。初めは，彼らの軽薄なふる舞いをおもしろがり，驚いていたが，彼らの雰囲気が身の毛のよだつものに変わって，そのうちのひとりにフェラチオをするように事実上強要されると，彼女は脅えた。彼女は半ば抵抗し，半ば従順に参加し，それからパーティを逃げ出し，嘔吐し，暴行を受けたと感じ，恥じた。その出来事について，彼女は誰にも話さなかったが，彼女のふる舞いは突然変わった。以前は，学校で"良い子"だったが，いまや"劣悪さ"に駆り立てられているようにみえた。初めて彼女は積極的に，無分別に性的接触を求めるようになり，何カ月もの間，無愛想で，勉学

に集中することが非常に難しく，惨めさとアンヘドニア（快楽消失）を感じ，自己嫌悪に陥った。

Zさん［涙ぐんで］：それは私自身に関する悪感情のオンパレードのようでした。私の両親は私を怒鳴りつけることで事態をもっと悪くしただけでした。両親が怒鳴ったことに私は驚かなかったと思います。私は自分自身をとても怖く感じていました。

治療者：まさに，同じ類のことが今起こっているように聞こえますが，そう思いませんか？　あなたは，あなたの恋人をとても心配させています。

Zさん：ええ，でも，彼には，治療者に会うようにすすめる分別があります。私の両親はただふりまわすだけでした。

治療者：その時にあなたに起こったことについて，自分自身をひどく責めていたようですね。

Zさん：そう思います。私はとても無邪気でした。そして，ドカン！　本当だったら，友達に話すような滑稽な話がひどいものに変わってしまいました。

治療者：あなたは酔っていて，数人の少年たちとじゃれあうのがどんな風なのか試しました。それがエスカレートした時に，あなたがその事態をひき起こしたと考えたのですね。

Zさん：ええ。私があの少年たちにどんなに怒り狂っているかということにさえ，数年後まで気づきませんでした。その時，私は何かバカでトンマなことをした——間違った種類の合図を与えた——と感じていました——そして……ドカン！

過去のうつ病のエピソードを追想し，その中で罪悪感と自己処罰との関連が明らかになった後，治療者は現在に立ち戻った。

治療者：そして今——今，何が起こっているのかを理解してみましょう。あなたは展覧会を成功させ，好評を博し，そしておわかりのように次に起きたのは……

Zさん：私は動けなくなりました。

治療者：まったく，その通りです。今起こっていることは，過去の出来事と関連があると思います。そこで，あなたは自分に興味をもった少年たちとじ

ゃれあおうとしたら，彼らは残酷にふる舞った…まるであなたが彼らに応じたことを罰するように。たぶん，今でもまだ，あなたはセクシーで，自己主張的で，自己表現的だと感じるような努力を処罰と結びつけています。レイプの後，あなたは，自分の自己破壊的なふる舞いによって自分自身を罰し，今も同じことをしています。今回，あなたが何者かを世間に示したり，展覧会であなた自身を表現したり，あなたの芸術作品がセクシーでふざけていることによって，あなた自身を罰しているのです。

　この治療の少し後で，治療者と患者はＺさんの家族との生活をさらに探索し，14歳の時に，これらの少年たちに示した彼女の反応の病因を見出した。Ｚさんの母親は聡明だが，自己否定的な女性で，彼女はＺさんの兄を妊娠したために大学を中退していた。彼女の家族の中では，多くの暗黙のメッセージと，いくつかの明確なメッセージによって，成功しようとすることは挫折と処罰を招き，また，セクシュアリティは危険なものであるというシグナルが出されていた。Ｚさんはこれらの少年たちに出会って，彼らのふる舞いを彼女のいちゃつきに対する即座の処罰として解釈したのは，前もって教え込まれていたものだった。彼女の裁断し罰する超自我機能は，きわめて過酷なものであった。

【症例２】
　不動産ブローカーをしていた45歳のAAさんは，精神療法中に，抑うつと不安を再燃させた。健康な時は付き合いを楽しむ多くの友人がいる，活気に溢れた女性である彼女は，今はひきこもり，彼女の顧客や治療者との約束をキャンセルし，家に留まり，午前中は眠り，過食し，そして惨めだと感じ，不安になっていた。
　彼女の治療者は，抑うつ的な行動の前兆を理解するために，タイミングを逃さずに，その由来を明らかにすることに決めた。

治療者：10日前に私たちが会った時には，あなたは上手くやっているようにみえました。あなたがそんなに憂うつになり始めたのがいつからだったか，覚えていますか？

AAさん：いいえ，でも，本当に，この感情を取り除きたいと思っています。たまらないです。

治療者：わかりました。何がそれらをひき起こしているのか，理解してみましょう。あなたがこのように感じ始めた時，何が起こっていたか覚えていますか？

AAさん［考え込んで］：このことについて多少わかると思いますが，すべてがとても取るに足らないことのように思えます。先週，隣人のセレナと話していましたが，彼女は別の隣人のアンにとても苛立っていました。アンはいつも私にはいい人なのですが，セレナはアンをどんなにかひどい人間であるかを話していました。アンはいつもセレナを相手にしませんでした。それは本当に目を見張らせるもので，アンが他の人たちのことを私に話した噂話と考え合わせて，私は私自身が本当に怒っていることに気づきました。私はセレナにとても同情し，アンには非常に怒りを感じました。その時，私たちが喋っている時に，アンが郵便物を取りに出てきました。彼女は私たちが喋っているのをみました。こんなことを考えるのはばかげているとわかっていますが，私たちが彼女のことを喋っているとわかっただろうと思いました。

治療者：それで，あなたはその考えにどう反応したのですか？

AAさん：本当に不安でした。これでアンは私を嫌って，近所づきあいが惨めなものになると思いました。引っ越すことを考えるべきだと思い始めました。そんなことはばかげていると，わかっています。でも，大きな闘いのまんまん中にいると感じて，とても怖かったのです。私はそれからずっとアンを避け，セレナのことも避け続けています。

治療者：あなたの目には，まるでアンが突然モンスターか何かになってしまったように聞こえます。

AAさん：ええ，その時，私がどんなに怒っていたかをアンが知っているかもしれないと非常に脅えました。これはすべて誇張されているとわかっていますが，そのことをとても怖いと感じました。私は今でもセレナに同情してますし，アンはたぶん嫌な人物なのだと思います。

治療者：あなたがそんなに怒っていることで，嫌な人物はあなたを罰し，復讐するのですね。あなたはそのことがとても不安なのですね。けれど，私は，その不安や，あなたが両方の女性を避けるようになった過程よりも，もっ

と理解することがここにあるように思います。私たちは，なぜあなたがそんなにも抑うつ的になったのかということも，理解する必要があります。
AAさん：嫌な人物であるアンについて考えることは，私が母にいつも抱いている感情を誘発したに違いないと思います。それは，「"なんてこと！　また同じことが起きたわ。私はまた似たようなひどい人と過ごしていて，それに対処できない"」というように，私を無力だと感じさせます。

　この治療の中で，AAさんは母親との関係について徹底的に話し合った。母親は時に気まぐれに，娘に意地悪く，言語的にも身体的にも攻撃する疑い深い女性として描写された。AAさんは母親を怖れ，怒った女性，特に年上の怒った女性と遭遇する状況でしばしば不安になった。彼女は母親への怒りを意識化し，それは正当なものであると主張し，そのことに罪悪感をあまり経験していなかった。これは，AAさんがうつ病で経験した無力感とそれに伴うひどい脆弱性の感覚ばかりでなく，憤怒の感情に対する罪悪感を認識することを援助する絶好の機会のように思われた。

治療者：その通りです！　うつ病は，本当にあなたになじみのある無力感から生じていると，私も思います。しかし，あなたが怒っているという事実もあります――アンがそのためにあなたを罰するだろうと，あなたは確信しています。この抑うつは，先に，あなた自身を罰する方法なのだと思います――そうすれば，あなたがどんなに無力であるかをみて，おそらく誰もあなたを罰しないでしょう。私はこうも考えました。たとえあなたの怒りが正当だったとしても，怒ることがあなたの一部を悪い人間のように感じさせていると。あなたはそのために，悪い人間であるために，あなた自身を罰しているのです。
AAさん：うーん……まあ，そうなのだと思います，たぶん。もし私が自分自身を先に罰するならば，おそらく誰も私を罰する必要がなくなりましょう。けれど，先生は，抑うつ的なとき，単に無気力なだけではなく私が自分自身に何かをしているような言い方をされます。その考えに同意できるとはとても言えません。何かが私を襲ってきたかのように，無力だと感じるばかりです。これを私自身が作り出しているようにはまったく感じません！

これは，うつ病が部分的には自己処罰の一形態であるという見解に対する一般的な反論である。抑うつ感情は，拒絶，ダメージ，無力感に関する幻想によって刺激されうるが，抑うつ状態の自己拷問（self-torment）は，しばしば罪悪感と悪い行いに関する幻想に関連している。この患者は，彼女の病的な母親との関係における無力感についての解釈に，最も満足感を得ていた。AAさんは，母親に対して非常に怒っていることに気づいていたが，意識的には彼女の憤怒は正当なものと感じていた。そのため，意識的には彼女の怒りは当然の権利だと感じているにもかかわらず，無意識的には罪悪感を抱いていることを彼女が理解することが重要であった。次のように，過酷な良心や超自我という概念を提示することは，この問題に対処するために有用である可能性が高い。

治療者：さて，あなたの一部分である，あなたの良心は，あなた自身の別の部分を攻撃していると，私は考えています。時々，私たちの良心はあまり合理的とはいえなくなります。それは，私たちの最早期の経験によって形づくられたものなので，時々非常に不合理である可能性があります。おそらく，あなたの一部は，あなたのお母さんがとても意地悪だった時に，あなたについて言ったことを取り入れたのでしょう。そして，本心では，あなたは怒っていて，悪い人間のように本当に感じているのです。

AAさん：うーん……子どもの頃，時々，私はとても悪い子だと感じました。私の母が言ったそれらのことも，とても重苦しく感じました。もちろん，その言葉を信じて，納得していました。私はそれを乗り越えるべきであるかのように思えます。でも，おそらく，先生が正しいのです。おそらく，私の一部はまだすべてを信じています……そして，おそらく，私の一部も，他の人が考えていることをコントロールしようとしているのだと思います。まるで，「私は脅威ではない！　私は悪くない！　私はただ不安と悲しみのかたまりだけ！　あっちに行って！」と私が言っているようです。

　AAさんの母親の非難の内在化に基づいた，無意識的な裁断する超自我のイメージは，意識的には正当化されていた憤怒に関する罪悪感の幻想を彼女が理解することを援助した。

罪悪感に関する幻想を探索する

　患者が罪悪感を抱き，抑うつによって彼ら自身を罰している可能性を認識するようになったら，罪悪感を惹起している幻想を探索することが重要となる。Ｚさんにとって，芸術の世界で成功することは，母親を超えることを意味していた。彼女の母親の人生は母親にとって非常に腹立たしいものであった。肉体的にも，精神的にも，多くの困難を抱えていた彼女の妹も同様であった。実際，Ｚさんの母親は，しばしば，患者に，彼女の美貌と才能が妹を不快にさせるとほのめかした。彼女は，自己表現，特にセクシュアリティの表現と処罰を結びつけるようになった。一方，AAさんは，彼女自身の感覚，特に彼女が怒った時に抱く，自分は劣悪で，他者や自分自身から攻撃されるに値するという感覚を内在化したようだった。この感覚は，彼女のかなり病的で悪意に満ちた母親との関係性の文脈の中で形成されてきたように思われた。彼女の母親は，しばしば患者を劣悪で，非常に破壊的で，罪深いと非難した。

　患者が，自分は劣悪で価値がないという内的幻想をもち，また，セクシュアリティ，攻撃性，自律性に関連した幻想について罪悪感を抱いているという証拠を探し出すことは，罪悪感を認識していても，その原因については混沌としている，これらの人々を援助することになる。多くの患者は，幼少期になされた特定の行動のために自らを罰していると，かなり具体性をもって想像している。そのため，罪悪感と処罰が，必ずしも，ある特別で秘かな行為に関連するとは限らず，むしろ長期間にわたった重要な他者との持続的な関係性の文脈の中で積み重ねられた行動や彼ら自身に関する思考や感情に関連することを理解するための援助が彼らには必要となる。

【症例３】

　名門私立学校に勤務する，50歳のBBさんは，非常に愛されている教師であった。彼は，しばしば，罪悪感に悩まされていた。特に，妻との関係の文脈の中で抱く罪悪感に苦しんでいた。彼には彼女の欲求を満たすことができないと感じていた。これらの罪悪感は頻繁に生じ，BBさんの性格に深く根ざしてい

るようにみえた。BB さんのうつ病が再発すると，それは彼の人生で３度めのことだったが，彼の罪悪感は麻痺した。

　治療の中で，治療者と BB さんは，彼の幼少期の重要な時期を特定した。それは，彼の母親がうつ病に罹患し，彼女が情緒的に反応できないことに彼がひどく驚き，悲しんだ時のことであった。彼女は，普段の思いやりのある態度とは対照的に，明らかにひきこもっていた。彼の父親がかなり傲慢で，陰気で，妻の関心を子どもと分け合わねばならないことに憤然とするような男性だったので，BB さんは特に母親に頼っていた。おそらく，罪の自覚ゆえの自己報復（self-recriminations）は，複合的に決定されたものであろうが，少なくとも部分的には，父親が BB さんに関心を払わないことや，BB さんを失望させるような父親の未熟さに対して憤怒することが作動させていたに違いないと治療者は考えた。しかし，治療者はまた，BB さんが現在，極端すぎるほどの責任感を抱いており，彼の母親のうつ病に対しても責任を感じていたに違いないと推察した。しかし，これは，次のようなやりとりが行われるまでは，理論上の推測でしかなかった。ある面接の中で，BB さんは，放課後の時間に彼の叔母の世話を受けねばならなかったことは不幸だったと述べ，その叔母とは上手く付き合えなかったと連想した。

治療者：以前，私たちがこのことについて話したことがあったかどうか，想い出せません。それについて，もう少し話してもらえますか？　彼女と過ごすのは，何が嫌だったのですか？

BB さん：何が嫌だったか，ですか？　すべてです！　後になって，彼女がアルコール依存症だったことに気づきました。確かに，あの午後，常軌を逸した行動や酔っ払ったふる舞いがあったかどうか記憶はありませんが，いつも私はあたかも……家では，物事があまりにもまとまりがないようにみえました。ひどくうんざりしました。全員がテレビを観るために，その周りに仕方なく行かされました。私はいとこたちと共通するものがなく，彼らとはとても違っていると感じていました。また，そこの子どもたちは怒っていて――時々，叔父が家にいて，彼らがした何かに対して彼らをぶっていました。彼は私には決して手をあげませんでしたが，私は脅えていました。私がいとこたちとは違って扱われたことに，彼らは憤慨していたと思います。時々彼らはその話題をもち出しました……。

治療者：今まで，お母さんに，そこにいることがどんなに不快だったかを話したことがありますか？

BBさん：話しました，私なりの言い方で，ですが。でも，母は働かなければならなかったし，私の家族がたった3人という，とても少人数だったので，もっと大人数の家族と関わることが大切だと，彼女は感じていたのだと思います。ふり返ってみると，私は，母がそれがどのようなものだったかを知っているのではと，少なからず期待していましたが，おそらく現実にはまったく知らなかったと思います。

　BBさんは，このように，いかなる人への怒りについても認識したり，話し合ったりすることが難しかったので，それを引き出すために，治療者は，間接的に，この状況で彼の母親に怒りが向かうのは自然であると指摘した。

治療者：それで，あなたは，お母さんが理解してくれるのではないかと考えて，あなたなりの言い方で話したけれども，理解してくれてなかったようですね。そのことで，あなたはお母さんに苛立たなかったのかしら。

BBさん：そうは思いません……でも，たとえ私が苛立ったとしても，私はどこにいればよかったのでしょうか？　私たちは，すぐに他の手はずをとることはできませんでしたし，私は母を不幸にしたくなかったのです……母はたいていの場合，私を理解してくれました。母は本当に素晴らしかったし，私は彼女に対して怒りたくなかったのです。

　BBさんは怒りの感情をもつことがどんなに難しかったかということについては認めたが，怒っていたことは認めなかったので，治療者は患者のジレンマであると想定した点について，直接的かつ共感的に述べた。

治療者：それは，あなたにとって，大変な問題でしたね，そうではありませんか？　あなたはお母さんを愛していた反面，お母さんの弱さも感じていたのでしょう。そして，あなたはお母さんが必要でした——すべての大人たちとは違って，お母さんは，あなたが経験していたことを普通は理解してくれていた人でしたから。でも，あなたは，あの午後の時間，おそらく心の底では，お母さんを見失い，そして，あなたと他の人たちが違っている

ことで自分を弱いと感じるような，こんな劣悪な環境に置き去りにしたお母さんを非難していたのでしょう。
BBさん：母に怒りを感じることは，いつも，とても難しかったと思います。なぜなら，私は母を本当に必要としていましたし，愛していましたから。私は今まで母に重荷を負わせたいと思ったことはまったくありません。

　そこで，治療者は，この文脈の中で抱いている可能性があると彼女が認識した幻想を要約し，それらを彼のうつ病と，悲哀や恥や自己非難の感情に傾けやすい慢性の性格的制止の両者に関連づけた。

治療者：それで，あなたは怒りの感情をもつことを悪いと感じていて，お母さんがあなたに与える以上のことは必要としないようにと，とても一生懸命に心がけてきたのですね。私が思うに，結果として，あなたは，周囲の人たちに対して，非常に責任があると考えがちになったのだと思います！それはそれで素晴らしい性向ですが，それはまた，あなたが利己的だと感じずに，物事を本当に楽しむ余地をあなた自身に許すことを難しくもさせさせています！　このことは，あなたが気にかけている人たちが問題を抱えた時に，あなた自身を苦しめることになります。あなたは，まるであなたが彼らを失望させ，彼らのトラブルの原因になったかのように感じるのです。私には，あなたがお母さんのうつ病に対して，あなた自身を責めたかどうかはわかりませんが，あなたがお母さんに苛立ったり，お母さんが与えられるより，ほんの少しよけいに望んだりすることによって，お母さんを悲しませたり，不幸にしたりする原因となりえたと感じたように思います。
BBさん：そう思います。妻を決して苛立たせないようにと，とても一生懸命になっている自分の結婚生活から，それを理解することができますが，先生が誰かと暮らしていたなら，先生は時々怒るだろうなと思います。私は妻に怒ったり憤慨したりすると，私自身に本当に苛立つのです。私は"のみこむんだ——なぜ彼女に面倒をかけるんだ？"と自分に言いきかせます。

　このやりとりで，BBさんが人生を楽しむことを難しくしていた過度の責任感は，一連の古い恐怖と幻想に関連していたことが理解された。BBさん

は，母親に，彼を不適当な放課後の環境に置き去りにした時に感じた失望や怒りについて話せば，彼女を非常に悲しませてしまうと思った。彼は次第に怒りを内在化させ，この状況や他者に満足しない自分を不適格な人間だと感じて，"良い子になる"ための努力を倍増させ，母親を気にかけるようになった。彼は自分の母親を非常に弱い人だと（おそらく的確に）感じていた。

　現在の状況では，BBさんは，思いやりのある援助者の役割を維持することに失敗したと思った時に，自分が恥ずべき低級の人間であると感じることで，彼自身を罰していた。BBさんの治療の大半は，たとえ彼には子どもとして母親を守ろうとする理由があったとしても，母親に忠実でないとか，母親を傷つけたと感じて抱く罪悪感が行き過ぎていたと彼が気づくように援助することに焦点が当てられた。これらの洞察と，BBさんの父親への怒りに対する罪悪感についての追加的な取り組みによって，次第に，彼の成人後の生活で，より大きな幸福と柔軟性を受け入れることが可能になった。おそらく，この変化は，彼の超自我の裁断する側面における自己受容（self-acceptance）の増大や，その処罰機能における過酷さの軽減や，その制限的な側面における許容可能な範囲の拡大の結果と考えられた。

【症例4】

　30代後半の弁護士のMさんは第5章（同章の【症例5】を参照）ですでに論述した症例である。彼が精神療法を求めた時，彼は慢性の気分変調性障害と大うつ病に罹患していた。彼は不幸な結婚生活を送り，仕事の業績に非常に批判的であった。事実，彼の業績は慢性の制止によって妨げられているようだった。それにくわえて，彼は不安を経験しており，パニック発作が始まっていた。精神療法で，まずMさんの不安とパニック症状が消失した。そして，彼は，自分の敵意のために他者を遠ざけてしまうことをどんなに怖れていたか，しかも，彼がいかに対人関係的な交わりを衝動コントロールを伴う負担と感じていたかを気づいた。

　彼が13歳の時に母親が癌になり，数度にわたる容貌を損ねる手術を経て，3年後に死去したという出来事が話題になった。彼女の病気以前に，2人は，もっと自立したいというMさんの願望をめぐってぶつかっていて，彼女が健康を損ねたことで，それはエスカレートしていた。母親が彼に手を貸して欲しい

と頼むので，彼は戸外でスポーツを楽しむことができないこともあった。そういう時，彼は母親のもとに戻るのを遅らせたが，それは怒りを伴った口論の原因になった。治療を続けるうちに，Mさんは，自分の自立したい願望と，それが挫かれた時の怒りの爆発のせいで母親を死なせたという幻想を抱いていることが明らかになった。彼のうつ病は象徴的な去勢であると同時に，罪悪感による罰として作用していた。すなわち，彼は，自立的もしくは自己主張的にふる舞うことができず，消極的になっていたのである。

　さらに，Mさんは，彼の父親が消極的な男性で，一家は母親の死後，下り坂の連鎖に嵌って，家を売却しなければならなくなり，4分の1以下の小さな家に転居しなければならなかったと告白した。Mさんは父親の失敗に怒り，失望したが，彼の憤怒がこの男性をも打ちのめすのではないかと怖れてもいた。成人後，彼は父親の消極性と同一化し，彼の攻撃性から他者を護る方法として自分自身を抑えるようになっていた。

　それにくわえて，Mさんの治療で，彼の父親に向けられた競争的でエディプス・コンプレックスに基づいた感情に対する罪悪感が出現した。Mさんが髭剃りをしている時にパニック発作が起こったと述べたので，治療者は，髭剃りは少年ではなく，大人の男性だけがするものだということに着目した。Mさんは，すぐに，彼の幼少期に彼専用のバスルームで起こった出来事を回想した。その時，彼は急に口をつぐみ，それは実際は父親専用のバスルームで起こったことだったと告白した。この言い間違いを検討することを通して，治療者と患者は，Mさんが彼の父親にとって代わったり，何らかの方法で父親を否定したりした時にだけ，自分が有能で有力な男性になれると想像していたことを理解するようになった。Mさんは父親を非常に弱い人間だと見なしていたので，父親にとって代わるという願望や幻想は，実際に父親を傷つけたかのように，彼に強い罪悪感を抱かせていた。

　さらに，精神療法的な取り組みによって，Mさんが両親を傷つけたと想像している攻撃的な感情やふる舞いに対する罪悪感が解明されようになるた。彼の罪悪感が非現実的な幻想に基づいていると理解するようになると，過酷な自己裁断（self-judgment）は軽減し，彼の処罰的で過度に制限的な態度は和らいだのであった。

性格に根ざした怒り，罪悪感，自己処罰を明らかにする

　うつ病患者の中には，気分状態に対する生物学的な鋭敏性に明らかに関連して，治療者にさえ，"ふってわいた"ような再発を経験する者がいる。そのような患者では，薬物の減量がうつ病の再発に寄与している可能性がある。しかし，私たちの臨床経験では，ある種のパーソナリティ傾向や脆弱性もまた明らかに，たいていの気分変調性障害やうつ病患者の再発しやすさに関連している。服薬を中止した時に再発した患者でさえ，おそらく，彼らの心理学的な素因のある特徴が彼らを付加的に脆弱にしている可能性があるのである。喜びを制限し，怒りや自己主張やセクシュアリティを厳しく裁断し罰するような，過酷な超自我の存在は，慢性のうつ病やうつ病の再発の主な素因である。そのため，反応として患者の中に起こっている，この種の自己処罰的な性格構造を理解し，扱うことが重要となる。

　うつ病と関連して，Asch（1988）によって論じられた，この種の性格構造のひとつがマゾヒズムである。マゾヒズムは，患者を過度の苦痛に向かいやすくするような，多因子によって決定される現象である。この素因は，部分的には，たいていの衝動を制止し，おさえつけ，患者がセクシュアリティや自己主張の喜びを享受できなくなるような，厳格に制限する超自我機能の結果として生じている可能性がある。BBさんは，そのよい例である。彼は，人に尽くすことに関するどんな失敗についても自らを過度に責め，彼自身が楽しむような経験を徹底して顧みようとはしなかった。さらに深刻なのは，このような患者では，喜びが実際は苦しみの感覚からもたらされることがある。さらに，慢性の苦痛や犠牲の感覚が幻想の中で悪い行いをする人物を罰するだけではなく，攻撃性の偽装されたはけ口にもなっている可能性がある。Horowitz（1999）は，そのような患者の力動において作用している想像上の報復の喜びについて記述している。彼らは，彼ら自身を罪のない無力な犠牲者として描写する一方で，他者の非をほのめかしている。その一例は，拒絶に反応して自殺を図り，その行為によって，少なくとも部分的には，拒絶した相手に終生の罪悪感をひき起こさせる意図をもつ患者である。その人物が，マゾヒズムの顕著な特徴であるような，苦痛の中に喜びを見出しているのか，

それともセルフエスティームを劇的に減じる制止によって生じた単なる慢性的な苦痛を呈しているだけなのかという違いは、気分変調性障害や将来のうつ病に罹患しやすくするような、ある種のうつ病患者に深く根ざした性格特徴に焦点を当てる際には重要となる。

自己処罰的な制止や自己破壊的な行為に対する治療的な取り組みが進展すると、根底にある根源的なマゾヒズム（もしくは、時に秘かに楽しむような自己処罰傾向）と秘められたサディズム（報復の幻想や報復行動の喜び）との関連が理解できるようになる。これらの一対の（サドマゾヒスティックな）傾向は、それらが激化した時に抑うつ感情の突然の再燃に伴って、恥と罪悪感の慢性的な感覚を生じさせる。

【症例5】

CCさんは40歳になる翻訳家である。彼女は戦争で破壊された国で育ち、幼少期に多くの心的外傷を経験していた。4歳の時に、爆撃のためにその都市から送り出されたが、彼女は両親が生きているかどうかとても不安だった。彼女は、転地の理由と、彼女が預けられた遠い親戚を嫌った理由について混乱したことを憶えていた。彼らの息子たちのひとりは、彼女の内気さや恐怖心について残酷なくらい苛め、時々彼女をこづいたり、ぶったりした。CCさんがやっと自分の家族と再び住めるようになってまもなく、他の子どもが散らばった手榴弾を拾っているうち、それが爆発する事故で、彼女は怪我をした。彼女はこの怪我によって容貌を損ねた。

CCさんは、当時をふり返り、両親が"ショック状態"で、戦後しばらくすっかり落ちこんでいたことを実感した。食料はほとんどなく、生存するために奮闘していた。最終的には生活が安定し、CCさんは聡明な少女だったため学校でよい成績をおさめ、さらに大学に進学した。しかし、うつ病と、徐々に発展した自己妨害（self-sabotage）のパターンが彼女の前進をぶち壊しにした。CCさんは、大学卒業目前に、すっかり抑うつ的になり、落第して、抑うつが軽減した後でさえ、最終課程を修了するために自分自身を奮い立たせることができなかった。数年後、彼女が治療のために現れた時、彼女は安価な翻訳の仕事ばかりをつぎつぎにこなしていた。彼女は、思慕の情をさらにかきたてられるような短い情事以外は、男性との関係を避けていた。このような情事のひとつで彼女は妊娠し、妊娠を継続したものの、娘を養子に出してしまった。数年

後，娘の誕生日に，CC さんは深い抑うつ状態に陥った。
　治療では，CC さんが，彼女の子どもの運命を彼女自身の戦時下における見捨てられ体験と結びつけていたことが明らかになった。養子縁組に対する彼女の爆発寸前の罪悪感は，子どもの誕生日に燃え上がり，新聞で養子縁組をした養父母が虐待したという別の女の子についての記事を読んだ後に悪化した。

CC さん：私は，子どもを手放したことが信じられません。本当に怖ろしいことをしたと思います。
治療者：何があなたを決断させたのか，私に話してくれますか？　あなたの家族の圧力を感じたのでしょうか？

　非常に多くの心的外傷を経験した患者では，たとえば治療者が CC さんに示唆したように，その決断は両親の責任であって，彼女の責任ではないといった，物事を"和らげる"方法を試みたい誘惑にかられることが多い。しかし，罪悪感を減ずるような方法を提示することは，一般的には避けられる。なぜなら，罪悪感を抱えた患者は，一時的には，特赦や他者の責任を求めているようにみえるかもしれないが，そのような技法は，定着した罪悪感を救うことはできず，時に悪化さえさせる。それよりも，患者の自己非難の内容から情報を引き出し，それに取り組む方がよい。そうすれば，治療者と患者は，患者の内的幻想のために誇張され，増幅され，投影されたものと比較して，その現実が責められるべきものかどうかを評価することができる。

CC さん：ある程度は，そうです。両親は私の妊娠を恥じている上に，私が上手く子どもの世話ができないとも思っていました。そして，私もできないと思っていました。
治療者：そのことについて，話してくれますか？
CC さん［すすり泣きながら］：私は……本当にできません。自分がとても悪い人間のように感じます。でも……私といて，子どもが安全なのか，確信がもてませんでした。
治療者：赤ちゃんを何らかの方法で傷つけてしまうのではないかと怖かったのですか？
CC さん：時々，悪い考えがよぎりました。それはとても恥ずべきものです。で

も今，私はこの子を投げ出して，母親という存在から遠ざけたのです。そして私は，他の家族といた家がどんなに怖ろしかったかを憶えています。私はとても孤独を感じていました。

　治療が進むにつれて，CCさんは少しずつ，彼女を苦しめてきた幻想を明らかにすることができるようになった。その幻想の中で，彼女は，子どもがぶたれているのを想像することで性的に興奮していたのである。彼女はこれらの幻想を非常に恥じていた。それにくわえて，彼女には，幼少期に，怪我から回復した後，迷い犬に石を投げたり，迷い犬を蹴ったりしていた時期があった。CCさんは，同じように，娘を傷つけるのではないかとも怖れていたのである。
　彼女の治療者は，CCさんに，これらの幻想と再演は，早期の心的外傷に反応した苦しみに，そのルーツがあることを示唆した。性的な幻想の中で，CCさんは，彼女を苦しめた一時的にいた家庭の子どもたちに対して，形勢を逆転させる想像をしていた可能性がある。
　動物に対する彼女の攻撃性の中で，彼女はおそらく，自分を犬やその他の有力な攻撃者と同一化していたのであろう。爆弾をもった敵は，彼女の家族を引き裂き，彼女の身体を不具にしたのである。
　CCさんは，次第に，彼女の戦時下の怪我が彼女をうんざりさせ，愛嬌をなくさせたと確信していることを明らかにするようになった。彼女は，自分が娘を追い払ってしまうだろうし，"私のように苦しんだことのない無傷のアメリカの家族"と暮らした方がよいだろうと感じていた。その一方で，彼女は，戦争を経験したことのないアメリカ人への彼女自身の羨望や嫌悪と格闘していた。CCさんは，やがて，彼女の周囲の多くの人に見出していた無邪気さをけなす秘かな楽しみをもっていたことを認め，時に彼女の辛らつな冗談が他者を不快にしたことを理解するようになった。このような毒舌は彼女に一時的に優越感を抱かせたが，それは，その後，すぐさま短期間の抑うつに代わるか，あるいは，締め切り期限に間に合わないとか，仇（かたき）みたいに煙草を吸うといった自己処罰的な行動にとって代わった。
　CCさんはまた，戦時下の転地の期間の苦しみと，彼女の赤ん坊の異なる状況とを区別することを学んだ。「彼女は本当にとても違った経験をしていると思います。結局，彼女は私のことをまったく知らないし，だから私のように，知っているものや，大切に思っているあらゆるものをガラリと変えさせられた

わけではないのです」。

　CC さんはまた，次第に，彼女を遠くに追いやった両親の考えとの想像上の同一化を意味していた，彼女の決断の一側面を自ら許すようになった。「私は両親が意地悪く，私がした何らかの悪いことに対して罰していると，いつも感じていたと思います。たぶん，娘がやがて私のことを悪い人間で，醜く，傷ついていると感じるようになると想像したので，私の一部分が赤ちゃんを嫌ったのでしょう。だから私は娘を手放しました。でも，大部分では，彼女のために正しい決断をしたと思います。たぶん，いつの日にか，私は自分で調べて娘を探す努力をするでしょう。」

　CC さんは，時に，苦痛に満ちた考えや感情と格闘し続けたが，これらの洞察は徐々に彼女のうつ病を解決するのに役立った。彼女のケースは，罪悪感の自己評価に伴う特有の幻想を導き出すことや，マゾヒスティックなものと同様に，サディスティックな幻想や再演についての話し合いを共感的に促すことの重要性を例証している。これは，このような幻想に伴う深刻な罪悪感や恥の感覚を和らげるための大きな援助となると思う。この種の取り組みを通して，制止は次第に軽減し，自己処罰に向かう傾向は妨げられる可能性がある。CC さんにとって，無力さや混乱や反応性の憎悪の長期にわたる感覚を表現できたことは，うつ病からの回復に非常に助けになった。彼女は，自分の行動や幻想を理解できるようになり，自分を責め続けるよりも，むしろ，少なくとも部分的には自分を許すことができるほどには改善したのであった。

第9章

理想化と脱価値化

　第8章で論述したように，うつ病患者は道徳規範を几帳面に護るところがある。それにくわえて，彼らの自分自身への個人的な期待は，その他の領域での努力についても非現実的である可能性がある。このような態度は過度に完璧な自我理想に基づいている。自我理想は超自我のひとつの要素であり，自我理想によって，人は，賞賛する価値があって尊敬に値する自己を想定し，目指すべき目標を定めることができる。過度の期待に沿うことができないと，恥，屈辱感，価値がないという思いといった抑うつ感情を惹起し，それは道徳規範を守れないことによって惹起された罪悪感とは区別される。

　Reich（1960）は，セルフエスティームは「我々が自分自身の自己と照らし合わせる内的表象の性質だけでなく，それに恥じないような行動をするために我々の取る方法や手段」（p.216）によって規定されると記述している。無力感を感じる体験，拒絶，喪失などの早期の外傷体験のために，自己愛が傷つきやすい人は，しばしば自分や自分が依存する人物について，力や壮大さ，傷つくことのなさなどの代償的な無意識的幻想をつくり出している。それらの幻想は現実的な自我理想，すなわち，実際の，または穏当な能力に基づいたあるべき自己像（wished-for self image; Milrod 1982）の発達を阻害する。そのようなあまりにも非現実的な期待に沿えない時には，結果として抑うつが生じるか，そうでなければ，彼または彼女は，結果として縮小化した（diminishment）感覚を埋め合わせることを他者に期待する。

　抑うつ的な人物は，"完璧"で強く，必要な資質をすべて備えていると見なせるような指導者，友人，恋人，治療者を探し求め，そうした人との関係を通じて，相手のもつ性質が自分にも与えられるという魔術的な期待をもつことがある。実際に，患者はこれらの理想化された人物との同一化を通して，

自分に価値があるという感覚を取り戻すことがある。そうでなければ，彼らは低いセルフエスティームを支えるために，他者を脱価値化することになる。

　しかし，理想化の例で，抑うつ的な人物の基準に他者が何らかの形で沿わなかった時に問題が生じることになる。彼らの関係は，もはや以前と同じような特別な感覚をもたらすものではなくなり，抑うつ的な人物は再びちっぽけになったと感じながら，自分の怒りを伴った失望から友人や恋人を急いで護ろうとし，その過程で，実際に起こった現実を歪めてしまうことがある。抑うつ的な人物は不当に自らを責めるか，状況を正確に評価する自分の能力について無力感を抱くかである。そうでなければ，相手を脱価値化して拒絶する場合がある。しかし，第8章で論述したように，このような防衛における攻撃性は，結果として意識的もしくは無意識的な罪悪感を生じさせ，うつ病の引き金となる。

　無力感，喪失，去勢をみごとに克服するという幻想が非現実的なあるべき自己像を形づくる可能性があるのと同じように，親の非現実的な期待や態度の内在化も，非現実的なあるべき自己像を形づくることがある。たとえば，患者は，彼らの現実的な困難に対して共感的でなかったり，誇大的だったりする親の期待に十分応えられていないと感じ，そのために自分は不十分（不適格）だという感覚を長期にわたって抱いていることがある。

　非現実的な文化基準は，集団内の個人に，結果として共有された自我理想によるプレッシャーを感じやすくさせる可能性がある。ArietiとBemporad（1978）は隣接するオジブワ族とエスキモー族の育児習慣を比較して，それぞれのうつ病に対する罹病性の違いとの関連を示した研究について論述している。同じような厳しい環境に対峙しているにもかかわらず，これらの民族は，この厳しい状況と自分たちとの関係については異なる考え方をもっていた。エスキモー族の子どもたちは忍耐強く，寛容に，満足感をもって扱われ，共同体が生き残るための働きにゆっくりと入っていくことを期待されていた。一方，オジブワ族の子どもたちは，彼らの困難な生活に直面するために"たくましく"育てられ，将来の食糧不足期に備えて常に飢えていた。子どもたちは，これらの要求に不平を言わずに応えることが期待された。

　オジブワ族は，エスキモー族と対照的にうつ病を示す割合が高かった。これらの相違には，遺伝的な要素も確かにその一因となっている可能性がある。

しかし，オジブワ族は，集団で共有された自我理想の非現実的な要求に沿えなかった時に，恥や自分には価値がないという感情を抱くだけでなく，個人の基準に沿えない時にも罪悪感や道徳に反しているという感情を経験しているかのようであった。精神分析的な観点からいえば，脱価値化の傾向は，この文化圏の個人に対する非現実的な要求に刺激された，個人の無力感や代償的な力に関する幻想と同じように，集団の非現実的な基準の内在化にも影響されると考えられる。

自己の理想化と脱価値化を明らかにする

　患者がダメージや脆弱性をあまり感じないように，そして理想化された状態に達しない時に絶望の淵に転落しないように，完璧を目指して執拗に奮闘している時，患者の自己評価の非現実的な性質に注意を促すことは重要である。たいていの場合，完璧と失敗に関する個人の幻想の特有の内容を見きわめることが最も有益である。

【症例1】

　　DDさんは一人娘であった。彼女の幼い頃から，両親の結婚生活は緊張をはらんでいた。母親は夫婦関係での苦痛な感情から逃れるために長時間働いているかのようであり，父親は完璧主義者で厳格で，しばしば怒って体罰を加えた。DDさんはバイオリンの演奏を好み，両親はその才能を大いに励ました。彼女の芸術家としての成長に対する両親の喜びは，家庭の緊張した重苦しい雰囲気を一時的に和らげているようにみえた。さらに，DDさんは，両親のどちらよりも暖かくて陽気な人物であるバイオリン教師に強い愛着を抱くようになった。しかし，彼女はすぐに芸術に対する彼女自身の喜びが損なわれ始めていることに気づいた。それは，両親だけでなく教師でさえも，バイオリンの技術的なできばえや練習量，才能を示すための演奏会のスケジュールが過密になることに重点を置いているように思えたためであった。

　　DDさんはまた，自分の才能が他者におよぼす影響について困惑していた。彼女が教師にほめられると，仲間たちが彼女を妬んだり，恨んだりしているように思え，自分の才能に敬服して欲しいという攻撃的な欲望と，"うまく調和"

して注目の的でなくなりたいという願いとの間で自分が引き裂かれるように感じていた。

思春期後期に，DDさんは音楽の経歴の芽を断った。彼女は両親とバイオリン教師が大きな失望を感じているように思えたので，この決定に罪悪感を覚えた。彼女はまた，何か目標を失ったようにも感じた。彼女は大学に入学したすぐ後，抑うつを感じるようになった。

彼女の治療は，それから何年か経った31歳時から開始され，彼女の完璧主義について探索することに焦点が当てられた。

DDさん：私はどうしても物事を白か黒かで考えてしまうようです。私は，表舞台に出ずに，バイオリンの賞を勝ち取り続けることができなくなったら，誰も私に注目してくれなくなるだろうと思っています。私はとるに足らない，透明人間になったような感じがしています。たとえそれが真実ではないと気がついていたとしても，それだけが両親や教師にとっては本当に重要だと，長い間感じ続けていたからだと思います。今，私は自分にはこの2つの選択肢しかないように感じているのです。つまり，私にとって音楽がそうであったように，すべてにおいて完璧で皆を喜ばせるか，もしくは，取るに足らない人物となって，自分自身に対して嫌な気持ちになるかです。私はもう演奏はできませんが，もしできたとしても，もとのような状況に戻れるかどうかはわかりません。今はもう，自分の中に特別なものや成功を見出せません。それが恐ろしいのです。

DDさんの治療では，まず，彼女の完璧主義に焦点が当てられた。なぜなら，賞賛に値する行動という，非常に高い基準に自分を合わせられないことに気づくと，いつも彼女の抑うつが強まるからであった。これらの基準は，道徳的な行動だけでなく，彼女の装い，ふる舞い，才能など，すべての面にわたった。彼女は失敗に気づくと，罪悪感と，特に広範な恥の感覚を惹起させた。

治療者とDDさんは，DDさんの完璧主義が他者の承認と支持を勝ちとりたい，彼らの怒りを回避したいという強い願いを反映しているということにすぐに気づいた。これは，明らかに父親からの非難や体罰への強い怖れと関係しており，同様に抑うつ的で病的な母親と理想化された教師との関係を維持したいという試みとも関係していた。DDさんは，完璧主義の代償的な側面について

すぐに認識できたが，それでもこの力動にとらわれていると感じていた。

DDさん：私は，音楽を通じて両親を喜ばせ，彼らの注目を集めるために，とても多くの時間を費やしてきたので，他の子どもたちとの付き合い方を知りませんでした。バイオリンを使って自分に注目を集めることで，埋め合わせようとしたのだと思います。つまり，「私ができることを見て！」とか，「私はこんなに特別なのに，いったい誰があなたを必要としていると思うの？」というように。私はただそれを続けられなかったのです。というのも，それがとても自己中心的なものに感じられたからです。でも，今はどうでしょう？ 私が完璧ではなく，賞を獲得していなければ，両親は苛立ち，私は，誰も私のことを決して本当には好きではないのだと感じてしまいます……このとらわれから抜け出す道はないように感じます。

　DDさんの完璧主義と関係している，あまり明らかでない力動を理解するための取り組みは，彼女にとって大きな助けになった。両親の慢性的な不和と不幸に向き合うことによって，彼女は長年続いていた空虚感，抑圧された怒り，無力感などの感覚を徐々に明らかにした。DDさんの音楽の才能が発揮されることによる喜びは，彼女がいくぶん抑うつ的な母親を悲しく感じ取っていた割には，彼女自身が空虚でも，女性らしさを欠いているわけでもないことを再確認させているようであった。また，音楽への興味のおかげで，彼女は自分が同一化できるような暖かく，よりよく共感してくれる女性をバイオリン教師の中に見出したが，この関係は彼女の生来の才能にある程度依拠するものであった。さらに，彼女の音楽の美しさは，両親，特に懲罰的な父親に対するフラストレーションや怒りの荒々しさを中和させていた。
　しかし，両親と教師は，DDさんに演奏の完璧さの基準を引き上げることを強要し始め，彼女は自らの才能がかつて与えてくれた力の感覚や肯定的な関係を保証しないように思えて，深く失望し，時に屈辱感さえ抱いていた。DDさんは憤慨し，その怒りは，以前は純粋な誇りと喜びの源であったものを汚染し始めた。
　さらに，音楽の道を追求する際に，より競争を伴う攻撃性を必要とするようになると，DDさんはこの攻撃性を残酷で貪欲であり，女性らしくないこととして経験した。賞賛と弁明に関する幻想が大きくなり，攻撃的な父親や不幸な

母親,同調的でない仲間よりも力に満ち溢れていると彼女はぼんやりと意識した。かつては音楽を追求することで,喜び,調和,自尊心がもたらされたが,幻想の中の攻撃性は,それらを得ることを徐々に妨げるようになった。しかし,彼女の才能がもたらす力や支えなしでは,DDさんは頼りなく,本質的に去勢されたと感じ,それゆえ自分を脱価値化した。

治療の中で,DDさんは次第に,両親や教師や仲間に対する反応性の根深い憤怒から,健康な競争心を区別することを学んだ。これによって,彼女はさまざまな分野での自己主張を心地よくできるようになった。DDさんは,また,彼女の力と女性性のたったひとつの潜在的な源泉としての音楽の才能にどれだけの投資をしてきたのか,そしてその結果,彼女の能力の程度を証明し続けられなくなった時に,彼女自身をどのように価値のないものと見なしていたのかを認識した。DDさんは自分が理想化や脱価値化を行う必要性を感じる文脈を理解することによって,その完璧主義をかなりの程度緩和させることができた。しかし,治療が成功裡に終わった後でさえ,彼女はこの完璧主義に取り組み続けた。

【症例2】

EEさんは中年の独身女性で,ケータリング・サービス業に従事していた。彼女は,弁護士のラリーと不満の多い関係を数年間続けていた。彼女は,見込みがないのを承知で,自分の40歳の誕生日に彼が求婚することを想像した。ラリーはまったく逆に,結婚を破局への道と考えていた。ラリーの両親は2人とも,救いようのないほど不幸であった。長い間,両親は互いに敵意を抱き合い,それは時に,殴り合いの喧嘩に発展し,彼の家庭生活を耐えがたいものにしていた。

誕生日が近づくにつれて,EEさんは空想が実現されそうもないことに気がつき,徐々に抑うつ的になった。次第に,彼女は他のことを考えるようになった。つまり,もし,ラリーが結婚しないとしても,少なくとも彼女が夢に描くドレスを買い与えることはできると考えた。それは,2人が休暇中に一緒にみつけた美しいブランド物のドレスであった。ラリーはそれだけの財力を持っており,EEさんは自分の辛抱に見合う償いはそれだけだと考えた。

治療者はこれらの空想の意味を EE さんと共に探索した。

EE さん：結婚……ご存知の通り，私の両親は 2 人ともあまり幸せではありませんでした。そして，年をとった時にひとりでいたくないということを除けば，私は自分が子どもが欲しくてたまらないのかどうかもわかりません。でも……私の友達は皆結婚していて，私ひとりだけのけ者になっているように感じています。つまらない人間のようです。とても恥ずかしい思いです。私はあのドレスを思い続けています……あのドレスは完璧です。ラリーが結婚には絶対に同意しないということを私はわかっているつもりです。そして，彼は一緒に生きていくのが簡単な人ではないようだということも。でも，私は彼のために多くのことを諦めてきたから，何かお返しをもらっても当然でしょう！　彼は私がどんなにあのドレスを欲しがっているのかを知っています。彼があのドレスを贈ってくれたら，人々が私を見る目が変わるのではないかと思うのです。誇らしく……感じられると思います。私はウエディングドレスを持てないとしても，少なくとも彼の会社のダンスパーティに行く時に，あのドレスが着られます。
治療者：あなたは自分自身に価値があることを他の人に示せる証しを探し求めているかのようですね。まるで，その美しいドレスなしでは，あなたは取るに足らない人物のようです。
EE さん：そう感じています。私は自分の外見が完璧でなかったり，洋服が美しくなかったら，皆から軽蔑されるだろうと思っています。髪のカットが上手くいかなかった時はいつでも，私はしり込みしてしまって，家から出たくなくなります。

　何年もかけて，治療者は EE さんと，深く堅固に刻み込まれた，この側面の力動について熱心に取り組んだ。父親が家族を十分に養えないことを苦々しく思って父親を彼女の母親がしばしば非難するという両親の諍いの中で，彼女は育った。父親の失敗は，非常に具体的なところでは家族のために家を購入することができなかったことだが，その他，より微妙なところでは家族内で思いやりや情緒的なつながりを育めなかったことに象徴されていた。
　EE さんは，両親が喧嘩をしている時にしばしば無視され，孤独であり，成長を援助するような両親からの配慮を奪われたと感じ，慢性的な空虚感を抱

いていたようだった。今，EEさんは自分に価値があり，特別な人物であることを示す物質的な証しを探し求めていた。EEさんにとって，激しい怒りと，その結果として生じる罪悪感についての解釈は，価値と完璧主義に関する幻想についての解釈よりもずっと理解し，受け入れやすかった。EEさんは理想化された恋人が持つ富や力とのつながりや，"完璧な"贈り物や，身体的な美しさを通して，世間に自分の価値を示す必要があると信じ続けていた。また，自分がこれらなしでは世間の目には軽蔑されるべき落伍者や"敗者"として映ると確信しているようであった。EEさんが年をとり，その美しさが色あせるにつれて，彼女のうつ病に対する罹病性は増していった。

Rothstein（1984）は，自己愛性パーソナリティ障害をもつ"より病的な"患者はしばしば「世間で言うところの伝統的な意味での自我理想がまったくなくて……具体的な自己……表象に固着し続ける」（p.57）と記述している。換言すれば，このような患者たちは，自らに価値がある，もしくは高く評価されたと感じるために，発展的に変化していく基準や原則に沿うことよりも，富や名誉，美しさなどのかなり具体的な目標を達成することに焦点を当て続ける。そのような熱望の限界を患者が理解できるように援助することは非常に難しいが，それでも，これらの力動に患者の注意を向けさせることは価値ある試みである。EEさんは，価値を付与してくれると思っている物質的・身体的な理想の具体的なイメージを非常に堅固に保持し続けてはいたが，この力動を理解することによって，いくらかは助けられていると感じていた。たとえば，彼女は，恋人への物質的な要求のうちのいくつかを諦めたところ，彼らの関係性における，かなりのプレッシャーが緩和された。

他者に対する理想化と脱価値化を明らかにする

うつ病に焦点を当てた精神療法では，特定の他者に対する理想化と脱価値化の傾向を患者が明らかにできるように援助することが重要である。この傾向を探索すると，しばしばそれが，愛する人や患者自身についての苦痛を伴う感情を無視するための方策であることが明らかになる。それによって生じた対人的な事柄に対する認知の歪みは，うつ病患者を困惑させ，脆弱さの感覚を付加させることがある。さらに，理想化と失望の循環は彼らの対人関係

の重荷となり，他者との間に距離をとらせる原因となって，拒絶感や罪悪感を強める。

【症例3】

　FFさんは30代前半の成功した内科医である。治療を開始する1年前に，彼は同じ職場で働く美しい女性，カーラと結婚した。FFさんはカーラに"夢中になり"，特に，彼女の家族をどんなに愛し，賞賛しているかに気づいた。彼らは非常に親密で，力に満ち溢れ，成功していた。FFさんは，彼らを自分の家族と比較していた。彼の両親は離婚していた。彼の母親は父親の欠点に怒り続けていて，FFさんも実際に父親には著しい欠陥があると考えていた。家族全体が経済的な困難に陥り，FFさんが関わることを避けている兄弟たちは今も困窮した生活をして，惨めな人生を送っていた。対照的に，FFさんはカーラの家族に喜びを感じ，婚約期間中にますます多くの時間を一緒に過ごすようになった。

　しかし，2人の結婚後，FFさんは，新しい家族からその一員になるように要求されて苛立ちを感じるようになった。社交的で緊密に結びついた集団である彼らは，週末を一緒に過ごすことが多く，スポーツをしたり，夕食を共にして夜遅くまで会話を楽しんでいた。最初はそれによって気分が浮き立っていたFFさんだったが，やがて，それを続けていくことが辛く思うようになり始めた。FFさんは仕事に疲れると，本を読んだり，ひとりで長い散歩をしたりできる余暇を楽しむことが多くなった。FFさんは自分が"風変わりな本の虫"で，この理想化された集団にうまく溶け込んでいないことに怖れを抱くようになった。さらに，FFさんは2人だけの親密な時間を妻と過ごすことを切望していたが，彼女は彼と静かな午後を過ごすよりも，活気にあふれた家族と共に過ごすことを好んでいるようにみえた。この状況で，FFさんは次第に抑うつを強め，自分自身を脱価値化するか，それとも一時は理想化していた家族を脱価値化するかの板ばさみに苦しんでいた。時に，妻に対して「浅はかで，夫を支えてくれない」と叫んで怒りのこもった批判を浴びせることもあったが，その後にひどく苦しみ，罪悪感を抱いて，自分自身の考え方をもっと卑下した。

FFさん：私は妻とその家族に失望のようなものを感じているようです。私はものすごく彼らのようになりたかったのです。彼らは全体としてまったく完

璧です．対照的に，自分が完璧な落伍者のように感じます．カーラが私の怒りや私が余暇を必要としていることについて文句を言うと，彼女が私のことをまるで朴念仁か怒りんぼの不平屋だと思っているように感じます．
治療者：あなたのお父さんのことを非社交的で気難しいとお母さんが非難していたことが，あなたの心の中で甦っているのだと思います．
FFさん：私は絶対に父のようにはなりたくないのです！　たぶん，私は父のようになると運命づけられています．それがとても怖いのです．

　それから，治療者は，患者が異なる生活スタイルをもっていることで恥の感覚を惹起するような他者や他者の生活スタイルを理想化する傾向に着目した．また，その同じ人物に対して失望を感じると，その人物を脱価値化する傾向をもつようになる，FFさんの中の評価の変化にも治療者は着目した．

治療者：あなたがどんなに奥さんやその家族のようになりたいかと考えると，ひとりでいる時間や読書をするひと時をもちたいとか，奥さんと二人きりで過ごしたいという望みは恥ずべきものと思えるのでしょうね．でも，あなたが怒っている時は，違って感じているのではないでしょうか．あなたは心の底ではこれらの楽しみが必ずしも悪いものだとは考えていないと思います．あなたが奥さんについて怒っている時，あなたは，奥さんがもっと多くの時間をあなたと過ごすことを望まないことや，あなたの物静かな面の価値を認めないことに失望し，傷ついているのではないかと思います．すると，あなたは心の中で彼女を脱価値化し始めます．彼女は大きな失望のもととなって，彼女の魅力的な面を想い出すのが難しくなるのです．
FFさん：本当ですね．私はそういう時はそんな風に感じてしまって，抑えていた感情を爆発させて，彼女を攻撃してしまいます．でも，後になって，それをひどくたまらなく思います！　彼女は決して粗野でも，浅はかな人間でもないのです．それは，私です．私は怒りに満ちた人間嫌いになるのです．
治療者：あなたの見解では，物事がきわめて極端に考えられているように聞こえます．あなたの奥さんやその家族が完璧で理想的な人たちで，あなたが落伍者であるか，あるいは，あなたがまったく正しくて，奥さんが失望のもとであるか，という具合に．

FFさん：お話を聞いていると，私はすべてをあまりにも白か黒かでみすぎているように聞こえます。私はいつもそれが強みだと思っていました。私は母を愛していますが，彼女はおそらく私の父以外の誰の欠点も見出すことができず，いつも父をなじっていました。私は識別力をもちたいと思っています。私は基準をもちたいのです。

　治療者は，FFさんの他者に対する"白か黒か"評価と，彼の潜在する恐怖とを関連づけようとし，そして，彼の基準がどれほど非現実的でありうるか，それらの基準から外れることが彼にどれほどの恐怖をもたらしうるかに着目した。

治療者：だから，あなたは，よそよそしく，偏屈であることであなたを失望させていたお父さんとは違っていたいのです。そして，あなたは，人々に利用されていたお母さんとも違っていたいのです。もしもあなたが自分自身の中に彼らに似た何かを見出したなら，お父さんのように見捨てられたり，お母さんのように利用されたりするのではないかと心配になるのでしょう。あなたの唯一の解決策は，本当にスペシャルであること，つまり非常に成功した内科医であり，模範的な義理の息子や夫であることです。けれど，もしも自分がこれらの基準に則して完璧――100％――でなければ，どうしようもない落伍者のように感じるのでしょう！　基準が重要だという，あなたの見解に私も賛成しますが，あなたや他の人があなたの基準に則して完璧でなければ，それは実際に起きている出来事とかなりつり合わないくらいに，あなたにとって非常に不快で不安なものとして感じるのです。

　このやりとりでは，複雑な力動が提示されている。最初は，FFさんの完璧主義についてである。この点について，治療初期には，彼のどんな脆弱さが彼に，成功を遂げた理想化された他者との関係や際立った成功を，代償的に必要とさせているのかを正確に知ることは困難であった。さらに，これらの切望に関連した特有の幻想の内容も明らかではなかった。これまで聴取した生活史からは，FFさんは，父親と関連している見捨てられる感覚や落伍者であるという感覚，ならびに，母親の特性と関連した恥をかかせられる感覚や受身的であるという感覚を回避する必要性を感じているように思われた。FF

さんは，彼が非常に価値のある市民であり，職業人であり，夫であり，義理の息子であるという証しを積み重ねることに駆り立てられ，その証しがなければ，面目を失い，恥じ入ってしまうように感じた。同様に，理想化された新しい家族に失望させられると，FF さんは失望からくる憤怒を経験して，妻を脱価値化する傾向があった。これは彼から妻を遠ざけ，彼の抑うつが強まる原因となっていた。

　FF さんが，彼自身や他者に対する分極化した見方を堅固に続けている限り，彼自身や彼の両親に関する，より複雑な幻想に接近することは極めて困難であった。最初は，価値や理想化された完璧さに関する彼の考えの限界を彼が理解し，妻との問題や彼のうつ病に対する見解との関連性を理解することを援助するために，かなりの期間，取り組まねばならなかった。

【症例4】

　　35歳のGG さんは有能な一家の一員で，他の家族メンバーとならんで，学術分野でよく知られていた。大学の同僚は，彼の家族の優秀さをよく承知しており，GG さんはこのことを喜びもし，重荷にも感じていた。彼が共通の分野で1冊の本を出版し，賞賛された時，彼は喜んだが，この先も自分自身への"高い期待"を裏切らずにいられるのかと怖くもあった。

　　GG さんにとって，母親のために成功し続けなければならないと感じることも負担だった。彼は，いつも他の同胞よりも贔屓されているのではないかと思っていたが，今や母親はそれを公然と認めているように思われた。彼女はまるで彼女自身の成功であるかのように，彼の成功に過度に心を奪われていた。一方，GG さんは喜んではいたが，怒りや怖れや困惑も感じていた。特に，彼が戸惑ったのは，彼の父親よりも賞賛されているという事実であった。専門分野での父親の評価は，その多くの著書や論文によって揺るぎないものであったが，息子のように学問分野以外からの注目を集めるような本は出版していなかった。

　　GG さんは長期間交際している恋人がいたが，彼の成功によって，彼の目には彼女が色あせてみえるようになった。彼は彼女が自分にとって"不足のない"女性かどうかを公然と疑うようになり，"秘かに"他の女性たちとデートするようになった。彼女はこのことを知ると，ショックを受け，傷つき，怒りを表明して，彼との関係を断ってしまった。

GGさんは抑うつ的になり，治療を求めて紹介されてきた。彼の最初の面接で，彼は抑うつの原因は恋人との別れにあると話した。

治療者：私も，あなたの抑うつには，恋人との間に起こったことがかなり関わっていると思います。そのことについて，もう少し話してもらえますか？

GGさん：最低です。彼女は素晴らしい女性なのに，私は彼女を本当に傷つけました。私をひどく自分本位の人間だと先生が思っていることは想像できます。それは彼女の友達が思っていることです。でも，私にとってふさわしくないような彼女の側面についていったん考え始めると，彼女に尽くすことがまったくできなくなってしまったのです。彼女を違う目でみるようになって，彼女を魅力的に感じなくなりました。すべてが嘘のように感じられます。とても怖ろしい気分です。

治療者：彼女をどんな風に見始めたのですか？

GGさん：退屈で，まったく活気がないようにみえ始めました。私が本当に必要としているのは，頭の回転が速く，私と同じくらい速く考えられる人で，私がイキイキと感じられるようにしてくれるような，適切に反応してくれる人なのです。成功を妨げられるように感じました。

治療者：その感覚について，もう少し話してもらえますか？　それは馴染みのあるものでしょうか？

GGさん：ええ，いつも感じています。絶えず，です。私は誰かが私のユーモア感覚を受けて，遅れずについてきてくれるのが好きなのです。

治療者：それで，もし相手がそれをしなかったら？

GGさん：物事は生気がなく，死んだように感じます。私はその感覚が大嫌いです。

治療者：それは非常に馴染みのある感覚のように聞こえます。以前にもあった感覚でしょうか？

GGさん：ええ！　ひとりの時に，非常によく感じると思います。両親はよく旅行に出かけて不在がちで，私はベビーシッターに預けられました。私はそのベビーシッターが大嫌いでした！　いずれにしても，両親が行ってしまったら，私は悲しくて——泣き喚きました。母はそれをどうすることもできず，私は自分が愚かに感じました。そして，ベビーシッターは怒って，私を私の部屋にひとりで行かせました。私は不快で，生気がないように感

第9章　理想化と脱価値化

じました……成長すると，私は怒って，物を壊すようになりました。

　以上のやりとりで，最近起きたGGさんの恋人に対する幻滅を探索していったところ，彼の人生早期に経験した両親との頻繁な分離に伴う孤独感，憤怒，悲哀についての情報が導き出された。GGさんは無力で，ちっぽけに感じ，彼の周囲のすべての人たちが嫌悪感をもってみていた，自分の要求がましい反応を恥じた。両親の不在は，GGさんを，あらゆる手段を講じてでも避けようと格闘していた怖ろしく"生気がない"感覚にさせた。成長するにつれて，GGさんは，そのような空虚で死んだような感覚が再現されるのを回避するために，その存在によって周囲を活気づける魅力的な人々に取り巻かれるように努めた。最近まで，彼は彼の恋人がそういう人物であるとよく考えていた。

治療者：なぜ，今，あなたは彼女への見方が変わったのでしょうか。それはあなたの成功が何か関わっているように思いますが。
GGさん：そうですね，確かに。今，大学で人々が私に注目しているように感じます。彼らは私の家族を認めているだけではなく，私を認めているのです。私が本を出版するたびに，人々はホームランを期待し，それは失望に変わって，じきに，私はもう一方の端に向かい始めるでしょう！　私はそのすべてについて考えると，リンダについて確信がもてなくなります。私は一緒にいるといつも誇りを感じていられるような誰かを求めています。
治療者：それが感嘆をもってであれ，批判的にであれ，人々があなたに注目しているとあなたが想像する時，誇りを感じるという考えと，リンダが"それに適して"いて欲しいという考えが思い浮かぶように思います。
GGさん：ええ。
治療者：たぶん，ご両親が遠くに行った時，とてもちっぽけで，無力で，孤独に感じたあなたみたいには決して感じない誰かと一緒にいることを確かなものにしたいのでしょう。もしも彼女が力に満ち溢れていて，決して誇りを傷つけられないならば，たぶん，あなたもそのようには感じないのでしょう。そうすると，人々があなたに注目する時，彼らは賢明で，重要な人物をみることになるのでしょう。

GGさんの恋人との別れには，彼自身を理想化あるいは脱価値化するように，他者を理想化あるいは脱価値化する必要性の強さに加えて，その他の力動も寄与していた。治療者は，GGさんが同胞や父親との競争に勝利したことと，母親のあからさまな偏愛に対して，罪悪感を抱いているのではないかと考えた。治療者は，この罪悪感に加えて，GGさんの母親との困惑する関係に刺激された，女性に対するアンビバレントな感情もまた，彼がリンダを脱価値化するように導いたと考えた。これらに関連した感情と幻想もまた，治療の中で探索された。しかし，他者を理想化あるいは脱価値化する傾向の同定は，GGさんの治療期間にわたって主要な焦点であり続けた。

転移における理想化と脱価値化を探索する

　他の力動的布置と同様に，転移は理想化と脱価値化の探索にとって重要な領域である。

【症例5】
　HHさんは30代の既婚の小説家で，彼女が重篤なうつ病と夫婦間の葛藤を抱えて現れた時，彼女には3人の小さな子どもがいた。
　同胞3人の第1子だったHHさんは，アルコール依存症の母親と非常に緊密であった。母親は，魅力的で，陽気で，芝居がかっていて，自己陶酔的であり，その行動は人を愉快にさせるものから苛立たせるものまであった。彼女の常軌を逸した熱中ぶりは，家族の会話を占領し，その内容には宗教的な神秘主義や芝居への執着が含まれていた。HHさんはしばしば母親のすさまじい熱中ぶりに興奮を覚え，学校がある日でさえ母親がたびたびHHさんを真夜中に起こして，明け方までテレビを観るのにつき合わせたことを想い出した。
　思春期になると，HHさんは母親を極端に拒絶するようになり，そして，母親の熱中ぶりに当惑し，母親のアルコール依存症の症状に気づいて苦しむようになった。母親は，悪意に満ちた爆発と，白昼夢をみるように自分の内面にこもることを交互に繰り返し，夜の早いうちから居間で酔いつぶれた。HHさんは彼女の関心を父親に向け換えた。彼は一見して自惚れが強く，いくらか疑い深いところがあった。彼は，時々，子どもたちのふる舞いに対して縮み上がら

せるような叱責をする以外は，家庭生活にはほとんど関わりをもたなかった。彼に関わろうとする彼女の試みは一時的に満足感を得たとしても，欲求不満や困惑を感じることが多かった。たとえば，彼女の成長した身体についての父親のからかいや感嘆のコメントは，HHさんにとって興奮と恐怖の両方を感じさせるものであり，彼女はそれから退避すべきか，受け入れるべきかで，心が揺らいだ。

　HHさんの現在の生活で，夫婦の問題と執筆に関する厳格な完璧主義は，慢性的な精神的苦痛の一因となっていた。HHさんは弁護士の夫を力に満ち溢れていて才気煥発であると理想化していたが，彼女は彼の性欲の欠如に対してかなり怒っていた。つまり，この夫婦は滅多にセックスをしなかった。彼女は別の小説家と浮気をしていた。この小説家について彼女はセクシーだが，才能はないと考えていた。HHさんはこの浮気について葛藤的で罪悪感を抱いていたが，夫の性的受動性や，愛人の未熟さと真の才能の欠如を軽蔑していることに，もっと罪悪感を抱いていた。ついに，HHさんは素晴らしい性的関係と憎悪の感覚との間を交互に経験するようになり，子どもたちとの距離に悩み，子どもたちをひどく失望させ，夫を苦しめた。

　HHさんは，両親に対する強い失望と憤怒に関連して，彼女の人生にとって重要な人物を理想化したり脱価値化したりする傾向があることを治療の中で理解するようになった。HHさんは，魅惑的で生気のある母親に感嘆するか，あるいは酔った時だけ露呈するような母親の弱さを軽蔑するかの中間の感情状態を経験したことがほとんどなかった。父親は彼の娘を情緒的に支えることはほとんどなかったが，HHさんは虚しくも父親の中に同一化するモデルだけでも見出そうとした。しかし，父親の非難や彼の侵入的で性的なコメントに対する彼女の悲哀や不安や困惑は，彼女を父親から退避させ，彼女は今や防衛としての軽蔑なしに彼をみたり，理解することが難しいと感じるようになっていた。

　自分の軽蔑が欲求，感嘆，怒り，困惑させられる深い失望などの，より複雑な感情を隠蔽していることをゆっくりと理解するにつれて，HHさんは次第に両親や彼女の人生で出会った他者をより現実的にみることができるようになった。彼女は浮気をやめて，子どもたちとの問題や夫婦間の性的関係についての彼女の失望に関して話し合う方法を検討するために，夫と夫婦療法に通い始めた。

しかし，執筆に関するHHさんの容赦のない脱価値化は，彼女の職業生活を苦痛なものにし続けた。彼女が自分の仕事を評価する時に彼女を悩ませる，しぼんで空っぽな状態に関する探索の試みは，激しい抵抗にあった。同様に，HHさんは，両親の自己陶酔に直面した時に経験した脆弱性や無力感を知的にしか認められなかった。

HHさん：両親の関心を得られなかったことを私が悲しんでいたと，先生が思っているのは，わかっています。でも，本当に私がそんな風に感じていたのか，実際，憶えていないのです。母と夜遅くまで寝ないでいたことを考えると，それは愉快だったように感じます。たぶん私は翌日疲れて学校で集中できなかったでしょうが，それを母の身勝手さと結びつけられるとは，これっぽっちも思いません。

同様に，HHさんは治療者に愛着を感じているようだったが，彼女はこの感情を否定しようと格闘していて，時々，ほとんど瞬間ごとに，治療者に対する理想化と軽視との間を揺らいでいるようにみえた。

HHさん：先生は本当に頼りになると思っていますし，先生がいつもそこにいてくれるように感じます。でも，むかつくこともあります。あまりにも女性的で，弱いので。
治療者：あなたが家族の中で何かを要求したようにふる舞うと，しばしば，あなたはからかいの的になりましたね。あなたが何年間も誕生日に同じ物をねだると，ご両親はそれをからかって，ずっとそれを手に入れるのを忘れ続けたのだと言っていましたね。何かを強く求めることはバカバカしいことのように思えたに違いありません。だから，それをどんな風に感じたのか，あなたと一緒に考えることを私が欲すると，私もまた愚かで弱々しく思えるのでしょう。
HHさん：そうだと思います。そのことについて，本当に話したくありません。両親とそっくり同じです。先生は，自分について話したがっています。それが助けになるとは思えません。

HHさんは，これらの感情をさらに探索していくことに抵抗し，結婚生活が

以前より上手くいっていて，普段はあまり抑うつ的にならず，よそよそしさや軽蔑を感じることもないと述べて，終結を考え始めた。治療者は，HHさんは改善しているものの，彼女が依然として多大な空虚感と自己非難に苛まれる時があったため，うつ病再発の危険は残っていると考えた。終結について話し合う期間中の土曜の朝，HHさんは緊急の電話をかけてきた。

HHさん：私は飲酒をしていましたが，それを先生に話したくありませんでした。夕方になると，ボトル半分ほどのワインを飲んでいました。昨夜，私はブラックアウトを起こしたと思います。母のようになっていると感じます。

次の面接で，治療者は，HHさんが秘かに飲酒していたことがどのような転移上の意味をもつのかを辛抱強く探索し続けた。

治療者：このことを秘密にしておいて，どんな風に感じていたか，話してもらえますか？
HHさん："先生に勝てた"ようで，わくわくしていたと思います。私が飲んでいることをみつけ出せなければ，先生は私の役に立てるはずがありません。でも，先生が読心術者ではないのはわかっています……私が話さなければ，先生はわかりっこありません。
治療者：あなたは，ある関係で，誰かが力や活気に満ちている，別の誰かは弱くて，空っぽで，無力であるという考えの間を，前にも後ろにも進めず立ち往生しているように思います。一方は，時々あなたがお母さんに感じていたように，——とても刺激的で，とても活気があって，多くの秘密や大人の事情をたくさん知っているような——力に満ち溢れている人物であるあなたです。そして私は無力で，愚かで，無視され，終わりがきているのも知らないのです。あるいは，私は，あなたがとても空っぽでよくない時に助けを求めてくるのを待っているような，力に満ち溢れた読心術者に違いありません。私が魔術的な方法であなたの心を読まないと，私は大きな失望のもとになり，あなたは私に本当に苛立ったり，激怒したりすることになるのです。
HHさん：ええ。そして，私は，私が飲酒していることを先生が一度も取り上

げなかったことを話すことで，先生のバカさかげんを皆に示すことができます。夫は，先生は自分がしていることがわかっていないに違いないと考えています。

　このエピソードの中で，HHさんの自己愛のさまざまな局面が再演されていた。彼女は，貧乏感や無力感に怖れを抱き，それを自分自身で経験する代わりに，治療者に投影していた。つまり，彼女は治療者を貧困な敗者のように感じていた。治療者は，まさに魔術的方法で彼女にすべてをわからせてしまうのではなく，彼女の受け入れがたい事実をわからせる必要性を感じ，わからせたがっているにすぎなかったのである。HHさんは，幼少時に思い描いた万能的で思いやりのある母親のような治療者をみせてくれることを切望していたが，それがかなわなかったのである。彼女はそれに激怒した。

　この転移の力動は，HHさんの治療の中で，多面的な観点から，繰り返し探索される必要があった。長期の精神療法過程の間に，HHさんが夫婦関係や子どもたちとの関係や仕事においてでさえ，かなり改善したので，その探索は多くの点で極めて有用であるように思われた。しかし，転移の再演は繰り返す特性があり，まるでHHさんは理想化された両親やそれに付随する不満に対する憤怒を断念することに耐えられないかのようであった。実に，彼女は，治療費の値上げをめぐる治療者との怒りに満ちたやりとりの最中に，治療を終結した。しかし，後になって，彼女は電話で丁重に詫びて，自分の怒りについて回想することができた。治療者はこの治療終結について懸念を感じたが，その一方で，転移への取り組みを通して得られた多くの洞察はHHさんにとって有用であり，HHさんはそれを彼女の人生や他の治療者との取り組みの中で上手く利用し続けることができると考えた。

第10章

うつ病患者の防衛機制

　第2章で論述したように，抑うつ傾向をもつ患者は，回避された情緒や幻想の意識的な理解から彼ら自身を護る習慣的な方法として多くの防衛機制を用いているが，それは治療的な取り組みによって適切に理解されうる（Bloch et al. 1993）。これらの防衛は一時的に苦痛な感情を和らげるかもしれないが，長期的には抑うつ症状を悪化させる可能性がある。たとえば，第9章（「理想化と脱価値化」）で述べたように，セルフエスティームを支え，他者を攻撃性から護るために用いられる理想化は，膨れ上がる期待に自己や他者が応えられなかった時に，失望や脱価値化を招くことがある。それゆえ，患者が特徴的な防衛に気づいて，脅威となっている基本的な幻想にもっと直接的に接近できるように援助することが重要である。たとえば，患者が彼らの怒りの意識化を回避している限り，彼らが怒りをそれほど有害ではないと見なしたり，怒りを自分自身に向け換えたりしないように援助するのは困難である。うつ病患者が用いる防衛機制は，典型的には，否認，投影，理想化と脱価値化，受身的攻撃性，攻撃者との同一化，反動形成である（表10 - 1）（Bloch et al. 1993; Brenner 1975; Jacobson 1971）。理想化と脱価値化については第9章で別に論述している。

否　　認

　否認は，特に敵意に満ちた破壊的な感情や幻想を回避する手段として用いられる，うつ病患者の中心的な機制である。この機制は，主に怒りの経験を意識から遠ざけるために使用される。しかし，患者が低いセルフエスティームや自己愛的な傷つきやすさの感覚と無我夢中で格闘しているようにみえる

表10-1　うつ病の防衛機制

否認	怒りや他の強い感情や知覚が意識化されず，それらの有効な認知や表出は妨げられる。
投影	思考や感情は否認され，他者由来のものとして経験される。怒りの感情が投影されると，他者が拒絶していると経験されるため，抑うつを強めることがある。
受身的攻撃性	怒りは差し控えた（withholding）ふる舞いによって間接的に表現され，それには引き延ばし（procrastination）が含まれる。
攻撃者との同一化	力に満ち溢れて攻撃的であると経験された人物との同一化は，しばしば反応性の罪悪感を惹起する。
反動形成	怒りのような感情は否認され，それと反対のもの——たとえば，自分から人の役に立つようにふる舞う——に転換される。しかし，その際に怒りは自己に向かう可能性がある。

時でさえ，彼らはそれらの感覚もまた否認しようとすることがある。下記に示す最初の症例提示で述べるように，患者の怒りの否認は通常うつ病を防ぐ効果はない。それは，他者に対する怒りを経験できないことによって，それが自己に向かってしまうからである。それに加えて，患者は他者に対する心配やフラストレーションを適切に扱えない。それは，対人関係での要求を上手く処理することを頻繁に妨げ，最終的には無力感と低いセルフエスティームの一因となる。治療者は，患者と共に，否認された感情を探索し，彼らの怒りにもっと耐え，対処できるように援助すべきである。

【症例1】

　販売代理業に従事していた32歳のⅡさんは，何年もの間，再発性の大うつ病を患っていた。Ⅱさんは付き合っている男性や彼女の仕事について失望を感じていたが，これらの感情をあまり自覚することはなく，受身的攻撃的に（下記を参照）ふる舞う傾向があった。たとえば，人との約束に遅れたり，キャンセルしたりするようなふる舞いである。Ⅱさんに対して，友人や同僚たちはつぎつぎに不満を抱くようになって，彼女から情緒的に距離をおくようになった。すると，彼女は不当な扱いを受けていると感じて，ますます，自分が不適格な人間であるという感覚を強めた。

　Ⅱさんのうつ病は，5年ほど前の母親の死によって増悪した。Ⅱさんは母親

に対するどのような怒りも否認し，母親が死んでから，特に彼女の人生上の問題に対処する時に母親の支持がなくなって，ひどく淋しいのだと語った。それにもかかわらず，探索が進められるにつれて，母親に対する顕著な陰性感情が浮かび上がってきた。IIさんは，時々，母親が一見したところはほとんど理由もないのに彼女を非難し，家族の厄介者として扱っていたことを想い出した。たとえば，一度，母親はIIさんが洗濯をしなかったことで，彼女を激しく攻撃したことがあったが，この時，彼女はそんな家事は言いつけられていなかったのにと思った。その他にも，母親は，IIさんの同胞と彼女を否定的に比較して，部屋を散らかったままにしていると言って，彼女を厳しく叱責した。

　IIさんは，次第に母親に対して非常に怒っていることを理解し始めたが，一方でそれは彼女を驚かせ，罪悪感を惹起させるようになった。彼女は，非常に近しいとも感じているが，もはや存在せず，彼女を護ってくれない人物に対する強い怒りを，どのように感じるのだろうか？　この文脈で，IIさんは，非常に鮮明で，強く心を動かされる夢を報告した。

IIさん：私は母と一緒に列車に乗っています。母は，正しい切符を購入しなかったことで，私を非難し始めます。私がとても大きな声で母に向かって抗議し始めると，母は私への非難をやめます。するとすぐに，私は皆——夢の中に登場した，車掌，他の乗客，父——に抗議しています。

治療者：この夢について，どんな風に感じますか？

IIさん：そうですね，ひどい気分になるのではないかと予想していましたが，実際は，本当に楽な気分になりました。私には，あのように誰かを抗議することは絶対にできません。でも，母は抗議されるに少しは値すると感じ始めています。私は，母が不必要に私を叱責した他のエピソードについても想い出し始めています。

治療者：まるであなたが抱いていた心配は，あなたが本当に怒ると，完全にコントロールを失ってしまうのではないかということのように思います。

IIさん：その通りです。でも，夢の中で，私はそうしていますが，あまり気分は悪くありません。それに，たぶん，この怒りをもっと上手にコントロールできると思っています。

治療者：他の人たちへのフラストレーションを吐き出しても，あなたの怒りはそんなに募ったりしないようにも思います。

この夢は，積年の憤怒の感情に対する否認を解いたという点で，Ⅱさんにとって重要な進展を表している。通常みられるように，この重要な洞察は彼女の行動をすぐには変化させなかった。しかし，この洞察は，これまで以上に，Ⅱさんが他者へのフラストレーションに対処し，これらの自己主張に関連したダメージや攻撃や罪悪感に対する彼女の怖れを理解することができるような，価値ある枠組みを与えた。

投　　影

　投影を用いる場合，患者は特有の感情や幻想を否認し，その代わりに，それらを外界の圧力や彼らの環境内の他者に由来するものと見なす。一般的に，うつ病患者は他者に対する彼らの怒りを投影する。これによって，彼らは安全だと感じ，彼らの攻撃性に関する罪悪感は和らげられるが，その代わりに，彼らは敵意に満ちた，拒絶的なものとして世界を経験する。悪循環が起き，他者から敵意を向けられたり，拒絶されたりしているという感覚は，患者の怒りを強め，より敵意に満ちた外的環境の投影へと導かれ，無力感とうつ病が増悪する。この防衛を扱う場合，治療者は，これらの敵意に満ちた感情や幻想がどのように患者自身の中に生じるのかを彼らが理解し，より効果的にこれらの感情を扱えるように援助する。

【症例２】
　第２章と第３章で論述したＣさんは，周囲の人たちをおしなべて彼女に敵対するものとしてみていた。彼女は自分自身を他者による不当な扱いの犠牲者と見なし，彼らへの怒りを感じることを否認し，代わりに，いきなり前触れなしに攻撃されていると経験していた。職場で起こっていたことは，その最たる例であった。彼女は上司に苦しめられていると感じていた。しかし，Ｃさんは職場で紛れもなく座りこみストライキをしており，しばしば遅刻し，与えられた仕事にほとんど熱意を示さないことが，治療の中で徐々に明らかになった。彼女は，長時間の臨時休憩をとるなど，上司が定めた規則に秘かに反抗していた。

治療者：これらのことは上司を怒らせるとは思いませんか？
Ｃさん：なんというか，なぜそうなるのか，わかりません。私はちゃんと仕事をしています。彼女が私をすぐに攻撃してくるのは正当じゃないのです。その上，彼女が私を非難するのは，先生がおっしゃっていることじゃなくて，すべて取るに足らないことばかりです。それに，非難の大部分は道理にかなっていません。
治療者：もっと一般的に，あなたがいくつかのことで上司に反抗したことは，上司を怒らせる可能性があるのではないかと思いましたが。
Ｃさん：うーん。大した問題ではないことで私を攻撃しているだけで，それは正当ではありません。
治療者：まるであなたも上司に怒っているように聞こえます。
Ｃさん：ええ，たぶん。たいてい，私は傷ついているだけです。どうしてこんな目にあうのか，わかりません。

　ここでみられるように，患者は自分の怒りを意味深長に否認し，敵意は一方向のみから，すなわち上司から彼女に向けて発せられていると見なしていた。自分の怒りに対するＣさんの否認と投影は，彼女の感情や行動が上司の憤りを買っている可能性を彼女が理解することを困難にしていた。治療者は，さらにＣさんの反抗的なふる舞いについて探索するにつれて，いくらかの進展をみることができた。Ｃさんは，彼女と同僚が一緒になって，どんな風に上司をからかっているかを語った。

治療者：上司について，どんな話をしているのですか？
Ｃさん：そうですね，彼女がどんなに愚かで傲慢かということを喋っています。彼女は私に自分が書いたものを読んで聞かせました。彼女は本当に重要だと思っているようでしたが，そんな書類は役に立たないと思いました。会議で，彼女は私に，その書類で有用な箇所について討論するようにと要請しました。私は，何も見出せませんでしたと応じました。
治療者：上司はどんな風に反応しましたか？
Ｃさん：彼女はとても怒っているようにみえました。その後，上司は私に他の分野で仕事を探すようにと提案しました。
治療者：あなたが話してくれたことからすると，あなたが彼女を怒っていない

と主張するのは難しいようですね。
Cさん：そうですね，私もそう思います。先生と話してから，怒りの感情を本当に感じるようになりました。
治療者：あなたも上司の気分を悪くさせたがっていると思います。ちょうどあなたが傷つけられたと感じたように，上司を傷つけたがっています。
Cさん：そう思いますか？　そんな風に私自身のことを考えたくありません。
治療者：どんな風に，ですか？
Cさん：怒って人を傷つけるような人物のように，です。
治療者：おそらく，そうすると，あなたは自分がお母さんにとても似ていると感じるのでしょう。
Cさん：それは私にとって怖ろしい考えです。母はいつも人を攻撃し，遠ざけていました。

この患者にとって，自分の敵意を認めることは苦痛ではあったが，極めて価値あることであった。それによって，Cさんは上司を挑発することをやめ，彼女にはほとんど対処できない怒りが眼前に提示されることを脅威に感じていたことを理解した。次第に，Cさんは，自分の不満やフラストレーションに対して，より効果的に対処する方法を学んでいった。Cさんはまた，他者を怒らせた報復が彼女の怒りの感情の罰として作用していることを理解し始めたが，それは怒りで他者を傷つける母親に関連づけられたため，彼女は強い罪悪感と恥の感覚を抱いた。Cさんは，後述する機制の，攻撃者との同一化に苦しんでいた。

受身的攻撃性

患者が葛藤的な怒りを防衛することができるもうひとつの方法は，受身的攻撃性の機制である。患者は，実際どれくらい激しく怒っているかを否認して，受身的，挑発的にふる舞うことによって，間接的に彼らの怒りを表現する。IIさんやCさんにみられた職場での遅刻は，受身的攻撃的な行動の例である。この機制には，表立って攻撃性を表現した際に起こりうると患者が想像している危険を減じようとする意図がある。この機制は，怒りを否認し，

患者がより傷つかない方法でその怒りを再演するようにも作用する。しかし，うつ病で使用される他の機制と同様に，逆効果となる傾向がある。患者は不満をより効果的に表現した際にもたらされる解放感を経験できない。そして，周囲の者はしばしば患者の受身性に苛立ち，患者は無力感を抱くような対人関係の問題をますます自覚するようになる。

【症例3】
　　56歳のJJさんは既婚の会計士で，気分変調性障害に罹患しており，妻に対して非常に不満を抱いていた。彼女は結婚後まもなくから性的にJJさんに応じず，情熱や深い愛を感じるようには彼に接してこなかったと，感じていた。JJさんは，長期にわたって，セックスを控えることや，自分自身の身辺に構わないことや，妻が期待するような専門家らしい態度をとらないことによって，妻に報復しようとしているように思われた。これらの行動に復讐の意図があることを患者が認めることは難しかった。

JJさん：私たちが結婚生活に入った時，私は彼女とセックスしたかったのですが，彼女は応じませんでした。ですから，なぜ今，私が彼女の要求に応じたいと思うでしょうか？
治療者：まるであなたが奥さんに仕返しをしているかのように聞こえます。
JJさん：そうですね，私も多少はそう思います。いつもそんな風に考えているわけではありません。私は自分のことを本当に好人物だと思っています。
治療者：あなたが奥さんにフラストレーションを感じていることを奥さんは知っていますか？
JJさん：まさか。まあ，妻は私が性的に応じないことに不満をもっていますが，彼女にその理由は話していません。つまり，先生が言う復讐ということです。
治療者：なぜ話さないのですか？
JJさん：実際に彼女の気持ちを傷つけたくないのです。話せば，妻は本当に気分を悪くすると思います。
治療者：でも，いずれにしても，あなたの性的な差し控えの最終的な目的は，そこにあるように聞こえます。

JJさん：ええ。私もそう思います。

　これらの明確化を通して，受身的で差し控えられた様式で表現されてはいたが，妻に対するふる舞いは復讐であることを，ついにJJさんは認識することができた。JJさんのやり方の大きな問題点は，彼が妻に対して，より効果的・直接的にふる舞わないことによって，彼自身が不適格だという感覚を助長していた点である。実際，それは彼自身の成功を妨げ，さらにまた妻を遠ざけて，そうでなければ得られたであろう妻からの支持を得られなくなっていた。

攻撃者との同一化

　攻撃者との同一化の防衛機制を用いる際，患者は，彼ら自身の自己像と，攻撃的な人物，特に過去に患者に対して力を発揮していた人物のイメージを関連づける。脆弱性や無力感を抱く患者は，自分が十分な人物であり，コントロールできているという感覚を得るための試みのひとつとして，攻撃者に同一化することがある。しかし，そのような同一化はしばしば罪悪感をもたらす。次の症例は，そのような現象を例示している。

【症例4】

　第7章（同章の【症例4】を参照）で論述した，気分変調性障害を患った弁護士のWさんは，部下たちにきちんとした仕事を遂行させることが非常に難しかった。彼は上司としてよりもむしろ友人としてみられたかった。彼は，早退や休暇が必要だという部下の納得できない言い訳を受け入れ，仕事が粗雑であることさえ許した。しかし，彼は，社員が適切に仕事をしないことへの怒りにとりつかれる傾向があり，彼の事務所があまり成功していない原因の一部分は彼らにあると考えていた。時折，彼は社員のひとりを穏やかにとがめることがあった。

治療者：なぜ，社員にもっと要求することが難しいと思いますか？
Wさん：そうですね，彼らが辞めてしまって，そうしたら，新しい人間を研修

するのに身動きがとれなくなるのではないかと怖いのです。自分が良い人にみられたいというのもあります。彼らの気分を害したくないのです。
治療者：それによって，どんなことを予想しているのでしょうか？
Wさん：私が彼らを非難したら，自分が本当に怒りっぽく，口汚い人間と受け取られて，彼らの気分を害するように思います。
治療者：このことについて，私たちはもっと理解することが大切だと思います。

　この論点においても，第7章でより深く論述されたWさんの背景が再び関連していることがわかった。彼は，両親が規則に対して不当なほど非常に厳格であると述べた。彼はしばしば，小さな違反（門限に数分遅れての帰宅）や，試験が難しかった時でさえ，よい成績がとれなかったことで叱責された。彼は両親に憤慨したが，彼が直接的に怒ったなら，母親は彼への愛情を引き上げ，何日も彼と口をきかなくなった。これは彼を非常に苦しめ，"良い子"でいたいという願いと，不当な扱いだと彼が考えたものに対する怒りとの間で苦しんだ。治療者は，Wさんが心の中で自己主張的な上司としての自分自身を，彼を叱責した両親と同一化していることについて，どのように思っているのか，Wさんと話し合った。

治療者：社員を批判する上司としての，あなた自身のふる舞いは，あなたと一緒にいる時のご両親のように聞こえるのは，興味深いですね。
Wさん：ええ。私もそう思います。つまり，私は不当でありたくないし，両親が私にしたように，人を傷つけたくないのです。それがどのようなものなのか，私は知っていますから。
治療者：あなたが社員を批判しなければならない時に，たとえ実際には丁寧すぎる傾向があっても，あなたは本当に罪悪感を抱くかのように聞こえます。
Wさん：ええ。私はいつも，自分にもっと権力を行使するのを許したなら，皆をいいようにあしらってしまうだろうと，心配していました。
治療者：あなたのその気持について，もっと話し合う必要があると思います。なぜなら，特にそれが非常に抑制的で，あなたの行動はあなたの怖れとは明らかに一致しないからです。

反動形成

　反動形成は，患者が怖れや否認された感情に対処する時に，それを正反対のものに転換する防衛機制である。その機制は，パニック障害患者にも一般的に見出すことができるが，うつ病患者も使用する（Busch et al. 1995）。典型的には，治療者は，患者が怒りを陽性感情や有益な感情に転換するのを観察するが，患者の中には罪悪感を惹起するような秘められた愛情を憎悪に転換する者もいる。反動形成は脅威をもたらす性的もしくは攻撃的な感情や幻想を回避すべく用いられるが，患者は苦しみながらも，直接それを扱うことができないので，次第に潜在する攻撃性は強められていくのが普通である。そして，最終的に怒りは内面へと向かい，抑うつが現れるのである。治療者は，患者がその関係性について話し合っている問題に照らして，彼らが強調している愛情がどんな風に矛盾しているかということに着目することによって，彼らが反動形成の存在を感知するのを援助することができる。

【症例5】

　広報部のコンサルタントをしている24歳のKKさんは，ボブと恋愛関係になった。ボブは失職し，経済的にも困っていたため，抑うつ的になり，彼女の支えをとりわけ必要としていた。彼女は自分に依存的な男性と恋愛関係になり，やがて不満を感じて失望するというパターンを繰り返すようになった。彼女は，ボブとの関係について強い懸念があるのだと述べた。ボブに問題があるにもかかわらず，KKさんが彼に魅力を感じる理由を治療者が探索すると，彼女は恋人の知性，思いやり，相性のよさなど，彼の長所に焦点を当てた。

　しかし，やがて，恋人の依存性は増した。彼は経済的に苦しいという理由で，彼女と同棲し始めた。彼は多くの時間を彼女のアパートで"ぶらぶらして"過ごし，家事はほとんどやらなかった。KKさんは，ますます抑うつ的になり始めた。彼女は，たとえ依然としてボブを助ける必要性を感じていたとしても，彼の問題で疲弊していた。彼女はまた，生活が苦しい男性と恋愛関係に陥る自分の傾向に非常に批判的にもなった。しかし，彼女は彼に対する怒りをほとんど表現しなかった。

治療者：あなたはボブにとても不満があるようにみえます！　彼はまるで自分の生活費を稼ぐようなことは，ほとんどしていないようにみえます。
KK さん：彼はただ助けを必要としているだけなのです。このような男性と恋愛関係になった私に問題があるのです。そのことについて，私はもっと理解しようとし始めています。
治療者：確かに，私もあなたと同意見です。でも，この点で，彼がこのように生活を送っていることについて，あなたはどのように感じていますか？
KK さん：そうですね，彼はもっと私や彼自身に手を貸すことができると思います。彼は仕事を探していませんが，少なくとも皿洗いはできるはずです。私は彼を支えるつもりです。
治療者：このことについて，あなたは彼と話しましたか？
KK さん：まあ，少しは。でも，私は彼をこれ以上苛立たせたくありません。彼は自分自身のことで，最悪の気分でいます。

　稼ぎのない男性に対する患者の頑張りは，さらに探索する価値があった。KKさんの父親は冷ややかで，批判的であったが，企業家として成功していた。彼はほとんど感情を表に出さなかった。一方，KK さんは母親がかなり自己陶酔的で，いくらか抑うつ的だったと承知していたが，母親とは情緒的に父親よりも密接だったと語った。KK さんは誰かに必要とされると，彼女の愛着がもっと強まり，親密さを増すように感じるようだった。
　彼女は怒ることが怖かった。なぜなら，その男性が母親のように"敏感"で，傷つけてしまって彼らの絆が断ち切られるのを心配したからであった。しかし，性的な関係から彼女が何も得ていないと感じた時，彼女はうろたえた。この問題に継続して取り組んでいくと，KK さんは，だんだん自分が不満を感じていることを自覚するようになった。彼女は何らかの行動に出る必要があると考えて，恋人に仕事と彼自身の住居を探すように迫った。彼がこれらの提案に前向きに応じたことは，彼女を驚かせた。彼がより自立的になるにつれて，関係性に対する彼らの満足感は増した。

第11章

終 結 期

終結することを決める

　治療者との情緒的な関係や治療中期の解釈作業で得られた理解を通して，患者は次第に，1）喪失，失望，批判に対する脆弱性が減じ，2）以前より感情の調整が上手くできるようになり，3）罪悪感や自己処罰が減じ，そして4）自分自身や他者の行動とその動機に対して以前より現実的な評価が下せるようになる（表11-1）。これらの改善がストレスフルな状況に対処する患者の能力に一貫して組み込まれたと患者と治療者が感じた時には，うつ病の再発に対する脆弱性は減じているので，彼らは治療の終結を決めることになる（Gaskill 1980, Tyson 1996; Weinshel 1992）。

　非常にしばしば，治療者よりもむしろ患者の方が最初に治療を終結するという考えをもち出す。その考えは探索され，治療成果の現実的な評価に基づくものであるのか，それとも，さらなる治療的取り組みに対する抵抗として現れているものなのかを見きわめる必要がある。この点で，抑うつ症状を減じさせ，新たな状況で抑うつ感情が再び生じた時に以前とは異なった対処ができるようになったという進展について検討することは，患者と治療者にとって有意義である。本章で示す一般的な基準は，終結期に入るための進展と準備を評価する指針の提供となるだろう。抑うつ感情の治療で，抑うつ感情が再発しやすい状況を予想し，それに対処できるような，持続性のある意義深い成果が得られたと治療者と患者双方が感じた時，治療終結の日を決めることになる。終結期は，治療関係を喪失することが意味するものや治療関係の喪失をめぐる感情を理解するために，十分な時間をとるべきである。

表11-1　終結の基準

1. 患者は喪失，失望，批判に直面しても以前より抑うつに対して脆弱ではない
2. 患者は一貫して抑うつ感情や攻撃性に対処することができる
3. 患者は一貫して以前より罪悪感や自己に対する脱価値化の傾向が減る
4. 患者は一貫して自分自身や他者の行動とその動機に対して，以前より現実的な評価が下せるようになる

終結の過程

　終結期の治療的取り組みは，治療者との継続的な個人的関係についての幻想に関連した患者の自己愛的な傷つきをめぐる感情や，この重要な関係が終わる悲しみや喪失感情，そして，終結や治療成果の限界に関連した治療者への怒りに焦点が当てられる。時々，患者が喪失や拒絶の感情や怒りに対処している際に，症状の再燃がみられることがある（Firestein 1978）。

　治療を通してすでにかなり進展している患者は，これらの感情に取り組むことによって，喪失や自己愛的な傷つきに耐える力や，この怒りをより効果的に向ける能力が増し，罪悪感や自己処罰が減っている。これは，治療関係が終わることでの喪失，拒絶，反応性の怒りにこめられた幻想や感情を徹底的かつ情緒的に探索することによって成し遂げられる。治療者との専門的関係が終わることによる喪失感情と共に，患者が治療の中で得たことを表現するのを援助することは，しばしば有用で感動的な体験となる（Firestein 1978; Tyson 1996）。

【症例1】

　LLさんは著述業をしている50代後半の既婚女性である。彼女は第二次世界大戦が終わる頃にヨーロッパで生まれた。彼女の両親は戦争の影響によって打ちのめされ，また，彼女が生まれた年に診断された重篤な内科疾患に対処するだけの余裕がないようにみえた。LLさんは，人生早期に，この疾患のために2度の長期入院治療を受けた。彼女は退院するたびに，彼女の両親によって里親の家に預けられた。なぜなら，彼らは彼女の回復の要求に対処できないと感じていたためであった。彼女の母親は，年余にわたる夫とのつらい諍いの末

に，彼女が10歳の時に家を出た。LLさんは父親のもとに残された。

　LLさんは成人になってから気分変調性障害と全般性不安障害に罹患し，中等症ないし重症のうつ病を数回経験していた。彼女はこの力動的精神療法を開始すると，再び重篤なうつ病を呈するようになった。治療の大半は，彼女が思い焦がれながら深く恨んでもいた，遠く離れた美しい母親に対する理想化や痛切な怒り，必ずや拒絶されるであろうという不安，彼女の"厄介な悲観主義"に対する罪悪感，他者と関わる上で自分は女性として不適格だという気持ちに焦点が当てられた。また，彼女の夫との，困難で，かなりヒモ的な関係にも治療の焦点が当てられた。

　治療開始数年後，LLさんは仕事面で以前より顕著に成功し，表現が豊かになった。また，夫を含めた他者に対するふる舞いについて以前よりも罪悪感を抱かなくなり，怒りや苦々しい気持ちが非常に減った。彼女は夫が親密な夫婦生活に困難をもっていることにも，以前より非難がましくなくなり，欲求不満を感じなくなると，さらに，彼らの関係は大きく改善した。彼女はかなり長期にわたり深刻な抑うつは呈さなくなり，自分の気分の小さな下降を理解し，上手くいとめることができるようになった。彼女と治療者は終結の決定について話し合い，治療の成果や，終結をめぐる彼女の幻想や心配を検討した。この話し合いがしばらく行われた後，終結の日が決められた状況で，治療者は治療者自身が半年間その土地を離れることを明かした。

　最初，LLさんはこの報告を冷静に受けとめ，謝意と治療者の移動の理由に関する好奇心を表明した。彼女は「私はともかく終結はすると思います」と述べ，「ですから，私にとって，これはまったく上手く解決したのです」と続けた。

　しかし，しばらくして，彼女は，治療者に自分は見捨てられたと感じていて，そのために怒りや苦痛を経験していることを認めるようになった。

LLさん：最近，抑うつ的になっています。それは，先生——先生が原因です！　私は先生から去っていくひとりのはずでした。その代わりに，先生は私を置き去りにすることにしたのです。ちょうど私の母親のように！　私はそのことで先生を許すことはできないと思います。

治療者：あなたは，私の移動について，まるで，あなたの病気や夫をあなたひとりで対処するようにと，あなたを置き去りにしたように感じているので

すね。ちょうど，お母さんがあなたを置き去りにして，自身の病気や難しいお父さんに，あなたひとりで対処させたように。

LLさん［泣いている］：ええ，そうです！　もちろん，それが違うことは，今はわかっています。私は以前より物事に上手く対処できるようになったと，本当に感じています。でも，これらの感情をふり払うことが難しいのです。ですから，私が先生にとても怒っていることがつらいのです。

治療者：以前，あなたは，お母さんがあなたを置いて出ていった理由は，あなたがとても難しい子どもだったからだと感じていました。

LLさん：ええ。特に今，私は気難しくなりたくないのです。先生に，私に対してよい感情をもっていて欲しいのです。でも，私はとても失望しているので，私たちがすべて成し遂げ，上手くいった後，私はまた健康上の難しい状態に陥るような気もしています。私はこうありたいと思うほどにはよくなっていないとも感じています。私は恩知らずにはなりたくないですが，もし私がもっと有名だったら，先生が移動する時に，私のことをもっと考慮してくれたのではないかと思います。

治療者：ええ。あなたはいつも，有名になることがあなたのご両親の関心をひいて，あなたは病んでダメージを受けた人物ではなくなるのだと感じていました！　あなたのことを私がどう思っているかということも，あなたは本当に心配していますね。

LLさん：私は，自分の仕事をもっと楽しむことを学びました——今は，本当に，仕事に以前より喜びを見出せるようになりました。有名になって，それをみんなに表明しなくてはというプレッシャーも以前のようには感じません！　でも，私はいつも完璧でいたい，みんなの関心をすごくひきたいと思っているので，変わりたくないとも願っています。

以上のやりとりは，終結期に，喪失に対する以前の反応が現れたことを例証している。患者にとって，治療者と新たな治療的文脈の中で，もう一度これらの感情や幻想を体験することは有意義である。終結期には，以前の治療的取り組みの情緒を伴った反復と同様に，喪失や拒絶に関する新たな題材にも取り組むことができる。しばしば患者は，これらのなじみの感情を体験するようにと大いに促されると同時に，これらの感情に対して以前とは違った対処ができる能力を大変な苦労をして獲得したことを認識するように働きかけることができる。

時期尚早の終結の申し出を扱う

　もし治療者が終結の申し出が時期尚早であると確信したならば，さらなる取り組みを続けるように伝えることが重要である。これは，患者のかなり深層の反応性の罪悪感に対応し，さらに永続的な理想化や破壊的な結果を伴う脱価値化の傾向を探索し，あるいは悲しみや拒絶，怒りといった感情の対処に関する患者の問題に取り組み続けることを含む可能性がある。もし治療者が治療を終結するのはあまりにも早いと明白に感じるならば，なぜ患者が継続中の治療から立ち去ろうとしているのかを探索することが有意義である。それにくわえて，治療者がさらなる探索が必要な領域について伝えることも有意義である。時々，そのような終結に関する時期尚早の申し出は，もっと構造的なアプローチを望んでいるといったような，治療への不満に基づいていたり，あるいは，まだ対処していない転移感情のシグナルである可能性がある。そのような場合，終結についての患者の考えを探索することによって，さらなる進展を妨げているものを実際に明らかにしたり，患者の体験の協同探索者でいて欲しいという願いに治療者が誠実であるという信頼を獲得する可能性がある。

　治療者がそのような転機に対する彼ら自身の反応を入念に検討することは，逆転移による願望である可能性や，あるいは治療外のニーズがこの判断を妨げている可能性を確かめるために賢明なことである。たとえば，経済的な動機や治療者自身の見捨てられ不安は，よい同盟を築いている患者を"手放す"決断を妨げる可能性がある。さらに，治療者自身の完璧主義の問題は評価の妨げになるかもしれない。すなわち，患者が治療を通した成長に非常に満足していると感じているのに対して，治療者の要求水準はもっと高いというものである（Gaskill 1980, Ticho 1972）。

　時々，治療者がもっと達成できることがあるのではないかと感じているにもかかわらず，患者が治療の終結を主張することがある。そのような時は，治療成果を本当に確実なものにするためには終結期が重要であることを強調することが大切である。しばしば，そのような患者は，治療が終わる影響を理解するために終結の日をいくらかの猶予をもたせて設定し，さらなる探索

を続けることに同意する。抑うつ症状は終結期に再燃することがあり、そのような時に、治療を時期尚早に終結することを望んでいた患者は、もう少し治療から恩恵を受けなければ、この再燃に対処するのは困難であると認識する可能性がある。そのような患者のひとりである、第9章（「理想化と脱価値化」）で紹介した女性患者 HH さんは、治療中に以前は否認していた、過剰な飲酒を伴う重要な問題を認めることができるようになった。"試験的終結"期間に、彼女の抑うつ症状が再燃し、アルコールを痛飲するようになると、彼女はついに彼女の嗜癖の程度を認識し、それを探索することができると感じるようになった。彼女はこの取り組みを通して隠された力動を以前よりよく理解できるようになり、もっと満足のいく来たるべき終結への道を開いた。

　時に、患者は、白日の下にさらされる何かに対する無意識的な怖れのために、治療で得られた部分的な成果に非常に満足したままで、さらなる探索に抵抗を示す。そのような患者は治療を終わらせた後、別の症状が出現して戻ってくることがある。たとえば、ある男性の場合、無力化する抑うつ（incapacitating depression）は治療によってかなり軽減されたが、治療が彼の同性愛的幻想に着手し始めると、彼は罪悪感を抱き、自己嫌悪に陥り、非常に不安になって、治療を終わらせることを決意するに至った。終結期の期間中に、その患者は、さらなる治療的取り組みが将来役に立つことを認識したことを自ら認めることができた。数年後、彼が治療に戻ってきた時、彼は時折出現する軽度の抑うつ症状をエスカレートさせずに上手く対処できるようになっていた。彼は非常に不安が強く、パニック発作を有していたが、以前の治療で回避した幻想について、より理解できるようになると、強い不安やパニック発作は改善した。この2度目の治療の数年後のフォロー・アップの電話で、その男性は抑うつや不安の症状が十分に改善していると報告した。

終結期にみられる逆転移反応

　終結期によくみられる逆転移感情には、治療を終えることに対する罪悪感があり、それは患者や、時には治療者が終結を見捨てられ体験として受けとめていることを反映している。また、治療の有効性に関する不確かな感じや不十分な感じが出現する可能性があるが、これはしばしば、達成されたこと

への最終的な評価の圧力のもとで，患者が理想化と脱価値化との間の苦闘を再現させていることを反映している。治療者がこれらの感情の起源と意味を治療的文脈の中で熟考し，これらの領域での患者の問題の精力的な探索を確実にすることは重要である（Tyson 1996）。

【症例2】

　MM さんは旅行会社社員をしている 37 歳の独身女性であった。精神療法を求めて現れた時，彼女は自虐的傾向と中等度のうつ病を有していた。数年の治療過程で，彼女は自分のうつ病や他者との相互関係での自虐的な様式について多くのことを理解するようになった。MM さんは当初，カリスマ的で活力に満ちた恋人や友人を選んでいたが，彼らは銀行家であった彼女の父親に似ていた。彼女の父親はギャンブルに興じ，浮気をし，過度に飲酒をし，そして娘の欲求には無頓着であった。彼女はひそかに彼女の友人のカリスマ性や豊かさに同一化していたが，ずっと控えめな態度をとっていた。それはもともと，彼女の非常に抑うつ的な母親が彼女の父親にしてきたことであった。彼女は治療初期に「時々，自分が先生の靴にこびりついた泥のように感じます」と述べていた。「自分がダメ人間のように感じます——私は彼らとの関係に値しないと思います。私は彼らの中で立ちすくんでいるだけです。私が本当はどんな人間かを人々にみせることができません。もしそうして，彼らがわかってくれなかったら，とても悲しく，狼狽してしまうでしょう！　きっと，すべてがますます価値のないものに感じるでしょう」と述べていた。

　最終的に，MM さんが治療で非常に有用なものとして同一化したもののひとつは，彼女の（女性）治療者が彼女を"理解した"という事実であった——彼女は理解されていると感じ，彼女自身の感情，考え，行動の多くの側面を理解できたと感じた。また，治療初期に，彼女は治療者が実際に彼女の"あとを追いかける"ほどに，十分に配慮しているかどうかを，たとえば 1 度もしくは 2 度セッションを電話連絡なしに休むなどして確認しようとしたことがあった。治療者が彼女の休みについて尋ねるために電話をした後，彼らはこの世話をやかれたい願望について話し合った。結局，彼女の行動の挑発的で攻撃的な側面についても話し合われ，彼女は，他者からは理解できないようなひきこもりによって，見捨てられることをひき起こしていたことを認識し始めた。

　MM さんは治療でかなりの成果をあげ，彼女の卓抜した物事をオーガナイズ

する能力を以前より発揮できると感じるようになり，ついに社内で数度の昇進を遂げた。また，彼女は，非常に思いやりがあり，支えてくれる男性と結婚もした。彼女の治療途上で，彼女の母親は亡くなったが，この時，MM さんは悲しむことができ，また，母親に対する深い愛と共に，根深い欲求不満についても十分に理解することができた。

　最終的に，終結に関する彼女の考えを話し合った時，彼女にはいくらかの動揺があった。「夫は私にその準備はできていると思っていますが，私は確信がもてません。彼のために終結するつもりはありません。私のために終結することを本当に明らかにしたいのです。彼は私の多くを理解していませんが，治療が終わることで，私は先生を失うのです。今はまだ，先生が誰よりも私を理解していると思うのです。」

　翌週も終結についての話し合いが続けられ，MM さんは徐々にこの決断に対する確信を強め，それに治療者も同意し，終結の日を5カ月後に定めた。それはちょうど治療者の通常の夏の休暇の前であり，MM さんと夫が旅行に出かける計画をしていた頃だった。しかし，この決定がなされた翌週，MM さんは穏やかではあるが，非常に悲しげであった。「私たちが選んだ日付は母の誕生日に近くて，私は本当にひとりぼっちだと感じてしまうと思いました。彼女は先生がしたようには私と関わることができませんでした。そして，いま，先生も行ってしまうのです。私がとても悲しいと感じるならば，私に終結の準備ができているという確信がもてません。」

　治療者は，この情報をもとに，終結の日付を変えることを一時的に考えたが，やがて考え直した。治療者は，症例の評価よりもむしろ，この症例の場合に患者の怖れを反映している，治療の適切さへの一時的な疑いや，治療終結を不可避的なものとして体験している悲しみから MM さんを護りたいという，罪悪感による願望の影響を大きく受けて，終結の日付を変えようとしているのだという理解に達した。治療者は，MM さんがいまだ進展を否認する罪悪感の傾向と微妙なやり方で格闘していることを知った。治療者は患者が終結について悲しみを感じているということがわかったが，患者が達成の満足——幸せな結婚や，その年，非常に心躍る休暇がとれるような新たな昇進があったこと——を考えることを犠牲にして，喪失感や見捨てられ感を強調していることについても考えた。治療者は，MM さんの感情を探索することが，その決断が妥当であるかどうかを見きわめるための最良の道であると感じた。治療者は，MM

さんに，悲しみの感情についてもう少し話せるかどうかと尋ねた。

MMさん：ええ，ほろ苦い気分です，本当に。私がここで成し遂げたすべて，自分自身について学んだすべてに，とても満足しています。そのすべてが先生から離れた途端に，不思議なくらい，消えてしまうのではないかと，私はまだ心配しているのだと思います。

治療者：それは，今までにもありましたよね？

MMさん：ええ！　昔，母がとても抑うつ的だった時に，そんな風に感じていたと思います。私は本当に安心できなくて——母のことがとても心配でした。彼女が消えてしまうようにみえていたのだと思います。それは私をとてもひとりぼっちだと感じさせただけではなく，私もちょうど同じように消えてしまうように感じたのです。私の父は，さしあたりのことに間に合う程度にしか私を気遣わず，私たちにはあまり関わりませんでした！　母がどんなに抑うつ的だったかを父がわかっていたかどうかは，私にはわかりません！　父のために，母はほんの少しばかり体裁をつくろっていたのです。

治療者：この治療が終わって，あなたがとてもひとりぼっちだと感じないようにするために，ご主人があなたを助けてくれるとまったく信じられないのは，そのことに関係があると思いますか？

MMさん：ええ！　もちろん。でも，私はまだ悲しいのです。

治療者：わかります。あなたは私をとても身近に感じていました。あなたは，この感情の行方を心配しているのですね。

MMさん：先生はこれからいつも私の内側にいて，私の生活の一部になると思いますが，今はそれで十分だとは感じないのです！　私は父や母を私の内側にもち歩いてもいますが，それでは十分ではないのです。［涙ぐんで］ともかく，私は，以前より，いろいろなことを理解して，全体を把握できるようになりました。でも，実際に先生を……このオフィスや，先生の微笑みを失ってしまうのです。この治療が終われば，この近所に戻る理由は，私には何もありません。でも，今後，オフィスをみるためだけに戻るかもしれません。あるいは，そうしたくないのか——私には，わかりません。

　数カ月経ってから，MMさんは自らの悲しみを心の底から語ることができ

た。そして，週2回，治療者に会うためにやってきたときの関係は変わってしまって，もう二度と取り戻せないことに対する彼女の怒りを語ることができた。彼女は抑うつ的にはならなかったが，怖れを感じていた。治療終結の2カ月前，患者は突然セッションを休み，その数時間後に電話をしてきた。これは今では極めて珍しいことだったので，MM さんから電話をもらう前に，治療者は患者に電話をすることを検討していた。しかし，治療者は，この衝動が患者の現実の心配以上に，患者をまだ思いやり，気遣っていることを患者に保証したいという感情に基づいていると結論し，次のセッションでこの行動を探索するまで待とうと決めた。

MM さん：先生に電話しなかったことを本当に申し訳なく思っています。かかりつけ医のクリニックでレントゲン写真を撮っていて，それが予想以上に長引いてしまいました。たぶん携帯電話から電話できたと思いますが，どういうわけか，バッグの中にある携帯電話をみるまで，それに気づかなかったのです。

治療者：他に何か思い浮かびますか？

MM さん：ええ，私がキャンセルの電話をせずにセッションを休んだ最初の頃を思い出しました。その時，先生が私に関心をもち，気遣っているかを試そうとしているのだと，私たちは考えました。たぶん，今回，ある意味で同様のことが起こったのだと思います。かかりつけ医を受診する時，私はいつも少し神経質になります。レントゲン写真が必要だと思った時，そのことについて，先生とここで話をせずに，私は何を経験しようとしているのかしらと考えました。私はたぶん怒っていて，先生を罰したかったし，試したかったのだと思います——今でも私を気遣っているのか，私を心配してくれるのかを確かめたかったのだと思います。というか，私のことや，私がどのように過ごしているかを先生が考えないですむ，もっとよい方法を私が知っていれば。

治療者：結局この何年もの間，私はあなたを気遣ってこなかったと，あなたは本当に考えているのですか？

MM さん：いいえ。先生が気遣ってくれているのはわかります。でも，先生がそれを言葉にしてくれると，救われるのです！

治療者：特にあなたのお母さんが抑うつ的な時に，お母さんにあなたを理解し

てもらう唯一の方法は，何かまずいことがあって彼女に気づいてもらうことだと，あなたは感じていたのだと思います。あなたは，気遣われなくなることや，すべてが順調にいっていると思われることを不安に感じているのです！

　このケースでは，妥当な臨床的判断か，あるいは終結に対する患者の感情や治療者自身の反応によって惹起された逆転移反応かを見きわめるために，治療者が自身の反応を検討する重要性について例証している。治療者がそのような個人的な感情を探索し，再検討が必要となった患者のどのような行動についても治療の中で話し合っていけば，通常新たな題材が終結の提案を変えるものであるかどうかを見きわめることができる。
　終結の決定は，持続的な進展がなされたかどうかを判断する時に，患者と治療者の両者によってなされるものである。治療の成果によって，患者は以前より罪悪感が少ない状態を持続し，抑うつ感情を理解し，以前より適切に対処できるようになる。見捨てられることや，理想化された関係の喪失をめぐる強い感情はうつ病患者の終結期に顕著となり，治療の中ですでに達成されたものを強化するような情緒的で感動的な探索が可能になることが多い。ここで，治療者は，この時期によくみられる逆転移反応に特に注意を払うべきであるとした。

第III部

重要な論題

第12章

治療の行き詰まりと
陰性治療反応に対処する

　力動的な精神療法家にとって，より重篤で頑固な抑うつをもつ患者の治療は，特別な挑戦を意味する。確かに，抑うつ症状が強く，治療に反応しない時，抑うつの程度を減じるために，持続的な薬物療法に取り組むことは重要である。しかしながら，患者の中には，これらの取り組みにもかかわらず，慢性的に抑うつが続く者がいる。

　それに加えて，患者のある一群は，有害で否定的な過程として治療を体験している。分析家は治療を癒しの過程や支持的な過程としてみる傾向があるが，これらの患者は治療を，傷つけられ，ダメージを与えられる過程として体験していることがあるのである。たとえば，これらの患者は治療から脱落し，治療の"失敗"の一群となる。それゆえ，陰性治療反応をひき起こし，治療が破綻した要因を明らかにすることは重要である（Asch 1976; Freud 1923）。回復によって，罪悪感や罪悪感に誘発された治療破綻をひき起こす患者については，第9章（「理想化と脱価値化」）で論じた。治療の行き詰まりに寄与しうる他の要因は，患者の基本的信頼感の顕著な障害，重篤な自己愛の過敏性，心的外傷の既往である。これらの場合，治療同盟の強化と治療目標の共有を図ることがとりわけ重要である。

　そのような欠陥を抱えた患者は，しばしば，治療者に無力感やフラストレーションのような逆転移反応を惹起し，そのまま治療者が患者との交流を続ければ，症状を悪化させる可能性がある。ここでは，これらの感情に焦点を当てないが（第5章「治療中期」の"逆転移感情に取り組む"参照），これらの難しい症例に対して，治療者が自身の逆転移感情に留意することは非常に重要であることを示したいと思う。

基本的信頼の障害

　患者たちの中には，重篤な心的外傷と虐待の結果として，他者によって傷つけられたり拒絶されたりすることに慢性的な怖れを抱き，他者に助けられるという中核的な感情を欠落している者がいる。そのような患者は，治療者も同様に，彼らに対して拒絶的で批判的であることを期待していることが多い。より困難な症例になると，治療的な過ちがなくても，治療者を有害で批判的にふる舞う対象として体験する。この場合，治療同盟への参与が特に重要となる。典型的には，味方としての治療者への基本的信頼感をもった治療同盟は最初の数回の面接で構築されるが，これらの患者では，信頼できる関係性の構築はゆっくりと進み，骨の折れるものであることが多い。これらの患者が抑うつを理解し治す上で，治療者を味方であると感じるように援助するには，多大な努力が必要である。そして，治療期間を通じて絶えず，彼らがなぜそう感じないのかを患者と一緒に検討することが必要である。

【症例1】

　NN さんは研究技術職をしている 36 歳の男性である。彼は，自分の母親を彼に非常に批判的であるか，さもなければネグレクトに近いふる舞いをする人として感じながら育った。彼の母親は自分のことにかまけ，特に自分の容姿を気にしていて，子どもたちの差し迫った情緒的・身体的なニーズを無視していたと彼は感じていた。NN さんはまた，母親は他の子どもたちの方を気に入っていて，しばしば，彼らは同盟を結んで彼に立ち向かってくるようにも感じていた。NN さんは父親と親密だったが，その父親は NN さんが 10 歳の時に亡くなった。このことは，彼に味方一人いない批判的な家族に封じ込められたと感じさせ，また，彼を見捨てた父親への葛藤的な怒りに陥らせもした。

　NN さんは，彼の家族内で体験したのとちょうど同じように，治療者が彼を批判的で遺棄的なやり方で扱うのではないかと非常に怖れた。事実，転移－逆転移関係による再演が以前の治療者との間で起こっていた。非常に重篤なうつ病のために彼が入院した後，その女性治療者は，彼との治療はもはや続けられないと彼に言った。NN さんは，面接中に"激しい苦痛に陥れられた"と体験

し，以前の治療者に対して怒り狂ったように，現在の治療者にも怒り狂った。面接は，うつ病を軽減するものというより，自分を傷つける，有害なものとして体験していた。これらの感情は，治療者がNNさんのいたましい家族との葛藤について尋ねた時に，特に強くなった。患者が治療はまったく役に立たないと苦情を述べるだけでなく，実際に抑うつを悪化させる面接が少なからず続いた。NNさんの母親や同胞のように治療者がふる舞うことを，いかに患者が予想していることが多いかを指摘した転移解釈は役に立たないものとして体験された。

　治療者は，治療同盟が不安定な状態にあることを非常に懸念し，どうすれば面接がもっと援助的なものになるかを患者と話し合うことに決めた。

治療者：どうすれば，あなたにとって，面接がもう少し苦痛なものではなくなると思いますか？

NNさん：先生は時々，押しが強すぎると思います。先生はいつも私にあらゆる苦痛な事柄を話させたがっています。でも，私はそれをしたくないと感じています。それは私の気分を悪くさせるからです。

治療者：時々であればいいけれど，私たちがしているように頻繁では困るということですか？

NNさん：ええ。私には多すぎます。

治療者：追求する事柄をどれだけにするか，もっとコントロールしたいのですね。

NNさん：そうです。私はとても弱くて，先生は私を攻撃し続けているように感じるのです。

治療者：それは，あなたがお母さんについて話していたことにとても似ているように思いますよ。

NNさん：ええ。私もそう感じていると思います。でも，先生がある話題をどれくらい話せばいいかを私に決めさせてくれれば，それは本当に助けになるとも思っています。私の家族についての問題は，難しすぎます。

治療者：それでは，私たちはそれを試してみたいと思います。あらゆる苦痛な感情を呼び起こされたくないというあなたのニーズに私が応じていなかったことを申し訳なく思います。

　患者は，治療者の探索を，母親との間で体験した虐待的で批判的なふる舞

いと同様の質をもつ，侵入的なものとして体験していた。彼は，自分が脆弱で，面接の内容についてコントロールできないと感じ，強まる怒りと猜疑的な態度の中でその弱さを体験していた。これは，フラストレーションを感じさせられた治療者が，患者にもっと苦痛な話題を追求し続けるように，ひどく圧力をかけるという再演を導いただけであった。患者と治療者は互いの立場に固執し，膠着状態を招いていた。この話し合いの後，治療者は彼の治療態度を変え，話し合いが患者にとって不快すぎる時に患者が出すサインに従うようになった。

最初，治療者は，より困難な話題や感情を回避することによって，治療が非生産的なものになることを危惧していたが，このアプローチを通して，NNさんと治療者は治療をより進展させていることに気づいた。患者は自分のペースで苦痛な話題を追求できると感じると，その後の面接では着実にその話題を追求するようになった。

より重篤な自己愛の過敏性をもつ患者

うつ病患者は自己愛の過敏性をもっていることが多いが，中には非常に重篤で，パラノイアに近似する場合がある。彼らは，肯定的なコメントを否定的にとったり，援助的なコメントを潜在的な批判や拒絶として解釈したりすることがある。もし，彼らの過敏性がかなり重篤であるならば，これらの感情が抗うつ薬の投与で改善しない時には，非定型抗精神病薬が奏効する可能性がある。

治療的見地から，これらの患者に対して，治療者は彼らを拒絶するつもりも，傷つけるつもりもないことを保証し，なぜ彼らがそのようにコメントを聞いてしまうのかを理解することが重要であると伝える。これらの患者は自分の治療者を信頼しないかもしれないが，時間をかけて，繰り返し具体例を検討していくことで，彼らが治療者のコメントを治療者が意図していない否定的な意味に解釈する可能性を探索することを援助できる。これらの患者の多くが外傷的もしくは破壊的な発達歴をもっているので，転移解釈にそった発生論的解釈はしばしば価値がある。

【症例2】

42歳の女性管理職補佐であるOOさんは，重篤なうつ病を反復していた。彼女は幼少期から成人した今になっても，彼女の容姿や知性，体重，パーソナリティについて，母親からの絶え間ない批判と蔑みに晒されていた。彼女は，父親について，母親に対して無関心でいるか，積極的に介入することがなく，また不適切に彼女に触れる人として描写した。

この面接で，OOさんは，治療者から拒絶されているという，彼女独特の感情について話題にした。

OOさん：前回のセッションの終わりに，先生は「木曜日にお目にかかりましょう」と言いました。先生は面接が終わって幸せそうにみえました。先生は，私はあなたに木曜日まで会いたくないって，言ったかのようでした。

治療者：なんというか，それは間違いなく，私が伝えた意図とは違いますね。実際，私は面接の終わりがけに，よくそういった表現を使いますよ。

OOさん：たぶん，先生はそうしています。でも，この間は違って感じたのです。前回の面接で，私は不平ばかり言っていました。

治療者：あなたの家族内で不平を言うことは非常に否定的に見なされていたと，あなたが話していたことは覚えています。自分は不平を言っているとあなたが感じたので，私が批判的になったと，あなたが感じただけだという可能性について考えることはできますか？

OOさん：いえ，私はそうは思いません。でも，それについて考えてみたいと思います。私が今まで母について不平を言うと，彼女は怒り狂いました。時々，彼女は何日も私と口をききませんでした。

OOさんはすべての疑念を払いのけたわけではなかったが，やがて，治療者から拒絶されているとはあまり感じなくなった。これを他の領域に一般化して，彼女は，他者が現実には肯定的なコメントを言った時に，彼らが拒絶しているととらえてしまっていると考えられるようになった。これは，セルフエスティームの顕著な向上と抑うつの軽減に貢献した。

重篤な心的外傷をもつ患者

　多くのうつ病患者は心的外傷の既往をもち，中にはより重篤な虐待やネグレクトの既往をもっている。彼らは，別個に外傷後ストレス障害を発病したり，抑うつ症状が外傷後ストレス障害に重複していたりすることもある。これらの患者は外傷的なエピソードを探索することが苦痛で破壊的であると感じ，時には治療を助けになるものよりも破壊的なものとして体験することがある。治療者は，忍耐と共感と機転をもって，何カ月もしくは何年にもわたり，その心的外傷を探索しなければならない。苦痛な題材を回避したいという逆転移にも留意しなければならない。

【症例3】

　25歳の大学院生であるPPさんは，一連の薬物療法によっても改善しない，非常に重篤な抑うつ症状を呈していた。最終的に，彼女は，モノアミン酸化酵素阻害薬によって部分的な改善をみた。PPさんは，8年前に自殺した母親の死に心を奪われていた。彼女は，母親に対する激しく圧倒的な憤怒に苦しみ，その憤怒に対する強い罪悪感とも格闘していた。子どもの頃から母親と二人きりで生きてきた彼女は，その自殺を防げるはずだったと感じていた。また，彼女は自分の人生に強い無力感と絶望感を抱いていた。実際，PPさんは，継続している仕事を除いて，人生の多くの局面からひきこもっていた。治療者が母親の死に対する感情を検討しようとすると，PPさんは深く絶望し，自殺衝動に駆られるか，あるいは，無意味だと言って，話すことを拒否した。治療者は，しばしば，患者にとって治療はいたましい責め苦以外の何物でもないのではないかしら，と思った。コンサルタントもまた，何をすべきかと頭を悩ませ続けた。

　治療に入って約1年後，PPさんは，彼女の思春期に起こった出来事を書きとめた日記のことに触れた。治療者は彼女にそれを持参する気があるかどうか尋ねた。数回の面接を経た後，PPさんは彼女の日記にあった事実を明らかにした。それは，患者に対する母親の拒絶的な態度と母親のうつ病の程度に関する，いたましい想い出だった。しかし，肯定的な時期もあった。思いがけなく，ちょうど母親が自殺する数日前に，母親と特に肯定的な話し合いがもたれ

ていた。このことは，PPさんが本当に母親の死を予期できず，その時，母親を助けるために何かもっとできることを知り得なかったことを悟るために役立った。この発見によって彼女が得た安堵は，彼女の人生と治療の危機を脱することを助けた。初めて，彼女は，母親の死を乗り越えて彼女自身の人生をもつ可能性を考えているようにみえた。

このケースで述べたように，治療者は，しばしば，重篤で持続的なうつ病患者の例でコンサルテーションを受けることがある。コンサルタントは，今までの薬物療法を再検討し，精神療法的アプローチにおける何か，あるいは逆転移が，持続している症状に寄与していないかを評価する。治療者は患者がこれを無能の証しと見なすことを懸念する必要はない。なぜなら，普通，患者は彼らの仕事を再確認し，その状況に新たな視点をもち込むような治療者の努力を高く評価するからである。もし患者がコンサルテーションのための紹介を自信のなさや起こりうる拒絶（彼らを"追い払う"試み）の証しとして体験してしまっていたならば，それは探索されうるものであり，以前見落とされていた転移の側面を検討するのに有用なことさえある。

陰性治療反応

Freudは，症状が改善し始めた時に治療に対して有害な反応を示す患者群について論述した（Freud 1923）。彼はこの現象を陰性治療反応と名づけ，エディプス的苦闘で勝者になることに対する患者の罪悪感の結果であると述べた。成功と改善は，彼らが無意識に他者を乗り越えて勝つ一方で，同性の親を打ち負かすのに成功していることを意味した。そのような勝利は強い罪悪感の契機となり，自分自身の成功を傷つけ，分析的治療を破壊することによって，彼ら自身を罰する必要性を惹起することがあった。治療過程が破壊されることを予防するためには，より広範に成功や自己主張や改善への罪悪感を探索すべきである。

【症例4】
　46歳の弁護士のQQさんは，大うつ病のために精神療法を開始した。QQさ

んは，幼少期における父親との困難な関係性を述べた。彼の父親は非常に批判的で，患者が応じることができないような知的な要求をした。父親が地域社会で大変注目された非常に成功した企業家だったため，彼の苦闘は複雑なものとなった。QQさんが12歳の時，彼の父親は心臓発作で突然亡くなった。QQさんは父親の死によって肩の荷が軽くなったように感じ，その後，彼の人生は実際に改善したと報告した。しかし，彼は，彼の自己主張や競争場面で，どういうわけか父親を殺したという幻想を連想して，根源的な罪悪感を生じるようになった。

　治療が始まると，QQさんは，父親の死に対する顕著な葛藤を否認し，罪悪感についてあまり報告しなくなった。しかし，治療者と患者は，QQさんが仕事で成功するにつれて自己破壊的にふる舞うパターンに気づくようになった。彼は目上の人に対する葛藤に陥るか，あるいは重要な書類でミスを犯した。そのような自己破壊的行動は，QQさんが治療で重要な進展を示した時にも生じた。彼の治療で特に生産的な時期の後，その影響を弱めるように，彼は治療に非常に遅れてくるようになった。

治療者：私たちは，あなたの遅刻や，治療にとりかかり始めると起こるトラブルすべてをどのように理解できるだろうかと考えています。これまで，あなたは実によくやってきました！

QQさん：まあ，先生のご指摘はもっともです。この種の後退は，成功した後にくるようにみえます。たぶん，私は何かのために自分自身を罰しているようにみえると思います。

治療者：お父さんが亡くなった時に，あなたはお父さんと離れて快適になったかのように感じたのですね。けれど，あなたがそのこと——安堵感——に対して，それと認識さえしないで，罪悪感を抱いた可能性があると思いますよ。

QQさん：ええ，私もそう思います。私が新しいことを学んだり，私の知識を父にひけらかしたいと思ったりした時はたいてい，彼は私を攻撃したように記憶しています。父は，私が愚かで，無知だと言いました。

治療者：お父さんは，あなたが成功するのに耐えられなかったと，あなたは感じていたように聞こえます。

QQ さん：はい，初めて，そう思います。私はそのことに怒っています。以前は，たいてい，怖いだけでした。

　このパターンを明らかにすることによって，次第に，QQ さんは成功することや治療の肯定的な成果をより快適に感じられるようになり，陰性治療反応をくいとめることができるようになった。

　Asch（1976）は，陰性治療反応に含まれる可能性がある他の力動について述べている。そのひとつは，苦しむ犠牲者としての親への同一化である。これらの患者は，この行動を自我理想として組み込んで，苦しんでいる時よりもむしろ成功してしまった時には，親との関係を失ったかのように感じる。彼はまた，治療者から提供されるものは受け入れたくないとする患者たちについても記載している。この種の患者は，受け入れることを言いなりに服従する恐怖として体験していた。

増加する行動化を伴う治療状況に耐えることの困難

　困難な治療状況を有する患者の中には，行動化（耐えられない苦痛な感情を経験したり，言語化したりするよりも，むしろ回避することを目的とした，危険で，攻撃的で，自己破壊的な行動）を増加させる者がいる。行動化はさまざまな原因からなり，回避された内容を象徴的に表現している。治療者の役目は，行動の原因と意味を探索し，行動化を惹起する苦痛な感情や幻想をそれほど怖れているのはなぜなのかを患者が理解するのを援助することである。治療者は，患者に対して，危険な行動を回避し，それに先行する感情や幻想を心に留めるように促すべきである。もしそのような行動が悪化するなら，コンサルテーションが必要となるが，患者が治療から一時的に希望のもてる休息を求めている可能性も一考の余地があろう。

　行動化の原因に関して，Asch（1976）は，患者が治療状況をサディスティックな分析家による拷問のように体験する場合を述べている。これらの患者は，ふり返り，これを転移幻想として検討することができずに，分析家がサディスティックにふる舞うように仕向けることさえある。そのような患者は，

治療者に対する彼らの憤怒や恐怖や苦闘の表現として，自己破壊的な行動を増加させることがある．治療者はそのような行動に対する逆転移を監視し，分析家に対する患者の認知が実際は転移幻想に基づくことを患者が理解するのを援助するように取り組まなければならない．

【症例5】

　48歳の会計士のRRさんは結婚していたが，子どもはいなかった．彼は自分の抑うつ感情に耐えることに非常に困難を感じていた．面接で，それらの感情がかきたてられると，彼はいつもその晩にバーに出かけて痛飲した．彼は女性を拾い，行きずりの性的関係をもち，疑い深く苛立つ妻のもとに帰り，強い罪悪感を抱くのだった．このことによって，彼は，時々，自分は本当に治療に耐えられるのかと疑問に思った．通常，彼は，抑うつ感情を抑圧，否認し，それらが生じる状況を回避する傾向があった．RRさんは，治療に対して，自分を非常に混乱させ，彼の結婚に対する潜在的な危機を惹起する可能性があるものとして体験し始めた．

　性的行動に関する患者の幻想や抑うつ感情に対する解釈による探索に加えて，さまざまな介入が試みられた．RRさんは，今までに年に1～2回，休日を見越して週末に痛飲する程度で，妻もそれを問題にせず，仕事や人間関係を破綻させることもなかったので，自分はアルコール依存症ではないと確信していた．にもかかわらず，治療者は，嗜癖の専門家のコンサルテーションを受けるように示唆した．嗜癖の専門家の意見には，アルコールなしで困難な感情に耐えられるようになるために，薬物療法やマッサージ，ヨガなどを用いることも含まれていた．また，治療者は，抗うつ薬の処方に，気分安定薬を追加した．これらの介入は，あまり役に立たなかった．

　しかし，なぜ抑うつ感情がそんなにも耐えられないかということについての継続的な探索は，最終的には実を結んだ．RRさんは，子どもの頃に目撃した，母親と祖母のうつ病に，いたましくも同一化していることが明らかになった．これらの重要な養育者が抑うつ的で，頼りにできず，また，父親と兄弟は彼の悲哀感情をからかったので，自らは無防備で，悲しく，混乱しているように感じた．抑うつ的になることは，感傷的で，男らしくなく，攻撃対象になることを意味していた．RRさんは，自らの受動性や悲哀が同性愛者であることを意味しているのではないかと怖れ，彼の男らしさを死に物狂いで再確

認しなければならなかった。しかし，行動化は，彼が無意識的に自分自身を，損なわれていて，女性的で，ダメージを受けていると感じていることを打ち消す（undoing）目的があったが，実際は，行動化によって妻に拒絶された悪い夫になることで，自分は男らしくないと，もっと感じることになった。RRさんが，このような過去の無意識的な怖れやそれらの非現実的な特性を理解すると，彼の破壊的な行動は徐々に消褪した。

☆　☆　☆

時々，慢性のうつ病患者は，一見したところ軽減されない症状と陰性の治療態度によって，治療者を苛立たせたり，当惑させたりするが，彼らの症状の原因に対して忍耐強く一貫した探索を続けていくと，彼らはゆっくりと反応することが多い。本章で述べたように，さまざまな要因が彼らの遷延性のうつ病に寄与しうるし，関連する心理的な配置（ゲシュタルト）の各々を明らかにし，対処することは価値がある。そのような患者は通常，より長期の精神療法的介入を必要とする。同様に，そのような患者の治療では，治療者は逆転移反応を頻繁に評価する必要がある。

第13章

自殺に対する力動的アプローチ

　うつ病患者にとって，自殺は潜在する深刻な危険である。本章では，力動的精神療法がどのように自殺念慮の心理学的起源を理解し，緩和する一助となりうるかについて論ずる。力動的な理解は自殺の管理に有用であるが，ここでは管理上の問題には焦点を当てない。自殺の衝動に駆られた患者に対して最初に試みるべきことは，彼らの安全を確保するために，自殺念慮や企図すべてを適切に評価し，薬物療法を開始したり，入院治療の必要性を検討したりすることである。これらの臨床的な管理上の問題に関するさらなる議論は，Kupfer（1990）とEllison（2001）の論文に譲る。臨床的な管理上の問題は力動的な探索に先行することがある。にもかかわらず，そのような場合でさえ，臨床家は力動的精神療法と同様の質問を発する態度を維持することができる。

　力動的精神療法家は，自殺念慮や企図の意味やその促進因子に焦点を当てる。たとえば，後述する【症例2】のPPさんの例では，過量服薬する空想は，非常に根源的なところでは彼女の母親との同一化や結びつきを象徴していた。うつ病の場合と同様に，自殺に関する力動的病因がいくつか記述されている。Kaslowら（1998）は，自殺に関する精神分析的理解における，部分的に重複する4つの中核的な概念を述べている。それは，Frued（1917）によって記述された自己に向けられた攻撃性，患者の人生における重要な人物の死に対する病的悲嘆反応，現実検討能力の障害を伴う脆弱な自我機能，他者と自己の病的な表象である。うつ病に関するFreudの理論と一致して，Kaslowら（1998）は，自殺とは，拒絶する他者，失望する他者，あるいは失われた他者と自己を同一化することによって，アンビバレントな感情が向けられた他者を殺したいという感情を自己へと向けかえたものであると考察し

た。Freud（1917）は、「神経症者が自殺念慮を心に抱く場合は必ず、他者に対する殺人衝動を自分自身に向けかえている」（p.252）と述べた。この観点における自殺は、自己に向けられた憤怒の幻想の再演に偏りすぎてはいるものの、うつ病のための本書ですでに詳述された力動と一致する。

病的悲嘆は重要な他者の喪失に耐えられなかったり、それを受容できなかったり、悼むことができないために出現し、死を介して失った他者と再会するという強烈な幻想をもって頂点に達する可能性がある（Asch 1980, Fenichel 1945）。自殺の危険を増加させることがある自我欠損（ego deficits）によって、しばしば退行した状況下で現実検討が障害され、そして、自己の側面――特に、うつ病で生じる強い否定的な自己認知（self-perceptions）と、肯定的な自己認識（self-views）――を統合できなくなる。対象関係論では、自殺の衝動に駆られた患者は、自分自身や他者についての敵意に満ちた内的表象をもち、肯定的で心落ち着く（soothing）自己表象や他者表象をほとんどもたないと考えられている。自殺衝動に駆られた人物は、その幻想の中で、望まれていない、もしくは悪いと見なした自己の部分を破壊しようと試みている。Asch（1980）によれば、自己の好ましくない部分を自分自身から取り除くことは、重要な他者から再び愛されることを許されるような、象徴的な浄化を表している可能性がある。

また、自殺の危険がある患者は、自分自身を迫害的な他者の犠牲者として体験している可能性がある。Asch（1980）は、自殺衝動に駆られた患者が迫害的な他者を幻想上の死刑執行人のように経験することがあると述べた。彼らは、他者を挑発して彼らを攻撃させようとするが、そうすると、彼らの無価値感や自殺衝動を増加させてしまうことがある。この幻想の機能のひとつは、彼らが自分の攻撃性が外側にあると見なして、重要な他者に対する攻撃願望や殺人願望による苦痛な罪悪感を回避することである。それにくわえて、これらの患者は、彼ら自身を犠牲者と見なすことによって、失った他者との関係を取り戻すが、その際に彼らは、失った他者を信頼する人物としてよりはむしろ迫害者として体験する。

上述した要因に加えて、患者は自殺を、拒絶する他者に対する復讐として体験することがある（Menninger 1933）。それは、患者の攻撃性から、拒絶する他者を護る手段であり、攻撃的で殺人的な幻想に対する罪悪感による自

己処罰でもある。しばしば，患者の自殺の空想と企図は，上述した力動が複雑に絡み合ったものとして表現される。それゆえ，臨床家は，多様な力動を探索し，解明しなければならないことがある。以下に述べる各症例は，その患者に特異的な，自殺に関する中心的な力動を強調している。しかし，本書のイントロダクションで書かれている他の力動が存在することもまた明らかである。

復讐としての自殺

典型的には，自殺は自己に向かって表現された殺したいほどの憎しみと考えられるが，患者はしばしば，彼らを拒絶していると見なしている個人や人々に対する復讐としての自殺を，より意識的に空想していることがある。率直に述べられた自殺念慮や企図は自殺の危険性を示す重要なシグナルであるが，それらは他者に対する報復的な願望や攻撃的な願望の表現でもありうる。

【症例1 A】

40歳の会社員であるSSさんは，結婚と仕事の両方に対して満足できないでいたため，人生に強い不満を抱いていた。彼は仕事面で力不足だと感じ，自分が切望するような輝かしい成功をおさめることができないと感じていた。SSさんは現在罹患しているうつ病に加えて，長年にわたって気分変調性障害を患っており，自分の精彩を欠く業績のために他者から無視されていると慢性的に確信していた。SSさんは名声や人々の関心を得たいと思い焦がれて，俳優などの脚光を浴びる仕事を試みては挫折していた。彼は今の仕事が平凡で，魅力がないと考えていた。

SSさんは両親から慢性的に無視され，批判されていると感じていたので，彼は両親の自分への関心を飽くことなく求めては，いつも失敗の感覚を抱いていた。彼の母親は慢性の重篤な疾患を患った弟に常に気をとられていた。その弟に対して，SSさんは競争心と罪悪感をもっていた。彼の父親は子どもたちに高水準の成績を要求し，SSさんは弟の障害を"埋め合わせる"ように迫られていると感じていた。SSさんが両親に怒りを表出すると，どのような怒り

であっても両親の強い叱責を受けることになり，それは彼に屈辱感と罪悪感を抱かせた。対照的に，SS さんの兄はいつも高水準の学業成績と運動成績をおさめてみせることによって，父親の"望みにぴったり適っている"ようにみえた。SS さんはスターダムにのし上がることを空想したり，短期間にせよ俳優を目指したりすることによって，自分が不十分であるという強烈な感覚を癒そうと試み，また，ビジネス指向のまともな職業という父親の厳格な基準に反抗しようともしていたが，結局はその基準にいつの間にか陥ってしまっていた。

　SS さんの気分変調性障害の要因を明らかにすることを援助する，精神療法的状況下で，彼は仕事上の重要な昇進に失敗したことを契機に，うつ病を増悪させた。この 2 年間に別の昇進の機会もあったが，SS さんは父親が彼のことを不適格であるといつも言っていた通りになってしまったのであった。彼は，抗うつ薬を過量服薬したり，銃で自分を打ち抜いたりするといった自殺念慮を口にするようになった。彼はまた，治療者に対して「自分の期待を裏切った」と，怒りを口にした。これらの感情について，治療者は SS さんと共に探索した。

SS さん：今，私がこんな気分なのは先生が適切に仕事をしていなかったからに違いないと思います。先生も損害を被るべきです。
治療者：あなたは私にとてもがっかりしているし，怒っていますね。あなたが死にたいと思う時には，こんな風に感じているのではないですか？
SS さん：ええ。もし自殺したなら，それは両親や先生への復讐になると感じます。私を失望させた先生は，自分を落伍者のように感じるだろうと思います。
治療者：あなたがお父さんと一緒にいてどんな風に感じていたのかについて，多くのことを語っているように思います。私にもあなたと同じように感じてほしかったのでは？
SS さん：そうだろうと思います。私が考えていたことではありませんが。その時，先生は私のことを想い出すだろうとも思います。私に関する自分の失敗について考えて，先生は嫌な気分になるでしょう。
治療者：私への復讐や，お父さんへの復讐だけでなく，私に大きな影響をおよぼしたいとも考えているように思います。
SS さん：ええ，私もそう思います。私は兄と弟に挟まれて，人々に強い印象

をもってもらえなかったと感じています。いつも私はそのことについて強い怒りを感じていたと思います。

このやりとりからわかるように、復讐は患者の自殺の空想の重要な要因ではあったが、それだけではない複雑な力動も浮かび上がってきた。患者は自らの失敗のために自分自身を破壊したいと願っていた。つまり、父親の厳しい非難を反映する過酷な超自我のために、自分は生きるに値しないと感じていた。それにくわえて、自分には価値がないと感じる悲痛な体験を彼に繰り返させて、彼の期待を裏切ったことで、彼は親－分析者（parent-analyst）を罰したいと願った。最終的に、これは親－分析者に影響をおよぼすための彼の唯一の手段であると彼は確信した。つまり、ある意味で、自殺を通してのみ、彼は治療者の心の中の重要な一部になれると感じていた。事実、治療者がなぜ失敗したのかを理解しようとして何年も彼のことを考えるだろうと空想したことを彼は認めた。特に転移の文脈に沿って、これらの空想を探索することによって、自殺念慮や差し迫った抑うつ症状は非常に減った。

病的な喪と再結合願望としての自殺

前述したように、自殺の空想や企図は、大切な人を失ったことに耐えられないために生じた反応である場合がある。失った人に対する憤怒、罪悪感、耐え難い空虚感や悲しみは再結合の願望と結びついて、自己に対する暴力的な行為への潜在的な力を創出することがある。

【症例2】

PPさんは第2章（同章の【症例3】を参照）で例示した大学院生である。彼女は再発する重篤なうつ病に苦しんでいた。彼女はしばしば、8年前に過量服薬によって自殺した母親のことで頭がいっぱいになった。彼女は、母親のことを慢性的に怒っていて、抑うつ的で、批判的な女性として全般的には見なしていたが、母親が快活で楽しげにしていた短期間のことを悲しみの中で想起することができた。一方、父親は母親とは対照的だった。父親は広告代理店の役員としての仕事に非常に没頭していた。彼は長時間働き、ほとんど暇がなかっ

た。両親は彼女の前で喧嘩ばかりしていた。母親はいつも，PPさんも同感していた父親の無関心さを攻撃していた。彼女が14歳の時に両親は離婚し，その3年後に母親が亡くなった時に彼女は配慮や共感性に欠けた父親にひどく怒ったのだった。

　彼女は母親に対して見限ってみたり，怒ってみたりした。また，どうにかして母親と再会したいという願望で頭がいっぱいにもなった。彼女は一緒に過ごしたよい想い出がほとんどないことを悲しんだ。治療経過の中で，彼女が抑うつ状態のままでいることは，彼女にとって母親とつながっていられる手段であることが明らかになった。彼女はよい気分になったり，このまま彼女の人生を続けていったりすれば，"母親を永遠に失う"ように感じて恐怖した。彼女はまた，何度も湧き上がる自殺念慮とも格闘していた。

治療者：どんなことを考えていますか？
PPさん：持っている薬を全部飲んでしまおうかと，ずっと考えています。
治療者：あなたのお母さんと同じですね。
PPさん：ええ，確かにそうです。最近は以前より，母がいないことが悲しいのです。もし，母ともっと一緒に過ごす機会をたった一度でも得ることができたなら！　母は何かで私に腹を立てていたと思います。でも，それが何かは確かではないのです。私が母のことを負担に感じていたのだと本当に思います。
治療者：今までに，死ぬことでお母さんと一緒になれるだろうという空想をしたことがありますか？
PPさん：ええ。まさしく，そういう空想をしています。私は信心深い人間ではありませんが，時々，もし死んだら母と再会できるだろうと思います。母がいなくて，本当にとても淋しいのです。
治療者：でも，お母さんに対して大変怒ってもいますね。
PPさん：ええ。私は母があのようなことを私たちにしたことがまったく信じられません。いったい誰が子どもを見捨ててあのように冷淡でいるなんてできるでしょうか？　母が私の人生を台無しにしたことを，時々，母にみせつけているように感じることがあります。
治療者：あなた自身をそのように傷つけずに，お母さんを身近に感じたり，お母さんを哀悼し続けたりする方法をみつけることがとても大事だと思いま

すよ。
　PPさん：そうですね。私はその時からの想い出がつまった何冊もの日記を持っています。その日記に目を通そうと思えば，できるでしょう。でも，それはとても希望のないもののように思います。過去に起こった出来事のせいで，とても打ちのめされた気分になります。

　第12章（「治療の行き詰まりと陰性治療反応に対処する」）でも述べたように，PPさんは十代から書き続けた膨大な量の日記を読み返してみることにした。いたましい体験や，肯定的な体験をふり返ることによって，彼女は怒りや見捨てられ感について少し取り組めるようになった。母親が自殺する直前に彼女たちが肯定的に理解し合えたという認識や，日記を通して母親と再会したという思いは，彼女自身の自殺の空想や罪悪感をいくぶん緩和した。

他者を迫害者として体験した反応としての自殺

　タイトルに示されているように，苦しみを与える他者の犠牲者として自分自身を体験することは，自殺念慮や企図の重要な要因となりうる。迫害者（torturer）は非常に過酷な超自我として内在化されたり，患者の人生における重要な他者に投影されて体験されたりすることがある。このような自己や他者の認知は，虐待的な両親との間で起こった発達史上の早期の外傷体験に基づいていることがある。次の症例は，このような力動を例示し，特有の自殺計画のさまざまな意味を直接的に探索することの重要性を示唆している。

【症例3】

　35歳の独身の作家TTさんは，気分変調性障害と何度か再発した大うつ病の治療歴を有していた。彼女は1年の間，会ったり会わなかったりを繰り返していた男性が別の女性と同棲している事実を知って打ちひしがれ，淋しさを感じていた。彼女の仕事は孤独で，彼女はかなりの時間をひとりで過ごしていたが，彼女には非常に親しい女友達がひとりいた。
　彼女の家族歴は外傷に富んだものだった。ホロコースト（ユダヤ人大虐殺）の生き残りだった母親から，同胞4名すべてが間をおかずに誕生しており，彼

女はその3番目だった。両親は，子どもたちの前でしばしば泣き叫んだり，押したり突いたりする，ぎょっとするような激しい喧嘩を何年にもわたって繰り返していたが，彼女が10歳の時に離婚した。彼女の母親は癲癇もちで，かっと怒り，子どもたちを叩いたものだった。TTさんは思春期に摂食障害の既往があった。
　彼女は低料金で週4回の精神分析療法を開始し，その7カ月後に重要な転移の問題にとりかかっていた。彼女は料金をほとんど払わず，面接に非常に遅れてくるようになり，治療は危機的状況に陥っていた。これらの行動の意味について話し合っていくうちに，十代の頃の"小鳥がついばむような"食習慣に焦点が当てられるようになった。彼女は，まるで欲求不満を起こさせるほど少量の食物しか与えないかのように，かろうじて分析治療が生きながらえる程度にしか治療者に話しかけなかった。それは，彼女の母親がすべきだったと感じていたことについての彼女の欲求不満を反復したものであり，また，ホロコーストの犠牲者である母親との同一化でもあった。
　分析治療の初期にTTさんは，昔の恋人が他の女性と同棲していたにもかかわらず，彼との関係を再開した。彼女は（母親のように，もしくは，離婚後にTTさんとごく限られた接触しかもとうとしなかった父親とは少し違ったやり方だが，同じことが繰り返されたかのように）ほとんど誠意を尽くさない彼に激怒し，自分を彼の犠牲者と見なした。彼女は彼との関係に留まっている自分に対する敵意，また二人のサゾ・マゾ的な性的関係での彼に対する敬意にほとんど気づくことができなかった。治療者は恋人が彼女を拒否した時には治療者に治療費を払うことを拒否するというTTさんの攻撃性に，受身的に表現された転移を通して，取り組み始めた。患者は，攻撃性に対する治療者の最初の解釈に怒った姿や，重篤な抑うつ状態を治療者にみせたことに困惑し，恥じた。彼女は3日間の週末の直前，"たぶん"次回の予約の時に会えるでしょうと脅すように言って，荒々しく面接室を出ていった。
　治療者はこれを自殺の脅しとして聴き，彼女にその解釈が正しいかどうか電話で確認することを決意した。彼女はドライクリーニングの袋による窒息死を考えていたことを認めた。彼女の自殺念慮の意味を——最初は電話で，次は面接で——探索することによって，治療者と患者はこの空想がもつ重要な意味を理解した。彼女は治療者に非常に怒っていて，ある部分，自殺を通してこの怒りを表現するつもりだった。彼女は，治療者が彼女の性的で攻撃的な秘密

を明らかにするように"彼女に強いている"と感じ，彼女が恥じている彼女の不適格さのすべてを露わにし，治療に依存させようとしていると感じていた。そして，それらすべてが，彼女が非常に不適格な人間であるために治療費を払わずに治療から脱落する前兆であると感じていた。さらに，彼女の攻撃性に焦点を当てたことによって，彼女は治療者を彼女の母親や兄であるかのように感じていた。母親や兄はいつも彼女がどんなに怒っている悪い子かと彼女に言った。彼女は同胞たちとよく取っ組み合いの喧嘩をし，兄と取っ組み合っては床に押し付けられ，「参った」と言わされた。ある時の喧嘩で，兄が彼女を窒息（choke）させようとした。彼女が泣いて不平を訴えた時に，母親は彼女がヒステリックだと声高に非難した。そのため，彼女は涙を流すのをこらえなければならないと感じた。そして，今度は治療者との面接で，彼女のうつ病と金銭的な問題に関して彼女は恥じ入り，そのすべての感情をこらえなければならないと感じていた。窒息による自殺のアイデアは，このこらえる（choke）ことに直接関連していた。彼女はまるで母親や兄や治療者に「わかったわ！　私がやるわよ！　自殺するわ！　自分で窒息死できる。だから，あなたが私のためにそうしなくてもいいのよ」と言うかのようであった。その時点ではTTさんはそれらの体験とホロコーストを関連づけて考えられなかったので深くは探索されなかったが，結局，それらの体験は明らかにガス室に関連があった。

　TTさんはこのことをすべて言語化したことや，自殺念慮の特有で多彩な意味を理解したことによって，非常に気分が楽になった。その探索は，患者が単に自らを迫害的な他者の犠牲者として見なすのではなく，自らの攻撃性を理解し始めることに役立った。さらに，治療者が個人的・道徳的判断をせずに援助的に応じたこともあって，患者はこれらの非常に苦痛な感情を明らかにすることが可能になり，恥の感情や恥を暴露されるという感覚を減らすことができた。

　【症例4】
　　30代前半の化学者のUUさんは，三環系抗うつ薬の過量服薬による自殺を試みた後，精神療法を開始した。治療を開始してすぐに，同僚たちに拒絶されていることに気づいて，ひどく落ち込むようになった。ほとんどが彼女の競争的で攻撃的なふる舞いについてであったが，彼女は職場で自分の噂をいくつか

耳にしたのであった。彼女はベルトで首をつって自殺しようかと考えながら，自分のアパートで何時間もひとり座り続けた後，治療者に電話をかけてきた。

治療者と彼女は緊急の面接で，その空想について探索した。彼女の父親はしばしば，自分の命令に反抗する彼女が悪いのだと言いながらベルトで彼女を打ちつけた。父親の要求は彼女の年齢や社会的状況とはまったくそぐわないものだった。さらに，彼女はしばしば，学校の仲間たちから笑い者にされ，「ばい菌（contaminated）」と呼ばれていた。その理由のひとつには，彼女があまりにも攻撃的だったことに他の子どもたちが気づいていたためであった。彼女は家でいじめられ無視されていると感じていたため，自分に注目してほしがる目立ちたがり屋だったのである。母親はUUさんを叩く父親から彼女を護れず，仲間との状況についても何も知らなかった。なぜなら，彼女は恥ずかしさのあまり，そのことを母親に打ち明けることがなかったからである。

自分自身に関する噂を知ったことに反応して，彼女は（過去の父親や子どもたちによってなされたように）攻撃されることが宿命であるように感じてひどく絶望的になった。つまり，彼女は自分が攻撃的で劣悪だから攻撃されると感じると同時に，そのことすべてが不実で不公正であるとも感じた。彼らにひどく傷つけられるくらいならベルトで首をつって自殺するという空想の中で，彼女は憤怒を父親や同僚に向けた。さらに，彼女はかつて母親ができなかったように，治療者も彼女を助けられないだろうと思った。彼女は母親と治療者を同一化していたため，やはり，恥ずかしさと恐怖のあまり，この感情や拒絶について話すことができなかった。

UUさんは自殺念慮が攻撃されることへの憤怒として表現されていたことを理解し，それによって自殺念慮は劇的に軽減した。また，彼女は憤怒の感情や思考のために罰せられるだろうと予想していたが，これらの問題を話し合うことによって，そうではなく，それらの感情や思考が理解され受け入れられたので，非常に大きな安堵を感じたのであった。

自己処罰のための自殺
あるいは他者を攻撃性から護るための自殺

　自殺はしばしば，拒絶されている重要な他者に向けられた攻撃性を表現しており，それは自己に向けかえられている。これが生じた過程は複雑な心理学的決定因が関連していることがある。それは殺人願望の代わりに自分自身を罰することに関係することが多く，また，殺人幻想やその行動から重要な他者を護ろうとする努力を象徴していることさえある。

【症例5】

　秘書をしている35歳のVVさんは，母親との攻撃的な言い争いを長期間にわたって続けていた。たいてい，彼女はこれらの諍いに負けたと感じていた。母親は非常に批判的で，あらゆる機会に彼女の失敗を強調した。特に，母親は彼女の体重に焦点を当てて，彼女が恋人と長く続かないのは軽い肥満があるせいだと責めていた。

　彼女はいかなる方法によってでも自殺したいという願望と共に，母親を殺したいという意識的な感情に悩んでいた。彼女は母親が喚くのをやめるまで叩きのめしている場面をありありと想像した。これらの空想は強い罪悪感と，それに続く自己破壊衝動をもたらした。

治療者：2つの空想のタイミングについて，どう思いますか？
VVさん：そうですね，母親を傷つけてしまうんじゃないかと怖くなりました。
治療者：お母さんを傷つけないために自殺しようと考えている可能性はありませんか？
VVさん：ええ，でも，それだけではないと思います。母との喚き合うような喧嘩の後にも死にたくなったことがあります。私は自分のふる舞いにとても罪悪感を抱いています。それに，自分が生きるに値しない劣悪な人間だと思っています。
治療者：あなたに向けられたお母さんの攻撃についてはどう思いますか？
VVさん：それは問題の一部だと思います。母親に対して泣き叫んでいる時，それがどんなに母を傷つけているか知っています。母が私にしたのと同じふ

る舞いをしてしまったことに気分が悪くなります。

　VVさんの力動は，対象関係論によって論述されていることにも一致していた。彼女は母親の怒りに満ちた攻撃性と同一化した自分の"悪い"側面を殺そうとしていた。Asch（1980）が述べたように，VVさんは自己破壊的な行動によって"清められて"母親や男性たちや特定の仲間から拒絶されなくなって，他者から愛されるようになろうと無意識的に考えていた。さらに，VVさんの自殺の空想は，彼女自身を破壊することによって母親を護る意味があった。

現実検討能力と自我統合機能の障害による自殺

　自殺の空想や企図にはしばしば，現実検討能力の障害と自我統合機能の欠落が付随している。患者の防衛は経験の健康な残りの部分を統合できないままに終わったという感覚を残しやすい。自殺念慮や企図を惹起するような強い憤怒や深い悼みには無効であるだけに，また，現実検討能力と自我統合能力の障害は，価値がなく欠陥のある自己ばかりが意識されて，自己の肯定的な側面を根本的に認識できないということによっても明らかである。

【症例6】
　20代後半のWWさんは魅力的で輝きを放つような非常に才能あふれるミュージシャンだった。彼女は3回目のデートの時に新しい恋人にヘルペスをみつけられ，拒絶された後にきわめて深刻な自殺企図をした。傷つけられたという強い自己認識は，彼に象徴されていた誰か（特に冷ややかな父親）に対する憤怒よりも強かった。彼女はヘルペスやうつ病のせいで，そして人生早期の家族内での深い傷つきのせいで，自分には障害や欠陥があると感じていた。人気者で強健な4人の同胞に比べて"臆病で魅力がない"という揺るぎない認知のために，彼女は慢性的に自分自身の傷つきやすさや不確かさを感じていた。また，WWさんは，社会的に奮闘していた母親や酒に溺れていた父親の注意をひきつけることは絶対にできないと感じていた。彼女の自殺企図は圧倒されるようなダメージの幻想や自我統合機能不全のために，"自分自身を一掃する"と

いう努力を象徴していた。つまり，彼女はそのような自殺企図を起こした時，自分には非常に才能があるとう認識に至ることができなかった。以前は彼女の才能は彼女にとって安心の源であり，力の源でさえあったが，それらは彼女の自己像にしっかりとは統合されていなかったのである。

自殺患者に対する逆転移

　自殺したい患者は意識的・無意識的に治療者からの強い感情的な反応をひき出すことを望んでいることがあり，時にそれに成功することがある。これらの反応には患者に対する罪悪感，心配，そして時に怒りが含まれている可能性がある。前述したように，患者の幻想の中で，治療者は犠牲者や殺人者としてふる舞っている場合さえある。患者が体験していることを理解できるように援助するために，治療者はこれらの逆転移の手がかりに注意を払うことが重要である。

【症例１B】

　【症例１A】で前述したように，SSさんは，彼の自殺の空想と脅しに対して治療者から多くの反応性の感情をひき出そうとした。SSさんは将来の自殺の空想を詳細に話すことによって治療者に復讐しようとし，さらに治療者を彼の安全に対して非常に不安で落ち着かない気持ちにさせたいと思った。SSさんは，自分が治療者にとって特別で愛されている存在であると保証され，治療者が彼を心配していることを示してほしいと願っていた。数週間の間，SSさんは，彼の安全に対する治療者の怖れをひき出すことに成功しただけではなく，彼に操作されたことに対する治療者の怒りをもひき出していた。

治療者：自殺をしようと考えることには，どんな意味がありますか？
SSさん：先生とはどんなプランについても話し合う気はありません。
治療者：なぜ私とは話をしないのでしょうか？
SSさん：先生に心配してもらいたいのです。もし，次の面接までの数日間，先生が私の心配をしてくれるなら，先生が私を気遣ってくれていることの証明になるでしょう。

治療者：なぜ，そんなに徹底的に，私の気遣いをひき出す必要性を感じているのでしょうね。
SSさん：自分でもよくわかりません。それはきっと忌まわしい私の家族の間で起こったことの繰り返しなのです。どんな注意でもひくために，本当に多くのことをしなくてはならなかったのです。自分を傷つけることは最終的に効果があった方法のひとつでした。結局，骨折した片腕は誰かに注目してもらうためには一番効果的でした。

このやりとりの中で，治療者は，治療者の共感をひき出すべくSSさんが死に物狂いで努力していることを理解するために，患者が恐怖や関心をひき出そうとすることに対する治療者の認識を利用した。さらに，治療者は患者の操作性に対する治療者自身の怒りを緩和するために，SSさんの家族背景の理解を利用した。そのため，治療者の怒りは受身的な敵意を通して再演されることなく，また治療者の批判的な解釈によっても再演されずにすんだ。これらの努力を通して，治療者はSSさんが将来の過量服薬に備えて薬をためこんで，それを飲みほすつもりだと治療者に信じこませたことを理解した。SSさんは，治療者が彼に関わりたいと思っており，情緒的に理解したいと思っていることを悟ったため，彼の熱望，嘆き，あるいは共感してほしいという願いを伝えるための別の手段をみつけることができるようになった。

【症例7】
画廊のオーナーをしていた42歳のXXさんはしばしば自殺念慮を口にし，時々自分の腕を浅く切っていた。彼女は治療者に対して批判的で，彼を陰に陽に脱価値化することが多かった。彼女は自分のうつ病について治療者を責め，別の町に住む"自分をもっと理解していた"以前の治療者と否定的に比較する傾向があった。
治療者は情緒的に関心を抱いている治療態度を維持するために，惹起された患者への怒りを綿密に監視しなければならなかった。その一例は，XXさんが友人と映画を観るために面接をキャンセルした時のことだった。治療者が面接の予定を入れ直すことができなかった時，XXさんは今までよりも深くリストカットしようと考えるほど，自殺念慮が高まった。

XXさん：時間がないと言われた時に，先生に拒絶されたと感じました。
治療者：都合のつく時間があったのに，わざとそれを差し控えたと思ったのですね。
XXさん：ええ。そう思いました。友人との約束で面接をキャンセルしたことに，先生は怒っていると思いました。私が電話した時に，先生はとても怖かったのです！
治療者：そういえば，あなたが電話をかけてきた時に，あなたがどのように気分が悪かったかを話していませんね！　私を有害で拒絶的だと見なすことに夢中になっているかのようにみえます。あなたは時々私を怒らせようとしているようにさえ思います。まったく社交上の理由だけでキャンセルしたみたいに。
XXさん：ええ。そういう時は，「私はたぶん自殺すべきなんだ。自分の精神分析医でさえ私を嫌っているもの！」と考えているのです。
治療者：その点で，このような拒絶の体験を助長しているあなた自身の役割について，あなたは認識できていません。それはすべてについて言えることだと思いますよ。

　このように，患者の脱価値化や名声を傷つけようとする行動を理解するために，治療者は自分自身が体験したフラストレーションを利用した。そして，治療者は，このような患者についての認識を患者に伝えることによって，転移の中での彼女の挑発的な言動を彼女に気づかせることができた。やがて，XXさんは，治療者を迫害者と見なす自分のパターンを理解することができるようになった。これは，人生早期に母親から受けた彼女の知性についての激しい批判と，学問的に成功した姉妹との否定的な比較に関連していた。また，彼女は慢性的な怒りに満ちた思考に対する罪悪感のゆえに，実際に他者のこのようなふる舞いをひき出していることを認識し始めた。そして，そうやって，彼女になじみ深い早期の関係性を繰り返していることも認識し始めた。このような認識によって，自殺念慮やリストカットが自分を苦しめていると誤認していた他者に対する怒りに満ちた有害な反応であることを理解し始めると，劇的に自殺念慮やリストカットは軽減した。

☆　☆　☆

　例示したこれらのケースのように，自殺念慮や自殺企図は複合的な心理学的起源をもっている可能性がある。つまり，それらは他者に対する復讐や，自己に向けかえられた失望させる他者への憤怒や，迫害者や犠牲者としての自己の体験や，失った他者を悼むことの難しさや，障害された現実検討や自我欠損の存在を象徴している可能性がある。これらのさまざまな要因の起源を探索することによって，患者に自己破壊的な行動の引き金となるような誤った認識を理解できるように援助し，また，失望や憤怒に対処するための，より効果的かつ生産的な手段を発見することも援助できる。患者の自殺について探索することからもたらされる理解は，彼らのうつ病の他の側面にも適用できるものである。

第14章

力動的精神療法と他の治療法の併用

　力動的精神療法は，薬物療法，認知行動療法（CBT），夫婦療法などの他の治療とかなり容易に統合することが可能である。また，うつ病のための力動的精神療法を受けている患者はしばしば，彼らの症状に対して抗うつ薬や気分安定薬を服用している。薬物療法は時に彼らの葛藤を十分探索するために欠かせないものとなる。薬物療法が複雑すぎて精神療法に割ける時間が限定されてしまう場合や，治療者が医師でない場合には，別に薬物療法医が投薬を担当することがある。薬物の使用や，（治療者もしくは別の医療者のどちらかが処方する）この様式の治療に携わる治療者の役割は，しばしば葛藤を探索するための重要な領域となる可能性がある。力動的精神療法と他の治療の併用に関する問題についてのさらなる議論は，BeitmanとKlerman（1991），RibaとBalon（2001），Kay（2001）の論文を参照されたい。

　CBTには力動的精神療法と共通する側面がある。実際，うつ病に焦点を当てた力動的精神療法の構成要素は，患者の自己批判の非現実的な質を明確化するような点で"認知的"と理解される。しかし，これらの介入方法は認知療法の中心である一方で，力動的精神療法では患者の自己批判の意味，症状の根底にある力動的な問題や葛藤，彼らの疾患の発達的な要因を探索していくための一歩でしかない。一部の患者では，同時にこれらの治療を受けることがプラスになる場合がある。たとえば，【症例1】で後述するYYさんの場合，彼の性機能障害に対して認知行動療法を併用することによって，この症状について，不安なく，かなり徹底的に力動的精神療法で探索することが可能となった。それは彼のうつ病が十分に寛解するためには非常に重要なことだった。

力動的精神療法と薬物療法

力動的精神療法に薬物療法を併用するかどうかを決定する

　薬物療法は，大うつ病を治療する上で常に考慮すべき治療法である。軽症もしくは中等症のうつ病に対して，治療者は精神療法の単独治療を試みることができる。ある研究では，より重篤なうつ病に対しては精神療法よりも薬物療法の方が反応性がよいと示唆している（Elkin et al. 1989）。治療法を決定する過程の要素には，患者の苦痛の強さ，抑うつ症状によって患者の機能や精神療法過程がどの程度妨げられているかということも含まれるべきである。もし患者に自殺の危険があるならば，薬物療法はほとんど常に実施されなければならない。もし精神療法を単独で2～3カ月実施しても患者の症状が反応しないならば，薬物療法を再考すべきである。患者が自分の治療法を計画することに適切に貢献できるように，治療を決定する過程のそれぞれの段階で，患者に対して種々の治療法のリスクとベネフィットに関する情報提供がなされるべきである。患者は薬物療法を導入する決定に関与できることが多い。Gutheil（1978）はこのような治療形式を"関与しながらの処方（participant prescribing）"と呼んだ。力動的精神療法では治療法の決定だけでなく，決定に影響を与える可能性がある葛藤についても探索される。

【症例1】
　　株券アナリストをしていた43歳のYYさんは，妻との葛藤状況下で抑うつ症状を呈した。彼らは何年間も性的関係をもっていなかった。彼は妻に対して非常に不満を感じていた。いくぶん妻が情熱的ではないとも感じていたので，彼が性的関係を避けているところがあった。彼はかなりおざなりなセックスに慢性的に失望していた。彼は短期間，もっと情熱的だと思えた別の女性と関係をもった。しかし，このことについて，彼は非常に強い罪悪感を抱いた。そのため，彼は彼女との関係で情緒的に距離をおき，その結果，その女性は情事に終止符を打った。
　　YYさんは強い罪悪感で頭がいっぱいになり，中途覚醒，早朝覚醒，2カ月で6ポンドの体重減少などの重篤な抑うつ症状を呈していた。それにもかかわ

らず，彼は仕事をこなし，いかなる自殺念慮も否定した。治療者は彼に薬物療法を勧めた。

治療者：薬物療法はあなたにとって役立つだろうと思いますよ。
YYさん：本当に必要ないと思います。仕事はできていますし。
治療者：そうかもしれませんが，自分を責める考えや気分に本当に悩まされていますし，エネルギーがなく，睡眠や食欲も上手くとれていませんね。
YYさん：私の罪悪感は了解できることだと思います。妻を裏切ってしまったのですから。
治療者：あなたの罪悪感の強さはまともではなく，生物学的な問題をもっている可能性を示しています。あなたが話した他の症状も同様です。
YYさん：そうですか？ もし薬物療法以外の治療法があれば，そちらを選ぶと思います。薬物療法には本当に抵抗があるのです。
治療者：あなたの罪悪感は，治療法を決定することに何らかの役目を果たしているのではないでしょうか？ あなたはうつ病であり続けることで，自分自身を罰しているのではないでしょうか？
YYさん：その通りだという気がします。私は他にも同じように自分を罰するようなことをしているかもしれません。それについて，先生と話したいと思います。薬物療法の問題はその一部かもしれません。それでも，最初に精神療法を受けてみたいのです。

　治療者は，この患者には精神療法に薬物療法を併用する治療が最も有益であるのは明白だと思った。結局，患者は薬物療法を受けないと決めたが，その決断はYYさんの罪悪感の探索や治療同盟の強化への道を開いた。治療同盟が少しずつ構築されていき，浮気についての罪悪感からの解放を拒絶する関係性を理解するにつれて，彼は以前より進んで今後の薬物療法の導入を考えるようになった。彼にとっては，薬物療法を受けるようにという治療者からのプレッシャーや無力感を感じずに，この決断を自分でコントロールできると感じることが重要であった。しかし，抑うつ症状が危険な場合には，薬物療法を受けるようにと患者をもっと熱心に説得する必要があるかもしれない。

精神療法や薬物療法の介入を恥じる患者

　前章で述べたように，患者はしばしば彼らのうつ病を恥じている。そして，疾患それ自体が自己批判の傾向や自分が悪い人間であるという気持ちを増悪させる傾向がある。そのため，治療的な介入に対して，本当に自分が劣悪で不適格な人間であることを示唆するものとして新たな自己愛的な傷つきを感じたならば，彼らは治療に抵抗するかもしれない。このように，もし精神療法の必要性を恥ととらえる場合には，彼らは精神療法への抵抗として薬物療法を採るかもしれない。もしくは，薬物療法の必要性を恥の源泉ととらえる場合には，彼らは薬物療法にも抵抗を示すかもしれない（Busch and Auchincloss 1995）。特に患者が薬物療法と精神療法の併用によって最善の効果が得られる場合には，これらの特有の抵抗を扱うことは価値があるといえる。

【症例２】

　　販売会社役員を引退した58歳のZZさんは，重篤なうつ病と自律神経症状を呈したために治療が開始された。彼のうつ病は引退する１年前から発症していた。初期の面接で，さまざまなストレス因が明らかになった。引退は彼にとって特によく作用していなかった。妻と２人でいる時間が多くなったことで，彼は妻といるとうんざりし，堅苦しく感じるようになった。ZZさんは妻に苛立ち，批判的になった。そして，妻もまた彼からだんだん距離をおくようになった。さらに，数回の面接の後に，ZZさんは，最初に彼がほのめかしたような自発的な引退ではなく，新しい経営陣に変わって会社での地位を無理やり追いやられたのだと恥じ入るように告白した。彼は今でも怒り，傷ついていたが，これらの問題を話し合うことは難しかった。

　　ZZさんは，父親と非常に親密だった人生早期の生活史を語った。彼は同胞５人のうち唯一の男の子で，自分は父親のお気に入りだと感じていた。彼らはしばしば，ゲームをして遊び，それぞれの仲間とも楽しい時間を過ごしていた。しかし，彼が十代になると，父親は彼と距離をおくようになった。それだけでなく，"負け犬"とか無能とか言って彼を非難するようになった。彼にとって，最近職を失ったことは，望まれていないという感覚を伴って，まさに父親の愛情の撤去のように体験され，そして，かつてそうであり，今でもそうで

あるように，自分が不適格で屈辱的な存在であると感じられた。

　彼は薬物療法にはすぐに同意したが，最近の気分と人生早期の体験が興味深くも関連していることを理解していたにもかかわらず，精神療法には強い抵抗を示した。薬物療法によって症状が一部改善した後，彼はもはやどのような精神療法も必要ないと言った。また，自分の病気は純粋に"生物学的な問題"であることが示されたとも言った。しかし，治療者は，彼は引退後，今でも自分を不適格だと感じたり，批判や屈辱を受けたと感じやすいままであると考えた。この点について，治療者とZZさんは一緒に探索した。

治療者：確かにあなたの症状が薬物療法でよくなったことは認めます。ですが，あなたはいまだに今の暮らしに満足していないし，奥さんにも不満をもっていますね。また，自分が不適格だという気持ちをもち続けていて，強いられた引退に腹を立てているようにみえます。なぜ，精神療法によって，これらの問題をもっと探索しようとは思わないのですか？

ZZさん：私のうつ病は生物学的問題であることが証明されたと思っているからです。私はいくらか気分がよくなったし，これ以上できることはないと思っています。

治療者：精神療法を受けることで，特に心配しているのはどんなことですか？

ZZさん：そうですね，私は治療が必要な病気にかかったので，単純に薬を飲むものだと思っています。精神療法を提案されると，まるであなたに非難されているように感じます。どういうわけか，これが私の失敗ででもあるかのように。

治療者：それは，まるであなたのお父さんがあなたを嘲笑したみたいに——私があなたを負け犬だと言っているようですね。

ZZさん：その通りだと思います。そんな風に考えるのはばかげていると思います。でも，そう感じるのです。

　この介入によって，ZZさんは彼が不幸の要因と推察された問題を取り扱う精神療法的過程に携わることができるようになった。また，この症例は，治療者に関する患者の体験を探索する治療初期の介入が後の転移への取り組みに道を開くことを示唆している。治療者に対するZZさんの転移幻想は——かつては情愛があったにもかかわらず，最終的には退避し攻撃的となった父

親のように治療者を体験していた——彼の治療の中心的な問題となった。

　自分に欠陥がある兆候として薬物療法を体験する患者では，ZZさんとは異なったタイプの抵抗をみせることが多い。薬物療法に関するさまざまな力動的な意味を探索することは治療過程全般に有益であるが，特に治療者がうつ病の治療に薬物療法が必要だと感じている場合には，薬物療法に対する抵抗を克服するために重要となるかもしれない。

【症例3】

　女優をしている25歳のAAAさんは，薬物療法を受けている最中に，うつ病が再発した。情報収集が進むにつれて，彼女が定期的に服薬していなかったことがわかった。この状況で再発が起こった。また，彼女は薬を処方されることによって自己愛が傷つき，また，投薬を自分に欠陥がある兆候として受け取っていることが明らかになった。彼女は，抗うつ薬を服用することによって孤立や嫉妬の感覚，そして幼少期や思春期にしばしば味わっていた気持ちが誘発されるように感じた。AAAさんは知り合いの他の子どもたちとは対照的に自分は裕福でも立派でもないと感じていた。それにくわえて，父親は彼女にほとんど関心がないと感じていた。そして，自分には魅力がなく，人目をひかないのがその理由だと推測していた。最近，役を断られたこともあり，女優として成功することが難しくなったことで，自分が不適格で欠陥のある人間だという気持ちが刺激されていた。

　一般的に，そのような拒絶と拒絶に対する情緒的な反応は，うつ病の再発をひき起こすようである。このように，人生早期のストレス因と他者との関係の中での自分に対する否定的評価は，生物学的な基盤をもつうつ病をひき起こしたように思われた。そして，それは彼女自身を不適格だと見なす認知を悪化させた。薬物療法はこの悪循環を緩和するのに役立った。

　それから，治療者は彼女と一緒に，抗うつ薬治療を遵守できない問題を探索することが重要であると考えた。

治療者：なぜ，あなたは定期的に服薬しないのか，特にそのことで，うつ病がどんな問題をあなたにおよぼしているのか，理解したいのですが。

AAAさん：それは多少なりとも自分が欠陥のある人間だということを意味していると感じるからです。なぜ私はこの問題を抱えているのでしょうか？

私の友人は3カ月でプロザック（抗うつ薬）を止めていますよ。
治療者：個別のものとして，あなたのうつ病に対処することが大切だと思います。あなたにとって，薬物療法はとても重要だということを私たちは見出しましたね。それがどのように，あなたを欠陥のある人間だと感じさせるのでしょうか？
AAAさん：私がどうかしているだけなんです。他の人は私と一緒にいることには興味がないだろうって，ただそれだけです。
治療者：どうも，今まで成長していく過程で何年もの間，あなたが体験してきたことを話しているようですね。
AAAさん：ええ，いつも無視されるか，おいてきぼりにされた気分でした。父のことが一番つらかったと思います。父はいつも働いていて，家に帰ってきてもテレビばかり観ていました。私はいつも自分がどうかしていると感じていただけだったと思います。
治療者：そうなんですね，薬物療法がこれらの信念にどのように絡んでいるかをもっと理解することが大切だと思います。特に，以前うつ病が改善した時や，うつ病のために自分を劣悪だと感じてしまった時に，どうだったか，ということを理解することが大切だと思いますよ。
AAAさん：それについて，もっと注意深くなるべきだと私も思います――本当は，自分自身について否定的になんてなりたくないと思っています。実際，父のことを怒っています。プロザックを必要としなくなった友人が妬ましいです。たぶん，私はそのことについてもっと話す必要がありそうですね。

精神療法の補助としての薬物療法

多くの症例で，うつ病やその症状は精神療法的な探索の過程を妨げる可能性がある。薬物療法は抑うつ症状を緩和するためばかりではなく，力動的精神療法を進展させるためにも重要になることがある。

【症例4】

インテリア装飾家をしている33歳のBBBさんは，再発性のうつ病と強迫症状の既往があった。彼女は，夫が自分に疲れ果てて別の女性を求めて離れたいと思っているのではないかという恐怖を抱きつづけていた。しかし，夫についての彼女の説明によれば，実際の夫は彼女に尽くしていて，婚外関係にはまっ

たく関心がないようだった。しかし，BBBさんはこの思い込みに，苦しんでいた。それは彼女の機能を妨げるほど重篤なものになっていた。彼女は時々これらの考えについて現実検討はできてきたが，現実的な見方はほんの短期間しかできなかった。

　精神療法で彼女の症状を探索する試みは困難であることが判明した。というのは，夫の態度や言動に関する治療者のとらえ方について「男はいつでも配偶者以外の女性と関係をもちたいんじゃないのですか？　夫婦はお互いにお互いのことをうんざり思っているんじゃないんですか？」と患者が強迫的な質問を治療者に浴びせるからだった。彼女の恐怖を探索する試みは，いつもその恐怖を悪化させてしまい，保証によって彼女の悩みを緩和できるのは短時間だけであった。

　彼女の臨床像から，治療者は薬物療法を強く勧めた。その後2カ月間，BBBさんは選択的セロトニン再取り込み阻害薬を服用し，強迫的な心配事へのとらわれは非常に減少した。その時になって初めて，彼女は早期幼少期の外傷体験の影響を十分に探索することができたのであった。

　この患者の父親は多くの女性たちと婚外関係をもち，妻を軽蔑していた。父親は自らの行動を正当化するために，夫婦が親密であり続けることは期待できないし，お互いに性的な興味をもつことはできない，つまり夫婦は拘束すると少しずつ心が離れていくものだ，とBBBさんにしばしば話していた。BBBさんは父親が母親に対して意地悪で無愛想であると感じていたため，父親が時々BBBさんに特別な関心をもって，好意を向けているようにみえると罪悪感を抱いた。しかし，別の機会では，父親はこの患者に関心がなく，批判的であるようにも思えた。その後，父親が母親のもとを去ったように，いつの日か夫が自分を見捨てるのではないかと彼女は非常に怖れていた。薬物療法はBBBさんの強迫的な恐怖を抑えることに役立ち，そのお蔭で彼女は精神療法に深く携われるようになった。不安が減少したことや彼女の両親の関係に精神療法的に焦点を当てた状況の中で，彼女は夫への最近の見方を再評価するような観察自我を育んだ。

薬物療法の補助としての精神療法

【症例5】

　看護師をしている30歳のCCCさんは，慢性的な抑うつ症状を呈し，長期間にわたり強い自己批判が続いていた。症状による苦痛は重篤であったにもかかわらず，CCCさんは薬物療法に強い抵抗を示した。CCCさんの抵抗を探索していく中で，彼女は，子どもの頃は特別扱いされていて自分が問題を抱えているなどとは思ったことはなかったので，だから，「多くの人たちは現実的な問題を抱えているけれど，自分はそうではない」と述べた。

　治療者はこの見方が彼女のうつ病に関連した全般的な罪悪感に結びついていると考え，これらの気持ちによって適切な治療を受けることが阻まれないように，これらの気持ちを理解することが大切であると伝えた。しかし，CCCさんは援助を受けることは甘えであると感じ続けていたため，依然として前向きに取り組もうとはしなかった。

　治療者は自己剥奪（self-deprivation）的な罪悪感の起源の解明に役立つものを見出すために，CCCさんの背景についてより詳細に調べた。両親は思いやりに溢れていたが，低いセルフエスティームに苦しむ優柔不断で抑制的な人たちだったと，彼女は述べた。一番上の姉は，両親がそうできなかった代わりに，同胞に対して断固とした態度で臨む必要があると結論した。その姉は，CCCさんの社会的・学問的な努力の多くが不十分であるとして彼女を非常に批判し，要求がましかった。長姉はまた，母親が多くの点で常識に欠けているように思ったため，母親を攻撃するように父親や兄弟をけしかけた。CCCさんはこれらの攻撃を不快に感じ，母親を護るべく仲裁に入らねばと思っていた。

　治療の中で，CCCさんは，自分の中にある力の行使を潜在的に他者にダメージを与えるものと常に見なしていて，それはまさに長姉によって彼女の力を誤用されたかのように感じるためであることを理解するようになった。CCCさんも母親に非常に批判的だったが，一方ではこの感情に強い罪悪感を抱いていたことを渋々ながら告白した。かくして，彼女は自己批判やうつ病によって，自分自身を無力化させたままにしていた。彼女は他者に対して力をふりまわすのではなく，肯定的な目的のために力を使うことができるとは

思いもつかないようだった。彼女がこの可能性を理解できるように援助していくと，彼女は薬物療法を受けることを決意できるようになった。しかし，彼女のうつ病と能力が徐々に改善していくにつれて，危険なエンパワーメント（能力開化）というテーマは繰り返し検討しなければならなかった。そして，幼少期の長姉に対する怖れや怒りは徹底的に扱われなければならなかった。

スプリット治療（役割分担）：精神療法家と薬物療法医の治療をコーディネートすること

いわゆる三角治療（treatment triangles）と呼ばれる，精神療法家と薬物療法医がお互いに協同する治療については多くの著作がある（Beitman et al. 1984; Busch and Gould 1993; Kahn 1991; Riba and Balon 2001）。これらの治療は予期せぬ方向にいったり，中断したりすることが多い。というのも，この関係性はスプリッティングされやすく，治療的な介入に対する葛藤や専門家としての嫉妬を招きやすいからである。したがって，治療が難局にある場合には特に，2人の治療者たちが生産的な意思疎通を維持することが大切である。

【症例6】

52歳の作家のDDDさんは，3年前に彼の精神療法の治療者に紹介された薬物療法医の治療によって大うつ病が改善していた。約2年後，非常に良好な状態だったため，薬物を漸減し中止した。しかし，その1年後，学術組織の代表選挙の最中に，DDDさんのうつ病は再発した。

DDDさんは精神分析医でもある薬物療法医に再評価してもらうために連絡をとった。診察の結果，彼の抑うつ症状は重篤で，機能障害を呈していることが明らかになった。薬物療法医が薬物療法を勧めると，DDDさんは彼の精神療法の治療者からこの提案について慎重になるように言われたと報告した。

薬物療法医：彼はあなたに何と言ったのですか？
DDDさん：彼は，私たちはここで何が起こっているか理解していると言いました。私が選挙について葛藤的で，攻撃的になりすぎることを怖れている，と

も言いました．うつ病はこの状況での自己主張をできなくする方法で，ダメージを回避する方法だと彼は考えていました．

薬物療法医：それで，薬物療法を開始する問題点はどこにあったのでしょうか？

DDDさん：そうですね，私たちがこの葛藤を首尾よく理解すれば，実際に薬物療法を必要としないだろう，と彼は言いました．そして，私には競争に関する問題があるという彼の意見に私も確かに賛成しています．でも，私は本当に苦しいのです．実際，彼に薬物療法を勧められなかったことに不満をもっています．

薬物療法医：このことについて彼と話しましたか？

DDDさん：いいえ．

薬物療法医：そうですか．そのことについて，あなたの治療者と話すことは，彼に対してあなたがもっているあらゆる感情と同様に，とても大切なことだと思いますよ．もちろん，同じように，私からも彼に話をするつもりです．

　薬物療法医が精神療法の治療者と話した際に，彼は次の点を精神療法家と一緒に明確にした．それは，理解することはうつ病の治療を援助することが多いが，本質的に眼の前のこの患者を助けるとは思えないということだった．精神療法の治療者は，その通りだと同意した．そして，彼はもっと早くこのことを認識できなかったことに驚き，自分の逆転移について再検討すべきだと感じた．また，患者は生産的に精神療法家に対する不満を話題にし，彼らは共にそれについて検討した．DDDさんの抑うつ症状は薬物療法が開始されてから6週間以内に改善し，治療は高い効果を維持し続けた．

力動的精神療法と他の精神療法の併用

力動的精神療法に認知行動療法を併用する

　前述したように，力動的精神療法と認知行動療法（CBT）の技法には共通点がある．一部の理論家や臨床家は，自己と他者と世界についての問題ある誤った信念をもつ患者に対する認知的な学習治療としての精神分析療法を記述している．これらのとらえ方は，早期幼少期の発達過程において学習されるが，転移はこれらの信念を検討する重要な機会を提供する．そのため，否

定的な自己認知（self-perceptions）の破局的な質を指摘することにくわえて，力動的な精神療法家はしばしば，治療者が批判的で拒絶しているという患者の信念などの，治療者についての認知の歪みも扱う。認知行動療法では認知を検討し再評価することが治療の中心的な焦点であるが，治療者についての信念をこのように検討することは滅多にない。力動的精神療法では，これらの認知の歪みに寄与する無意識的な力動や内的な葛藤を探索することが中心的な焦点である。

　どちらの治療も，うつ病患者に作用する点を考慮すべきである。一部の患者には力動的精神療法は効果的に作用しないかもしれない。一方，別の患者はCBTに不満をもち，限界を見出すかもしれない。さまざまな点で，どちらかの治療法がより効果的に作用する可能性がある。

　ひとりの治療者が単独でひとりの患者に2つの治療法を併用しようと試みると，問題が起こりやすいだろう。認知を裏付ける根拠を検討すること，ひとつのツールとして宿題を使用すること，あらかじめ構造化された面接を提供すること，転移に目を向けることを回避することなど（認知療法の特徴的な側面）はしばしば，力動的精神療法家のより開かれた（open-ended）探索的態度とは矛盾する。もし，2つの治療法がたとえば精神分析家と薬物療法医というように別々の臨床家によって実施されるのならば，それぞれの治療者は患者に競争的な視点で臨むのではなく，協力し合うことが大切である。また，それぞれの治療で明らかになる考えはしばしば，もうひとつの治療で素材を補足しあって利用できる。

【症例7】

　コンピューター技師をしている32歳のEEEさんは，再発性のうつ病を呈し，また，女性に対する（特に性的な問題に対する）著しく低いセルフエスティームが認められた。彼には早漏の傾向があったので，その対処法として，彼は女性との関係——特に性的な関係を避ける傾向があった。エディプス葛藤と去勢不安の兆候がみられたが，患者は精神療法でこれらの恐怖について話し合うことが非常に屈辱的に思えたため，強い抵抗を示した。この治療期間中にシルデナフィル（バイアグラ）は有効ではなかった。

　彼の治療者は男性だったが，女性の認知行動療法家にEEEさんの治療を委

託した。EEEさんは早漏を緩和するためのスキル・トレーニングを行い，構造化された認知的な治療法によってこの問題を検討した。彼はこの問題に希望を見出すようになると，力動的な要因の可能性を進んで考察するようになった。

治療者：このことをもっと探索しようと決める手助けとなったのは何だと思いますか？
EEEさん：これまで私にとってセックスについて話すことは屈辱的でした——それは本当に苦痛でした。以前は，それが機能障害にあたるとは思えませんでしたが，今は少し希望がもてます。
治療者：セックス・セラピストが女性だということは何か影響しましたか？
EEEさん：ええ。とても安心感がありました。そのことで，もし先生とセックスについて話したら屈辱を感じることを心配していたことに気づきました。援助を求めた時に私を"ひどく叱りつけた"父を強烈に想い出させられただろうと思います。父はいつも私に自分が不適格であると感じさせました。
治療者：そして，男らしくない，と。
EEEさん：ええ。その通りです。でも，今は先生とそのことについて話しても，以前よりずっと心地よく感じています。

力動的精神療法に夫婦療法を併用する

前述した他の治療的アプローチと同様に，力動的精神療法は夫婦療法と容易に統合できる。多くの夫婦療法の治療者は，夫婦の互いの葛藤の起源を探索する時に力動的な技法を使っていて，このような葛藤がどのように夫婦の不和を助長するような相互作用を起こしたかに着目している。したがって，患者は夫婦療法で得られた洞察をそれぞれの力動的個人療法にもち込むことが可能となり，逆もまた然りである。さらに夫婦の問題は持続的なストレス，自分が不適格であるという感覚，低いセルフエスティーム，葛藤的な憤怒の一因となりうる。そのため，夫婦間の葛藤を和らげることは，うつ病の緩和の一助となる可能性がある。

【症例8】

　第12章で論述した46歳の弁護士であるQQさんは（同章の【症例4】参照），悪化した結婚生活によっていつも不適格者であるという強い感覚と自己愛的な傷つきやすさを増悪させていた。QQさんは，妻が彼の存在にすらうんざりしていて，まるで"有毒物質"のように見なしていると感じていた。QQさんは仕事をするために，家での役割を限られていた。妻は多くの点について彼を批判したが，特に彼の父親としての弱さと収入の低さについて非難した。QQさんは，妻が思っているほど子どもたちに積極的なダメージを与えているとはまったく思っていなかったが，子どもたちとの関係にいくつかの問題があることは認めていた。

　QQさんはその低いセルフエスティームのために，彼の問題の深刻さについての妻の言い分が正しいのか，あるいは，そうではなくて，悪意があったり不当だったりするのか判断がつかなかった。この問題に関する彼の困惑は，幼少期に家族内で生じた父親役割をめぐる混乱がもたらしたものであることが明らかになった。第12章で述べたように，彼の父親は成功した企業家で，地域社会で活躍し，母親も含む多くの人々から賞賛されていた。しかし，患者は父親の非常に批判的で要求がましい面も知っていた。QQさんは父親の性質（たち）の悪さが認識されていないことに困惑し，父親が実際不当なのか，あるいは自分自身に欠陥があるのか悩んだ。ある部分ではこの観念について検討を進めるために，また，結婚生活の問題が解決されうるかどうかを検討するために，QQさんと妻は夫婦療法を開始した。

　当初，夫婦療法は見こみがあるようにみえた。QQさんは抑うつ気分が減じるにつれて，大きな変化を遂げた。妻の懸念に応える試みとして，子どもたちとの活動にも積極的に参加するようになった。しかし，彼は妻が批判的であり続けていることに気づいた。夫婦療法の治療者が彼の変化と妻の持続的な批判との食い違いを取り上げると，妻は夫の変化について「まだまだ不十分である」と応じた。実際，妻は離婚を迫り始めた。

　もはやQQさんは，あまり困惑しなくなっていた。というのは，彼がどんなことをしても妻は彼を拒絶するらしいということを理解し始めたからである。さらに，"ヒーロー"としての父親について探索していくと，他者の攻撃性に直面した時に生じる困惑に関する生活史上の決定要因を明らかにすることができた。しかし，このような理解にもかかわらず，また，結婚生活の緊張状態

の悪化が彼の抑うつ症状を再燃させた一因であるにもかかわらず，彼は結婚生活に終止符を打つことを嫌がった。

治療者：結婚生活がどんなにあなたを不幸にしているかわかっているのに，なぜ離婚したくないと思うのですか？
QQさん：そのことについては，私にも本当はよくわからないのです――ひどく惨めです！　まるで，何かのために自分を罰しているようにも感じます。
治療者：可能性として，どんなことが考えられますか？

　この文脈で，治療者と患者は，QQさんが12歳の時に父親が急死した体験について知りえたことを再度検討した。彼は父親の死をめぐる強い罪悪感のために，自己破壊的あるいは自己処罰的なふる舞いを繰り返していた。

治療者：そうですね，あなたはお父さんの死を望み，それが実現したように思えて罪悪感を抱いたために，自分自身を罰したり，成功することを妨害したりするひとつの方法として，ある意味で奥さんとの関係を利用しているのではないでしょうか？
QQさん：そうかもしれません。というのは，そんなに悪くないと感じることがよくないと思っていたのを憶えていますから。物事が順調な時に，罪悪感を抱いたり，心配になっていたりしたことにも気づいていました。

　離婚後，QQさんのうつ病は短期間のうちに劇的に改善した。この文脈では，彼は"物事が順調に運ぶ"ことに対する怖れや罪悪感が強まると，彼自身を罰する必要性に迫られた。これらの問題は，力動的精神療法の主な焦点となった。ある程度2つの治療がそれぞれ作用したことによって，QQさんの洞察がもたらされた。つまり，夫婦療法は，妻の攻撃性が合意できる現実であることを証明した。また，力動的精神療法では，妻のふる舞いに彼が困惑し，長期間それに耐えた理由が探索された。

☆　☆　☆

　患者はしばしば，力動的精神療法と他のタイプの介入法の併用によって恩恵を受けることがある。前述したように，本書で概説した力動的精神療法は，

うつ病の症状を軽減するだけでなく，うつ病の再発に対する脆弱性をも軽減することができると私たちは考えている。しかし，力動的精神療法単独もしくは併用療法がどのようなタイプのうつ病やうつ病患者に最も効果的なのかを明確にするためには，さらなる研究が必要であろう。その時までは，うつ病治療を行っていく上で，より複雑な症例では時にはコンサルタントの援助を受けながら，可能性のある介入法に関する幅広い知識に精通し，臨床的な判断を用いていくことが重要であろう。

文 献

第1章

Abraham K: Notes on the psycho-analytical investigation and treatment of manic-depressive insanity and allied conditions (1911), in Selected Papers on Psychoanalysis. London, Hogarth Press,1927, pp 137-156

American Psychiatric Association: Diagnostic and Statistical Manual of Mental Disorders, 4th Edition, Text Revision. Washington, DC, American Psychiatric Association, 2000a

American Psychiatric Association: Practice guideline for the treatment of patients with major depressive disorder (revision) . Am J Psychiatry 157 (suppl) :1-45, 2000b

Arieti S, Bemporad J: Severe and Mild Depression: The Psychotherapeutic Approach. NewYork, Basic Books, 1978

Asch S: Depression: three clinical variations. Psychoanal Study Child 21:150-170, 1966

Burnand Y, Andreoli A, Kolatte E, et al: Psychodynamic psychotherapy and clomipramine in the treatment of major depression. Psychiatr Serv 53:585-590, 2002

Busch FN, Milrod BL, Singer M: Theory and technique in psychodynamic treatment of panic disorder. J Psychother Pract Res 8:234-242, 1999

Gabbard GO: Psychodynamic Psychiatry in Clinical Practice, 3rd Edition. Washington, DC, American Psychiatric Press, 2000

Gabbard GO, Gunderson JG, Fonagy P: The place of psychoanalytic treatments within psychiatry. Arch Gen Psychiatry 59:505-510, 2002

Gallagher-Thompson D, Steffen AM: Comparative effects of cognitive-behavioral and brief psychodynamic psychotherapies for depressed family caregivers. J Consult Clin Psychol 62:543-549, 1994

Gelder MG, Lopez-lbor JJ, Andreasen A: New Oxford Textbook of Psychiatry. New York, Oxford University Press, 2000

Hilsenroth MJ, Ackerman SJ, Blagys MD: Short-term psychodynamic psychotherapy for depression: an examination of statistical, clinically significant, and technique-specific change. J Nrv Ment Dis 191:349-357, 2003

Jacobson E: Depression: Comparative Studies of Normal, Neurotic, and Psychotic Conditions. NewYork, International Universities Press, 1971

Judd LL, Akiskal HS, Paulus MP: The role and clinical significance of subsyndromal depressive symptoms (SSD) in unipolar major depressive disorder. J Affect Disord 45:5-18, 1997

Keller NM: Past, present, and future directions for defining optimal treatment outcome in depression: remission and beyond. JAMA 289:3152-3160, 2003

Keller MB, Hanks DL, Klein DN: Summary of the DSM-IV mood disorders field trial and issues overview. Psychiatr Clin North Am 19:21-28, 1996

Keller MB, McCullough JP, Klein DN, et al: A comparison of nefazodone, the cognitive behavioral-analysis system of psychotherapy, and their combination for the treatment of chronic depression. N Engl J Med 342:1462-1470, 2000

Kocsis JH, Klein DN (eds) : Diagnosis and Treatment of Chronic Depression. New York, Guilford,1995

Rapaport MH, Judd LL, Schettler PJ: A descriptive analysis of minor depression. Am J Psychiatry 159:637-643, 2002

Shapiro DA, Barkham M, Rees A, et al: Effects of treatment duration and severity of depression on the effectiveness of cognitive-behavioral therapy and psychodynamic-interpersonal psychotherapy. J Consult Clin Psychol 62:522-534, 1994

Shapiro DA, Barkham M, Rees A, et al: Effects of treatment duration and severity of depression on the maintenance of gains after cognitive-behavioral therapy and psychodynamic-interpersonal psychotherapy. J Consult Clin Psychol 63: 378-387, 1995

Stone L: Psychoanalytic observations on the pathology of depressive illness: selected spheres of ambiguity or disagreement. J Am Psychoanal Assoc 34:329-362, 1986

Thase ME: Redefining antidepressant efficacy toward long-term recovery. J Clin Psychiatry 60 (suppl 6):15-19, 1999

第2章

Abraham K: Notes on the psycho-analytical investigation and treatment of manic-depressive insanity and allied conditions (1911), in Selected Papers on Psychoanalysis. London, Hogarth Press,1927, pp 137-156

Abraham K: A short study of the development of the libido, viewed in the light of mental disorders (1924), in Selected Papers on Psychoanalysis. London, Hogarth Press, 1927, pp 418-501

Bibring E: The mechanics of depression, in Affective Disorders: Psychoanalytic Contributions to Their Study. Edited by Greenacre P. New York, International Universities Press, 1953, pp 13-48

Bloch AL, Shear MK, Markowitz JC, et al: An empirical study of defense mechanisms in dysthymia. Am J Psychiatry 150:1194-1198, 1993

Bowlby J: Attachment and Loss, Vol 1: Attachment. New York, Basic Books, 1969

Bowlby J: Attachment and Loss, Vol 3: Loss. New York, Basic Books, 1980

Brenner C: Affects and psychic conflict. Psychoanal Q 44:1-28, 1975

Brenner C: Depressive affect, anxiety and psychic conflict in the phallic-oedipal phase. Psychoanal Q 48:177-197,1979

Freud S: Mourning and melancholia (1917), in The Standard Edition of the Complete Psychological Works of Sigmund Freud, Vol 14. Translated and edited by Strachey J. London, Hogarth Press,1957, pp 239-258

Gerlsma C, Das J, Emmelkamp PM: Depressed patients' parental representations: stability across changes in depressed mood and specificity across diagnoses. J Affect Disord 27:173-181, 1993

Gotlib IA, Mount JH, Cordy NI, et al: Depression and perceptions of early parenting: a longitudinal investigation. Br J Psychiatry 152:24-27, 1988

Jacobson E : Transference problems in the psychoanalytic treatment of severely depressed patients. J Am Psychoanal Assoc 2:695-705, 1954

Jacobson E: Depression: Comparative Studies of Normal, Neurotic, and Psychotic Conditions. New York, International Universities Press, 1971

Jacobson E: The psychoanalytic treatment of depressive patients, in Depression and Human Existence. Edited by Anthony B. Boston, MA, Little, Brown, 1975, pp 431-443

Kohut H: The Analysis of the Self. New York, International Universities Press, 1971

MacKinnon A, Henderson AS, Andrews G: Parental 'affectionless control' as anantecedent to adult depression: a risk factor refined. Psychol Med 23:135-141, 1993

Parker G: Parental "affectionless control" as an antecedent to adult depression. Arch Gen Psychiatry 40:956-960, 1983

Parker G: Parental reports of depressives: an investigation of several explanations. J Affect Disord 3:131-140, 1981

Perris C, Arrindell WA, Perris H, et al: Perceived depriving parental rearing and depression. Br J Psychiatry 148:170-175,1986

Perry JC: The Defense Mechanism Rating Scales, 5th Edition. Cambridge, MA, Author, 1990

Plantes MM, Prusoff BA, Brennan J, et al: Parental representations of depressed outpatients from a U.S.A. sample. J Affect Disord 15:149-155, 1988

Rado S: The problem of melancholia. Int J Psychoanal 9:420-438, 1928

Rudden MG, Busch FN, Milrod BL, et al: Panic disorder and depression: a psychodynamic exploration of comorbidity. Int J Psychoanal 84:997-1015, 2003

Sandler J, Joffe WG: Notes on childhood depression. Int J Psychoanal 46:88-96, 1965

Stone L: Psychoanalytic observations on the pathology of depressive illness: selected spheres of ambiguity or disagreement. J Am Psychoanal Assoc 34:329-362, 1986

第4章

Arlow J: Unconscious fantasy and disturbance of conscious experience. Psychoanal Q 38:1-27, 1969

Cooper AM: Changes in psychoanalytic ideas: transference interpretation. J Am

Psychoanal Assoc 35:77-98, 1987
Dewald P: The psychoanalytic psychotherapies, in Textbook of Psychoanalysis. Edited by Nersessian E, Kopff RG Jr. Washington, DC, American Psychiatric Press, 1996, pp 455-484
Freud S: Some character-types met with in psychoanalytic work (1916), in The Standard Edition of the Complete Psychological Works of Sigmund Freud, Vol 14. Translated and edited by Strachey J. London, Hogarth Press, 1957, pp 316-331
Greenson RR: The Technique and Practice of Psychoanalysis. NewYork, International Universities Press, 1967
Kilborne B: Disappearing Persons: Shame and Appearance. Albany, State University of New York Press, 2002
Klein M: Mourning and its relation to manic-depressive states. Int J Psychoanal 21:125-153, 1940
Kris A: Free Associations: Method and Process. New Haven, CT, Yale University Press, 1962
Meissner WW: Freud and Psychoanalysis. Notre Dame, IN, University of Notre Dame Press, 2000
Spezzano C: Affect in Psychoanalysis: A Clinical Synthesis. Hillsdale, NJ, Analytic Press, 1993
Stern D, Sander LW, Nahum JP, et al: Non-interpretive mechanisms in psychoanalytic therapy: the 'something more' than interpretation. The Process of Change Study Group. Int J Psychoanal 80:449-464, 1998
Stone L: Notes on the non-interpretive elements in the psychoanalytic situation and process. (1981), in Transference and Its Context. NewYork, Jason Aronson, 1984, pp 153-176

第5章

Altman L: The Dream in Psychoanalysis. New York, International Universities Press, 1975
Blum H: The changing use of the dream in psychoanalytic practice. Int J Psychoanal 57:315-324, 1976
Cooper AM: Changes in psychoanalytic ideas: transference interpretation. J Am Psychoanal Assoc 35:77-98, 1987
Gabbard G: Sexual excitement and countertransference love in the analyst. J Am Psychoanal Assoc 42:1083-1106, 1994
Gabbard G: Countertransference: the emerging common ground. Int J Psychoanal 76:475-485, 1995
Jacobs T: The inner experiences of the analyst: their contributions to the analytic

process. Int J Psychoanal 74:7-14, 1993

Loden S: The fate of the dream in contemporary psychoanalysis. J Am Psychoanal Assoc 51:43-70, 2003

Makari G, Shapiro T: On psychoanalytic listening: language and unconscious communication. J Am Psychoanal Assoc 41:991-1020, 1993

Rothstein A, Chused J, Renik O, et al: Four aspects of the enactment concept: definitions, therapeutic effects, dangers, history. Journal of Clinical Psychoanalysis 8:9-79, 1999

Safran JD, Muran JC: Negotiating the Therapeutic Alliance. NewYork, Guilford, 2000

Sandler J: Countertransference and role-responsiveness. Int Rev Psychoanal 3:43-47, 1976

Searles H: Oedipal love in the countertransference. Int J Psychoanal 40:180-190, 1959

Shapiro T: From monologue to dialogue: a transition in psychoanalytic practice. J Am Psychoanal Assoc 50:199-220, 2002

Stone L: Notes on the non-interpretive elements in the psychoanalytic situation and process (1981), in Transference and Its Context. NewYork, Jason Aronson, 1984, pp 153-176

Westen D, Gabbard G: Developments in cognitive neuroscience, II: implications for theories of transference. J Am Psychoanal Assoc 50:99-134, 2002

第6章

Arieti S, Bemporad J: Severe and Mild Depression: The Psychotherapeutic Approach. New York, Basic Books, 1978

Brenner C: Affects and psychic conflict. Psychoanal Q 44:5-28, 1975

Kilborne B: Disappearing Persons: Shame and Appearance. Albany, State Universiry of NewYork Press, 2002

Kohut H: Forms and transformations of narcissism. J Am Psychoanal Assoc 14:243-272, 1966

Milrod D: A current view of the psychoanalytic theory of depression. With notes on the role of identification, oraliry, and anxiety. Psychoanal Study Child 43:83-99, 1988

Rothstein A: The Narcissistic Pursuit of the Transference, 2nd Edition, Revised. New York, International Universities Press, 1984

Spezzano C: Affect in Psychoanalysis: A Clinical Synthesis. Hillsdale, NJ, Analytic Press, 1993

第7章

Jacobson E: Depression: Comparative Studies of Normal, Neurotic, and Psychotic Conditions. NewYork, International Universities Press, 1971

Rado S: The problem of melancholia. Int J Psychoanal 9:420-438, 1928

Stone L: Psychoanalytic observations on the pathology of depressive illness: selected spheres of ambiguity or disagreement. J Am Psychoanal Assoc 34:329-362, 1986

第8章

Arlow J: The structural model, in Textbook of Psychoanalysis. Edited by Nersessian E, Kopff RG Jr. Washington, DC, American Psychiatric Press, 1996, pp 57-81

Asch S: The analytic concept of masochism: a re-evaluation, in Masochism: Current Clinical Perspectives. Edited by Glick R, Meyers D. Hillsdale, NJ, Analytic Press, 1988, pp 93-116

Horowitz M: On the difficulty of analyzing character. Journal of Clinical Psychoanalysis 8:212-217, 1999

Milrod D: Self-piry, self-comforting, and the superego. Psychoanal Study Ghild 27:505-528, 1972

第9章

Arieti S, Bemporad J: Severe and Mild Depression: The Psychotherapeutic Approach. New York, Basic Books, 1978

Milrod D: The wished-for self-image. Psychoanal Study Child 37:95-120, 1982

Reich A: Pathologic forms of self-esteem regulation. Psychoanal Study Child 15:215-232, 1960

Rothstein A: The Narcissistic Pursuit of Perfection, 2nd Edition, Revised. NewYork, International Universities Press, 1984

第10章

Bloch AL, Shear MK, Markowitz JC, et al: An empirical study of defense mechanisms in dysthymia. Am J Psychiatry 150:1194-1198, 1993

Brenner C: Affects and psychic conflict. Psychoanal Q 44:1-28, 1975

Busch FN, Shear MK, Cooper AM, et al: An empirical study of defense mechanisms in panic disorder. J New Ment Dis 183:299-303, 1995

Jacobson E: Depression: Comparative Studies of Normal, Neurotic, and Psychotic Conditions. NewYork, International Universities Press, 1971

第11章

Firestein S: Termination in Psychoanalysis. New York, International Universities Press, 1978

Gaskill HS: The closing phase of the psychoanalytic treatment of adults and the goals of psychoanalysis: the myth of perfectibility. Int J Psychoanal 61:11-23, 1980

Ticho EE: Termination of psychoanalysis: treatment goals, life goals. Psychoanal Q 41:315-333, 1972

Tyson P: Termination of psychoanalysis and psychotherapy, in Textbook of Psychoanalysis. Edited by Nersessian E, Kopff RG Jr. Washington, DC, American Psychiatric Press, 1996, pp 501-524

Weinshel E: Therapeutic technique in psychoanalysis and psychotherapy. J Am Psychoanal Assoc 40:327-347, 1992

第 12 章

Asch SS: Varieties of negative therapeutic reaction and problems of technique. J Am Psychoanal Assoc 24:383-408, 1976

Freud S: The ego and the id (1923), in The Standard Edition of the Complete Psychological Works of Sigmund Freud, Vol 19. Translated and edited by Strachey J. London, Hogarth Press, 1961, pp 6-63

第 13 章

Asch SS: Suicide and the hidden executioner. Int Rev Psychoanal 7:51-60, 1980

Blumenthal SJ, Kupfer DJ (eds) : Suicide Over the Life Cycle: Risk Factors, Assessment and Treatment of Suicidal Patients. Washington, DC, American Psychiatric Press, 1990

Ellison JM (ed): Treatment of Suicidal Patients in Managed Care. Washington, DC, American Psychiatric Press, 2001

Fenichel O: The Psychoanalytic Theory of Neurosis. NewYork, WW Norton, 1945

Freud S: Mourning and Melancholia (1917 [1915]), in The Standard Edition of the Complete Psychological Works of Sigmund Freud, Vol 14. Translated and edited by Strachey J London, Hogarth Press, 1957, pp 239-258

Kaslow NJ, Reviere SL, Chance SE, et al: An empirical study of the psychodynamics of suicide. J Am Psychoanal Assoc 46:777-796, 1998

Menninger KA: Psychoanalytic aspects of suicide. Int J Psychoanal 14:376-390, 1933

第 14 章

Beitman BD, Klerman GL (eds): Integrating Pharmacotherapy and Psychotherapy. Washington, DC, American Psychiatric Press, 1991

Beitman BD, Chiles J, Carlin A: The pharmacotherapy-psychotherapy triangle: psychiatrist, nonmedical psychotherapist, and patient. J Clin Psychiatry 45:458-459, 1984

Busch FN, Auchincloss EL: The psychology of prescribing and taking medication, in Psychodynamic Concepts in General Psychiatry. Edited by Schwartz HJ, Bleiberg E, Weissman SH. Washington, DC, American Psychiatric Press, 1995, pp 401-416

Busch FN, Gould E: Treatment by a psychotherapist and psychopharmacologist: transference and countervtransference issues. Hosp Community Psychiatry 44:772-774, 1993

Elkin I, Shea T, Watkins J, et al: National Institute of Mental Health Treatment of Depression Collaborative Research Program: general effectiveness of treatments.

Arch Gen Psychiatry 46:971-982, 1989

Gutheil TG: Drug therapy: alliance and compliance. Psychosomatics 19:219-225, 1978

Kahn D: Medication consultation and split treatment during psychotherapy. J Am Acad Psychoanal 19:84-98, 1991

Kay J (ed): Integrated Treatment of Psychiatric Disorders (Review of Psychiatry Series; Oldham JM, Riba MB, series eds). Washington, DC, American Psychiatric Publishing, 2001

Riba MB, Balon R (eds): Psychopharmacology and Psychotherapy: A Collaborative Approach. Washington, DC, American Psychiatric Press, 2001

あとがき

　本書は「Psychodynamic Treatment of Depression」(by Busch F, Rudden M, Shapiro T ; American Psychiatric Press, 2004) の全訳である。原書の著者らは精神分析療法のメッカのひとつであるコーネル大学のグループである。彼らは，これに先立って，「Manual of Panic-Focused Psychodynamic Psychotherapy」(by Milrod B, Busch F, Cooper A, Shapiro T ; American Psychiatric Press, 1997) を上梓している。そして，同書をマニュアルとして，パニック障害に対する力動的精神療法を実施し，無作為化対照試験によって，その有効性ばかりでなく，薬物療法や認知行動療法に比して脱落率が顕著に低かったことを報告している (*Milrod B, Leon AC, Busch F, et.al. A randomized controlled clinical trial of psychoanalytic psychotherapy for panic disorder. Am J Psychiatry 2007; 164: 265-272*)。

　本書は前著で培ったノウハウを援用しつつ，「うつ病に焦点を当てた力動的精神療法」の技法を開発し，実用化することを目指した意欲作である。原書の裏表紙には，Fonagy P, Person E, Cooper A など草々たる顔ぶれの推薦文が寄せられている。

　元来，精神分析療法は，自由連想法を基礎とし，被分析者の無意識的幻想や情緒に着目した長期精神療法であるため，他の治療法に比して，その治療効果をエビデンスとして蓄積することに遅れをとっている。長期化するゆえに，治療関係はしばしば錯綜し，扱われる精神力動も複雑さを増すため，治療効果を簡単には推し量れないということも災いしたかもしれない。

　本書で提案されている「うつ病に焦点を当てた力動的精神療法」も，それほど単純なものではなく，その実施には熟達した力動的精神療法家のスーパービジョンを必要とするが，うつ病に焦点をあてることによって治療をいたずらに長期化させずにすみ，また，心理教育を重視する点で，患者の治療動機をより高め，治療同盟を築きやすくする利点がある。

　また，本書では，力動的精神療法における実際のやりとりが豊富に紹介されているばかりでなく，自殺などの危機管理に対する力動的アプローチや，薬物療法や他の精神療法との併用などについても論述されており，うつ病臨床

全体における力動的視点の意義についても認識できるのではないかと思う。

　ところで，本書の翻訳作業は，「まえがき」で紹介されているように，近藤伸介氏，金樹英氏など，力動精神医学を一緒に勉強したグループのメンバーが中心になって行われた。ふり返れば，彼らとのディスカッションは，単なる翻訳作業にとどまらない，実り豊かなものであったように思う。その中でも，特に，「ホロコースト」をめぐる議論は印象に残っている。本書に掲載されている症例には，戦争によって心身ともに傷ついた人々が少なからず登場する。それは，今この瞬間にも，世界のどこかで戦禍を被っている人たちが存在することを想起させる。しかし，日本の若き精神科医にとって，戦争の悲劇は遠く，現実感のないものになっている——翻訳作業の中で，そんな議論が交わされたこともあった。

　本書を読んでくれた人たちが，それをきっかけとして，身近にいる精神分析的精神療法の研究会の仲間たちとの間で，あるいは，うつ病臨床に携わる同僚たちとの間で，クリエイティブな臨床的対話を交わしていってくれたら，これほど嬉しいことはない。

　最後に，本書の翻訳の企画段階からサポートしてくれた編集者の小寺美都子氏に感謝します。そして，小寺氏のあとを引き継いで，本書刊行へと導いてくださった弓手正樹氏に感謝します。

2010年4月
平島奈津子

索 引

太字体で印刷されたページは図表を参照されたし

【あ】

愛着理論
　うつ病の精神力動的モデルと――
　　　　　　　　　　　　33～34
アセスメント→「評価」を見よ
Abraham, K. **26**, 27～29, 34, 36
アメリカ先住民（育児慣習とうつ病罹病性）
　　　　　　　　　　　　152
アルコールの使用
　治療終結と―― 186
　理想化あるいは脱価値化と――
　　　　　　　　　　　167～169
怒り
　――に対する自覚の欠如　112～116
　――に対する反応性の罪悪感　118～120
　うつ病の精神分析的モデルと――
　　　　　　　　　　　　28～31
　うつ病の中心的な力動と――
　　　　　　36, **37**, **38**, 49, 68, 69
　過酷な超自我と―― 144
　罪責感, 自己処罰の性格構造と――
　　　　　　　　　　　146～150
　自己愛的な傷つきやすさと――
　　　　　95, 96, 106～109, 111
　自己処罰の予期と―― 120～121
　自己に向かう―― 124～130
　治療終結期と―― 45～46

　防衛機制と――
　　　　　　34～35, **171**, 173～175
　幻想と―― 116～117

陰性治療反応（力動的精神療法における）
　　　　　　　　　　　195～205
受身的攻撃性→「攻撃性」も見よ
　　　　　　35, **171**, 175～177
うつ病→「力動的精神療法」も見よ
　育児慣習と――の罹病性　152
　――症状における個人的な内容　53
　――治療における現代の動向　13, 14
　――における過酷な超自我と罪悪感
　　　　　　　　　　　131～150
　――における治療的取り組みに対する障壁
　　　　　　　　　　　58～67
　――における防衛機制 34, 35, 170～180
　――における理想化と脱価値化
　　　　　　　　　　　151～169
　――に対する脆弱性　43～45
　――の精神分析的モデル　26～33
　――の初期評価　16～20
　――の中心的な力動　36～39, 49
　――の力動的モデルの発展　23～40
　自己愛的な傷つきやすさと――
　　　　　　　　　　　94～111
　自己愛的な傷つきに対する
　　　反応性の怒りと――　112～130
　自己処罰としての――　139
エディプス・コンプレックス
　自己愛的な傷つきやすさと――　95
思い込みの解釈（治療的取り組みの障壁の
　　　うつ病についての）　64～66
親→「家族歴」,「関係性」も見よ
　うつ病患者からみた――　35
　うつ病の精神分析的モデルと――　29

——による拒絶と自己愛的な傷つきやすさ
　　　　　　　　　　　　　　98〜99

【か】

解釈→「発生論的解釈」も見よ
　治療中期と——　75〜86
外傷後ストレス障害　199
過酷さ（超自我における）　131〜150
家族歴→「子どもと幼少期」,「親」も見よ
　うつ病の初期評価と——　**17**
葛藤
　治療中期における転移解釈と——　83〜84
関係性（対人間の）→「夫婦療法」,「脱価
　　値化」,「家族歴」,「理想化」,「他者」,
　　「親」も見よ
　うつ病の精神分析的モデルと——　31, 32
　自己愛的な傷つきやすさと——
　　　　　　　　　　　　　101〜106
　転移解釈と——　76
患者
　うつ病——からみた親　35〜36
　——による治療終結の決定　181
　力動的精神療法の適応と——の特性
　　　　　　　　　　　　　16〜20
感情→「怒り」,「罪悪感」,「羞恥心」を見よ
完璧主義
　治療終結の時期尚早の申し出と——　185
　理想化あるいは脱価値化　162
関与しながらの処方
　併用療法と——　223
犠牲者
　自己愛的な傷つきやすさと——　109
気分変調性障害　15
逆転移→「転移」も見よ
　陰性治療反応と——　195, 200
　自殺企図と——　218〜221
　治療終結期と——　185〜191

　治療中期と——　87, 88
教育→「心理教育」を見よ
境界性パーソナリティ障害　88
競争心
　攻撃性と——　121〜122
恐怖
　うつ病患者の治療的な取り組みに対する
　　障壁としての罪悪感が悪化する——
　　　　　　　　　　　　　60〜64
　うつ病患者の治療的な取り組みに対する
　　障壁としての暴露される——
　　　　　　　　　　　　　58〜60
去勢
　処罰に対する予期と——　120
拒絶
　自己愛的な傷つきやすさと——　98, 99
空想
　自殺と——　208〜210
　治療初期の症例提示と——　59, 60
クロミプラミン　14
訓練（うつ病の力動的精神療法に携わる臨
　床家の）　15〜16
経時的なパターン（うつ病についての患者
　の内的な体験の）　53
結婚→「夫婦療法」,「関係性」を見よ
現実検討
　自殺と——　216〜217
幻想
　怒りと——　118〜119
　——の中の罪悪感と過酷な超自我
　　　　　　　　　　　　　140〜145
　自己愛的な傷つきやすさと——
　　　　　　　　　　　102, 103〜106
攻撃性→「受身的攻撃性」も見よ
　うつ病の精神分析的モデルと——
　　　　　　　　　　　　　30〜33

索引　249

うつ病の中心的な力動と――
　　　　　　　　　38～40, 67
　逆転移と―― 90
　競争心と―― 121
　罪悪感と―― 118～120
　自己愛的な傷つきやすさと―― 111
　自殺企図と―― 214～217
　脱価値化と―― 15, 152
　反動形成と―― 179
高血圧
　併用療法の喩えとしての―― 21
行動
　自己愛的傷つきやすさと――の不適応
　　　パターン 106～111
　　　→「行動化」,「攻撃性」,「完璧主義」,
　　　「自己破壊的行動」も見よ
行動化
　陰性治療反応と―― 203～205
個人的な内容（うつ病症状の） 53
子どもと幼少期→「発達」,「家族歴」,「無
　　　力感」,「親」も見よ
　うつ病の精神分析的モデルと―― 33
　自己愛的な傷つきやすさと――
　　　　　　　94～95, 96～97, 100
Kohut, H. **27**, 33
コンサルテーション
　陰性治療反応と―― 200～201

【さ】

罪悪感→「羞恥心」も見よ
　――, 怒り, 自己処罰の性格構造
　　　　　　　　　146～150
　怒りに対する反応と―― 118～120
　うつ病患者の治療的取り組みの障壁
　　　としての―― 60～64
　うつ病の中心的な力動と――
　　　　　　　　　49, 69, 70

過酷な超自我と―― 131, 132
幻想と―― 140～145
　――の機能を理解し解釈すること 132, 133
　――を患者が認識するのを援助する
　　　　　　　　　133～138
　自己愛的な傷つきやすさと―― 111
　心理教育と―― 70
　脱価値化と―― 153
裁断機能（超自我の） 131, 132
サディズム
　うつ病の性格構造と―― 147, 150
Sandler, J. **27**, 32
ジェンダー
　転移解釈と―― 82
自我理想→「超自我」も見よ
　うつ病の中心的な力動と―― 39
　自殺企図と―― 207, 212～214
自己→「脱価値化」,「理想化」,「セルフエ
　　　スティーム」を見よ
　自殺企図と―― 207, 212
　――に向かう怒りの認識 124～130
自己愛性パーソナリティ障害 158
自己愛的な傷つきやすさ
　陰性治療反応と―― 198～199
　うつ病の精神分析的モデルと――
　　　　　　　　　29, 30, 33
　うつ病の中心的な力動と――
　　　　　　　36, **37**, 38, 39, 42
　自己愛的な傷つきに対する
　　　反応性の怒りと―― 112～130
　自己像の歪みと他者に対する認知の歪み
　　　　　　　　　101～106
　セルフエスティームと― 95, 96, 151
　――に対する逆効果の反応 106～111
　――の定義 94
　――の領域を認識すること 96, 97
思考（――の表現） 52

250

自己主張すること
　——がもっと心地よくなること
　　　　　　　　　　　　122〜124
自己処罰→「処罰」を見よ
自己像
　自己愛的な傷つきやすさと——
　　　　　　　　　　　　101〜106
自己認識
　怒りの——　112〜116
　罪悪感と自己処罰の——　133〜139
　防衛機制の——　170 自己破壊的行動
　うつ病の性格構造としての
　　マゾヒズムとサディズムと——　147
　行動化と陰性治療反応　203
　自己に向かう怒りの認識と——
　　　　　　　　　　　　125, 126
自己批判
　自己に向かう怒りの認識と——　124
　治療初期の探索過程と——　54, 55
自殺と自殺念慮
　うつ病の性格構造としての
　　　マゾヒズムと——　147
　逆転移と——　217, 218, 219
　現実検討と自我機能の障害と——
　　　　　　　　　　　　217〜218
　自己愛的な傷つきやすさと——　100
　自己処罰としての——と攻撃性から
　　　他者を護るための——　216〜217
　——の促進因子と意味　206〜208
　他者体験と——　212〜215
　病的悲嘆と——　210〜212
　復讐としての——　208〜210
　併用療法と——　223
終結期（治療の）→「力動的精神療法」も
　　　　見よ
　——過程の展望　45〜46
　——過程を例証する症例提示　182〜184

逆転移反応と——　185〜191
治療終結の決定と——　181
——に対する時期尚早の申し出
　　　　　　　　　　　　185〜186
——の基準　**182**
羞恥心→「罪悪感」も見よ
　うつ病患者の治療的取り組みに
　　対する障壁としての——　58〜60
　併用療法と——　225〜228
自由連想法　51, 52
準備因子
　うつ病の力動的モデルと——　**27, 28**
症例提示
　陰性治療反応の——　196〜205
　うつ病患者の治療的取り組みに対する障
　　壁の——　58〜60, 61〜64, 65〜67
　うつ病の力動的なモデルと——
　　　　　　　　　　　　23〜26
　罪悪感と過酷な超自我の——
　　　　　　131, 133〜145, 147, 148
　自己愛的な傷つきに対する反応性の
　　怒りの——
　　　　　　113, 116〜117, 118〜130
　自己愛的な傷つきやすさの——　96〜110
　自殺企図の——　207〜219
　焦点を当てた力動的アプローチの
　　　例証としての——　14
　精神療法適性の——　18〜20
　治療終結期の——　182〜184, 187〜191
　治療初期の——
　　　　　　　52〜53, 54〜55, 68, 69
　治療中期の——　72〜73, 74〜75,
　　77〜84, 85〜86, 88〜90, 91〜92
　認知行動療法の——　233〜234
　併用療法の——　223〜224, 225〜232
　防衛機制の——　171〜173, 174〜177,
　　　　　　　　　　　　178〜179

理想化と脱価値化の―― 153〜157,
　　　　　　　　　　　　　159〜169
初期（治療の）→「力動的精神療法」も見よ
　　――におけるうつ病の力動の特定 67, 68
　　心理教育と―― 69, 70
　　治療的取り組みの障壁と―― 58〜67
　　治療的枠組みの構築と―― 50〜55
　　治療同盟の形成と――
　　　　　　　　 41〜43, 49, 56〜57
処罰
　　怒りと――の予期 120〜121
　　過酷な超自我と―― 132〜150
　　自殺と―― 216〜217
心的外傷
　　陰性治療反応と―― 201〜203
信頼（基本的信頼の障害） 196〜197
心理教育（治療初期での） 69, 70
Stone, L. **27**, 32
スプリット治療 231〜232
性格
　　怒り，罪責感，自己処罰の構造と――
　　　　　　　　 146, 147, 148, 149, 150
制限機能（超自我の） 132
制止
　　自己処罰あるいは自己破壊的行動と
　　　　　　　　しての―― 147, 150
精神科薬物療法→「併用療法」を見よ
精神分析的モデル（うつ病の） 26〜35
精神療法適性
　　力動的精神療法の効果と――
　　　　　　　　　　　 17, 18, 19, 20
生物学的要因
　　うつ病の心理教育と―― 69, 70
責任感（その過度な感覚） 143
セクシュアリティ
　　自己愛的な傷つきやすさと――
　　　　　　　　　　　　 99, 105〜106

　　治療終結期と―― 186
セルフエスティーム→「自己」，「超自我」
　　　　　　　　　　 も見よ
　　怒りの体験と―― 113
　　うつ病の精神分析的モデルと――
　　　　　　　　　　　　 26, 30〜33
　　うつ病の中心的な力動と――
　　　　　　　　　　　　 36, 38, 40
　　自己愛的な傷つきやすさと――
　　　　　　　　　　　　 95〜96, 151
　　治療同盟と―― 56
全般性不安障害 182, 183
双極性障害 15
喪失→「悲嘆」も見よ
　　うつ病の精神分析的モデルと――
　　　　　　　　　　　　 29, 31, 33
　　自殺と―― 206
　　心理教育と―― 70
　　治療終結期と―― 45, 46, 185
　　治療的取り組みへの障壁と
　　　　　　　　――の症例提示 65

【た】

大うつ病性障害の治療ガイドライン
　　　　（アメリカ精神医学会2000） 14
対処（コーピング）
　　防衛機制としての投影と―― 175〜176
他者→「脱価値化」，「理想化」，「関係性」
　　も見よ
　　自殺企図と―― 207, 212〜217
脱価値化（自己あるいは他者に対する）
→「理想化」，「関係性」，「セルフエスティー
　　ム」も見よ
　　転移と――の探索 165〜169
　　うつ病の中心的な力動と―― **37**, 40, 49
　　焦点を当てた精神療法と―― 158〜165
　　――の定義 151, 152

——の特定　153〜158
　　治療終結期と——　186〜190
喩え
　　併用療法についての説明と——　14
短期精神療法　20
探索過程
　　自己愛的な傷つきやすさと——
　　　　　　　　　　　　106, 107
　　治療初期と——　50, 53〜55
違い
　　自己愛的な傷つきやすさと——　99
遅刻（精神療法面接への）　51
中期（治療の）→「力動的精神療法」も見よ
　　過酷な超自我と——　**132**
　　逆転移と——　87〜90
　　——で用いられる技法　72〜86
　　——の目標　92, 93
　　中心的なテーマへの取り組みと——
　　　　　　　　　　　　　　71, 72
　　夢と——　90〜92
　　抑うつ症状に対する脆弱性と——
　　　　　　　　　　　　　　43〜45
中心的な力動（うつ病の）
　　　　　　36〜39, 49, 57, 71〜72
　　→「自己愛的な傷つきやすさ」も見よ
治療頻度→「治療期間」も見よ
　　うつ病の力動的精神療法と——　50
超自我　→「自我理想」，「自己」も見よ
　　怒り，罪悪感，自己処罰の性格構造と——
　　　　　　　　　　　　　146〜150
　　うつ病の精神分析的モデルと——
　　　　　　　　　　　　30, 32, 34
　　うつ病の中心的な力動と——　36, 37, 39
　　過酷な——の理論的概念　131, 132
　　——機能の理解と解釈　132, 133
　　幻想と——　140, 145
　　自殺と——　173

　　——を患者が認識するのを援助すること
　　　　　　　　　　　　　133〜139
直面化
　　治療中期における——　74, 75
治療期間→「治療頻度」も見よ　20
治療三角
　　併用療法と——　231
治療的な取り組み（うつ病患者における治療的な取り組みに対する障壁）　58〜67
治療的枠組み
　　（Therapeutic frame と Treatment frame を「治療的枠組み」として統合）
　　治療初期と——　50〜55
　　治療同盟と——　41〜43
治療同盟
　　基本的信頼の障害と——　196〜197
　　治療初期と——の形成
　　　　　　　　41〜43, 49, 56〜57
　　転移解釈と——　77〜78
抵抗（治療同盟に対する）　57
転移→「逆転移」も見よ
　　陰性治療反応と——　199
　　治療初期における——の概念の紹介
　　　　　　　　　　　　　52〜53
　　併用療法と——　227
　　理想化と脱価値化の探索と——
　　　　　　　　　　　　165〜169
　　——解釈　76〜84
同一化
　　——に関するFreud理論　28
　　防衛機制としての——　**171**, 177〜178
投影
　　防衛機制と——　**171**, 173〜175
動機（患者の）
　　症例提示と——　19〜20
　　治療同盟と——　56〜57
統合的モデル（うつ病の）　38〜40

索　引　253

【な】

認知行動療法(CBT) 222〜223，232〜233

【は】

発生論的解釈
 陰性治療反応と—— 198
 自己愛的な傷つきやすさと—— 105
 ——の定義 76
発達→「子どもと幼少期」も見よ
 うつ病の初期評価と—— 17
 自己愛的な傷つきやすさと—— 94〜95
パニック障害
 ——に対する力動的精神療法と患者の特徴 17
 反動形成と—— 179
パニック発作
 治療終結期と—— 186
 ——の要因としての罪悪感と過酷な超自我 144〜145
半構造化面接 16
反動形成
 防衛機制と—— 171，179〜180
悲嘆→「喪失」も見よ
 自殺企図と病的—— 207
否認
 うつ病の防衛機制と—— 34，170〜171
Bibring, E. 27，30〜31
比喩（併用療法の説明のための） 21
評価
 力動的精神療法の適応の決定と—— 16〜20
不安→「全般性不安障害」を見よ
夫婦療法 235〜236
復讐（——としての自殺） 207
物質乱用→「アルコールの使用」を見よ
Brenner, C. 27，32，33，34
Freud, S. 26，27，28，195，206〜207

文化的な基準（育児慣習とうつ病の罹病性） 152
併用療法
 スプリット治療（役割分担）と—— 231〜232
 ——における問題としての羞恥心 225〜228
 ——に向けた力動精神療法の意思決定過程 223〜224
 ——の推奨 20，21
 薬物の副作用と—— 13〜14
防衛機制
 うつ病の中心的な力動と—— 36，**37**，38，39
 解釈と—— 75
 精神分析理論と—— 34〜35
 ——としての怒り 112
 ——としての受身的攻撃性 171，175〜176，178
 ——としての攻撃者との同一化 171，177〜178
 ——としての投影 171，173〜174，175
 ——としての反動形成 171，179，180
 ——としての否認 34，170〜173
防衛機制評価尺度（DMRS） 35
報酬機能（超自我の） 132
Bowlby, J. **28**，33，36

【ま】

マゾヒズム（うつ病の性格構造としての） 146〜147，150
無力感
 うつ病の精神分析的モデルと—— 31
明確化
 治療中期で使用される技法としての—— 67〜68，72〜73

【や】

薬物→「併用療法」を見よ
役割応答性
　　逆転移と―― 87, 88
Jacobson, E. **27**, 31, 34
夢
　　治療中期と―― 90～92
　　――を介した転移と自由連想法の
　　　　　　　　概念についての紹介　51
抑圧（うつ病の防衛機制としての）　35
Joffe, W. G. **27**, 32

【ら】

Rado, S. **27**, 30
力動的精神療法（うつ病に対する）
→「症例提示」,「うつ病」,「初期」,「中期」,
　「終結期」も見よ
　　――過程の展望　31～36
　　患者の初期評価と―― 16～20
　　自己愛的な傷つきに対する
　　　　　　　　反応性の怒りと―― 112～130
　　自己愛的な傷つきやすさと―― 94～111
　　自殺と―― 205～220
　　治療期間と―― 16
　　――における焦点を当てた
　　　　　　　　力動的アプローチ　14～15
　　――における問題としての理想化と
　　　　　　　　脱価値化　151～169
　　――における問題としての過酷な
　　　　　　　　超自我と罪悪感　131～150
　　認知行動療法と――
　　　　　　　　222～223, 232～233
　　――の行き詰まりと――に対する
　　　　　　　　陰性反応　195～205
　　――の効果を評価する最近の研究　14
　　夫婦療法と―― 235～236
　　併用療法と―― 20～21, 222, 223～232

防衛機制と―― 131～180
臨床家の訓練と―― 15～16
力動的要因
　　うつ病の力動的モデルと―― **27～28**
理想化（自己あるいは他者の）→「脱価値
　　化」,「関係性」,「セルフエスティー
　　ム」も見よ
　　転移と――の探索　165～169
　　うつ病の中心的な力動と―― **37**, 40, 49
　　焦点を当てた精神療法と―― 159～165
　　治療終結期と―― 186～187, 191
　　――の定義　151～153
　　――の特定　153～158
　　防衛機制としての―― 170

索引　255

訳者略歴

近藤伸介（こんどう・しんすけ）1・2章担当

精神科医。北原リハビリテーション病院長。東京大学医学部非常勤講師。
1996年 東京大学医学部卒。東大病院，国立国際医療センター，欣助会吉祥寺病院，バンクーバー総合病院を経て，2003年より医療法人社団北原脳神経外科病院（東京・八王子）に勤務。うつ病専門病棟を立ち上げ，薬物療法のみに頼らない治療，多職種協働のリハビリテーションを実践している。在日外国人診療や上海国際クリニックへの出張診療など，多文化間精神医学にも関心が高い。精神保健指定医。日本精神神経学会精神科専門医・指導医，日本総合病院精神医学会専門医。

奥　薫（おく・かおる）3・4章担当

精神保健指定医。日本精神神経学会精神科専門医。
1997年北海道大学医学部卒業。武蔵野赤十字病院にて初期研修修了のち，東海大学医学部精神科学教室に入局。曽我病院，多摩病院，関東中央病院勤務のち，2006年より埼玉県立精神医療センターにて児童思春期病棟の立ち上げに携わる。2010年より相州病院勤務（東海大学医学部専門診療学系精神科学助教），現在に至る。
関心領域は児童精神医学，精神分析学。

金　樹英（きむ・すよん）5・6章担当

東京大学医学部卒業後，東京大学医学部小児科学教室に入局。焼津市立総合病院，長野県立こども病院，関東労災病院，関東医療少年院にて勤務，ハーバード大学にて近代ユダヤ文学を学ぶ。2000年 国立精神・神経センター国府台病院にて精神科・児童精神科レジデントとなる。2005年 東京大学医学部精神・神経科学教室に入局，東大病院こころの発達診療部特任助教となる。2009年 国立障害者リハビリテーションセンター児童精神科・発達障害情報センター兼務となり現在に至る。精神保健指定医，日本小児科学会小児科認定医，日本精神神経学会精神科専門医。

篠田淳子（しのだ・じゅんこ）7・8章担当

精神保健指定医，日本精神神経学会精神科専門医・指導医，医学博士
1996年 昭和大学医学部卒業。2000年 昭和大学医学部大学院修了。2002年 昭和大学病院付属東病院　助教。主に神経生理，精神分析的精神療法を学ぶ。また，がん患者に緩和ケアチームの一員として関わる。

高橋彩子（たかはし・あやこ）9・10章担当

医学博士，精神保健指定医。日本精神神経学会認定専門医・指導医。
昭和大学医学部卒業後，同大学院医学研究科修了。昭和大学東病院精神科，昭和大学藤が丘病院精神神経科などに勤務。現在，昭和大学医学部精神医学教室兼任講師。

高塩　理（たかしお　おさむ）13・14章担当

精神保健指定医。医学博士。日本精神神経学会精神科専門医。
精神科医。昭和大学医学部精神医学教室助教。1998年 昭和大学医学部卒。昭和大学病院精神神経科（現，昭和大学病院附属東病院精神神経科）を経て，2008年より昭和大学附属烏山病院（東京・世田谷区）に勤務。

監訳者略歴

牛島定信（うしじま・さだのぶ）

1963年九州大学医学部卒業，1年のインターン終了後，1964年九州大学医学部精神神経科学教室（大学院，助手）（1973年一年間ロンドン大学精神医学研究所留学）　1974年福岡大学医学部精神医学教室（講師，助教授，教授）　1991年東京慈恵会医科大学精神医学講座（教授）　2005年東京女子大学文理学部心理学科（教授）　2009年三田精神療法研究所　現在に至る
＜所属学会その他＞日本サイコセラピー学会（理事長）　日本ADHD学会（前理事長）　日本精神神経学会（元副理事長）　日本精神分析学会（元会長）　日本森田療法学会（前理事長）　日本児童青年精神医学会（元理事長）
＜主な著書＞『境界例の臨床』金剛出版，『対象関係論的精神療法』金剛出版，『心の健康を求めて―現代家族の病理―』慶応義塾出版，『人格の病理と精神療法』金剛出版，『境界性パーソナリティー障害：日本版治療ガイドライン』（編）金剛出版

平島奈津子（ひらしま・なつこ）11・12章担当

東京医科大学卒業後，慶應義塾大学医学部精神・神経科学教室に入室。同教室助手，総合病院桜町病院精神・神経科医長を経て，1997年昭和大学医学部精神医学教室専任講師　2005年同教室准教授　現在に至る
医学博士，精神保健指定医。
＜所属学会その他＞日本精神神経学会精神科専門医　日本精神分析学会認定精神療法医・認定スーパーバイザー　日本うつ病学会評議員
＜主な著書＞『精神分析事典』（共著）岩崎学術出版社，『女性のうつ病がわかる本』（編著）法研，『精神分析入門』（共著）放送大学教育振興会，『気分障害』（共著）医学書院，『知っておきたい精神医学の基礎知識―サイコロジストとコ・メディカルのために』（編著）誠信書房，『治療者のための女性のうつ病ガイドブック』（編著）金剛出版など

うつ病の力動的精神療法

2010年5月25日　印刷
2010年6月5日　発行

[著　者]
フレドリック・N・ブッシュ
マリー・ラデン
セオドア・シャピロ

[監訳者]
牛島　定信
平島奈津子

発行者　立石　正信
印　刷　平河工業社
製　本　河上製本
発行所　株式会社　金剛出版
　　　　〒112-0005　東京都文京区水道1-5-16
　　　　電話03-3815-6661　振替00120-6-34848

ISBN978-4-7724-1136-3　C3011
Printed in Japan　©2010

治療者のための女性のうつ病ガイドブック

上島国利監修／平島奈津子編著
Ａ５判　380頁　定価5,040円

　本書は，女性のうつ病について，精神科医のみならず臨床心理や社会学の専攻者も参加し，女性の生理的，心理社会的特徴を女性のうつ病に欠かせない視点として考察すると同時に，それらがうつ病の発症にどのように関連し治療上どのような配慮が必要かを明らかにしようと試みたものである。繊細で傷つき易い女性の心理社会的側面を重視しながらの教育的支持的なアプローチの方策が本書のメインテーマとして貫かれている。著者は全員第一線で活躍中の女性臨床医や臨床心理士，社会学者であり，正に「女性による女性のための」うつ病ガイドブックになっている。

「うつ」からの回復：新しい心理社会療法

黒川昭登著
四六判　240頁　定価2,730円

　「うつ」を治すためには，自分にやさしくなることを目標に，「きびしいインナーペアレント」を緩和することが重要である。
　われわれ専門家は心理的側面だけでなく社会的現実の改善も援助しなければ，「うつ」は治ったことにはならない，と著者は言う。
　心理と社会状況は不可分とする「心理社会療法Psycho-Social Therapy」の立場から，長年にわたる著者の経験にもとづき「うつ」の原因と治療法を追究。事例を中心に読みやすく，専門家はもちろん，当事者やその家族にもオススメの一冊である。

不安と抑うつに対する問題解決療法

L・マイナーズ-ウォリス著／明智龍男，平井　啓，本岡寛子監訳
Ａ５判　240頁　定価3,570円

　長年コンサルテーション・リエゾン精神医療，中でもがん患者の心のケアに長く従事してきた著者は，その中で，抑うつ状態などの心理的な苦痛がある患者には，問題解決療法的なアプローチが役に立つことに気づきました。本書では，問題解決療法の各段階におけるポイントを箇条書きにしながら取り入れ，こころのケアの専門家はもちろん，不安やうつで悩まれている方にも活用していただけるようにしました。

価格は消費税込み（5％）です

境界性パーソナリティ障害
〈日本版治療ガイドライン〉

牛島定信編
Ａ５判　228頁　3,570円

　本書は，厚生労働省が設置した境界性パーソナリティ障害の日本版治療ガイドライン作成に関する研究班の６年間の成果を書き下ろしたものである。
　さらに本書では，ガイドラインを肉付けするかたちで，揺れ動くBPDの診断の変遷，長期予後，特有の対人パターンへの対処法，救急医療，外来・入院治療の現状，薬物療法，病名告知と心理教育などを，著者らの豊富な臨床経験および研究にもとづいて詳解している。

人格の病理と精神療法
精神分析，森田療法そして精神医学

牛島定信著
Ａ５判　220頁　定価3,570円

　著者は森田療法が培ってきた患者の現実行動への注目を重視するとともに，心の奥にある無意識への気配りが今こそ必要とされているとし，クライエントへのアプローチの基本として，解釈（転移解釈），ホールディング，共感といった重要な技法を事例に沿って述べ，治療構造と体系的な訓練システムの必要性を説いている。現実適応のための援助技法を述べた実践的な臨床書である。

詳解 子どもと思春期の精神医学

中根　晃，牛島定信，村瀬嘉代子編
Ｂ５判　684頁　定価21,000円

　本書は，脳科学や遺伝学，疫学などの知見と，各領域で活動する第一線の臨床家らの実践経験を融合したハンドブックである。
　対象となる「子ども」とは，発達学的や心理・社会的，あるいは司法的な意味を加え，０〜20歳までとしており，精神科臨床における生物－心理－社会的視点を網羅した大全書となった。
●詳細な内容を紹介したパンフレットを用意いたしました。ご請求ください。

価格は消費税込み（5％）です

対人関係療法マスターブック
水島広子著　対人関係療法（IPT）の本格的な臨床指導書として，実際のケーススタディを通して読者が IPT の考え方・すすめ方をマスターできる。　2,730 円

方法としての治療構造論
狩野力八郎著　本書は，治療構造論に基づいた精神分析的アプローチをパーソナリティ障害をはじめ，著者の臨床研究を集大成したものである。　3,990 円

力動的集団精神療法
高橋哲郎，野島一彦，権 成鉉，太田裕一編　精神科慢性疾患に対する力動的集団精神療法の「理論」と「実践」の手引き。　4,410 円

精神科医のための解決構築アプローチ
藤岡耕太郎著　診察，カンファレンス，トレーニングと多忙をきわめる精神科臨床を効率的で人間的なものに変える，解決構築アプローチ導入の手引き。　2,940 円

セラピストのための自殺予防ガイド
高橋祥友編著　1998 年以降，年間自殺者3万人台という事態が続いている。自殺予防に取り組む際の基本を分かりやすく解説。　2,940 円

精神分析の変遷
M・M・ギル著／成田善弘監訳／杉村博英，加藤洋子訳　卓抜した論理的な思考力を持ち，誠実な臨床家であったギルを理解するための優れた臨床書。3,570 円

転移分析
M・M・ギル著／神田橋條治，溝口純二訳　Gill がその理論家としての真骨頂を発揮した主著であり，転移に関する文献として必ず引用される現代の古典。　3,570 円

臨床心理学
最新の情報と臨床に直結した論文が満載
B5判160頁／年6回（隔月奇数月）発行／定価 1,680 円／年間購読料（増刊号含む）12,600 円（送料小社負担）

精神分析的心理療法
N・マックウィリアムズ著／狩野力八郎監訳／妙木浩之他訳　「治療の定義」「セラピストの姿勢」「クライエントの準備」など，多次元的視点から説明する。　5,670 円

統合失調症と家族
M・ワソー著／高橋祥友 監修／柳沢圭子訳　本書には，当事者や家族と治療者のための対応と援助のヒントが数多く紹介されています。　2,940 円

子どものうつ病
傳田健三著　最新知見と豊富な症例による治療の実際を詳述し，治療するために必要な事柄をすべてもり込んだ実用書。　3,780 円

抑うつの精神分析的アプローチ
松木邦裕，賀来博光編　5つの臨床論文を通して，「抑うつ」からくるさまざまな症状，そしてその背景にあるこころの葛藤が理解される。　3,780 円

認知行動療法 100 のポイント
M・ニーナン，W・ドライデン著／石垣琢麿，丹野義彦監訳／東京駒場 CBT 研究会訳　臨床家必携・認知行動療法クイック・リファレンス。　3,045 円

アルコール・薬物依存臨床ガイド
P・エンメルカンプ，E・ヴェーデル著／小林桜児，松本俊彦訳　依存症治療の世界的なスタンダードを示してくれるガイドブック。　5,040 円

再考：精神病の精神分析論
W・R・ビオン著／松木邦裕監訳／中川慎一郎訳　ビオン自身がケースを提示しつつ，精神分析と精神病理論の論文に，再び思索を深め，詳しく解説。3,570 円

精神療法
わが国唯一の総合的精神療法研究誌
B5判140頁／年6回（隔月偶数月）発行／定価 1,890 円／年間購読料 11,340 円（送料小社負担）

価格は消費税込み（5％）です